C.Bertelsmann

PROF. DR. MED.
SANDRA EIFERT
MIT SILKE PANTEN

WIE FRAUEN LÄNGER LEBEN

DAS GEHEIMNIS WEIBLICHER LONGEVITY

C.Bertelsmann

FSC www.fsc.org
MIX
Papier | Fördert gute Waldnutzung
FSC® C014496

Penguin Random House Verlagsgruppe FSC® N001967

2. Auflage

Neumarkter Straße 28, 81673 München
produktsicherheit@penguinrandomhouse.de
(Vorstehende Angaben sind zugleich Pflichtinformationen nach GPSR.)

Illustrationen: Sabine Timmann, Hamburg
Umschlaggestaltung: Favoritbuero, München
Umschlagabbildung: © maybielater / Shutterstock
Satz: satz-bau Leingärtner, Nabburg
Druck und Bindung: GGP Media GmbH, Pößneck
Printed in Germany
ISBN 978-3-570-10588-7
www.cbertelsmann.de

INHALT

VOM GESCHENK DER ZEIT – GEDANKEN ÜBER DAS ÄLTERWERDEN UND EINE EINLADUNG ZUM INNEHALTEN

Jeder Geburtstag markiert ein gelebtes Jahr – still, oft unspektakulär. Und doch liegt in jedem dieser Jahre eine eigene Geschichte, ein unausgesprochener Reichtum. Wir werden älter, Tag für Tag, auch wenn wir das nicht immer bewusst spüren und wahrnehmen.

Wie wäre es, wenn es andersherum wäre? Wenn wir mit jedem Geburtstag jünger würden? Haben Sie diese Überlegung schon einmal angestellt? Nehmen Sie sich ruhig Zeit dafür. Ein kleines Gedankenexperiment – mit großer Wirkung. Ein Spiel mit Möglichkeiten, das uns unweigerlich an eine Grenze führt – die unserer eigenen Endlichkeit. Es macht spürbar, wie kostbar Zeit ist. Und wie wertvoll jedes Jahr, das wir geschenkt bekommen.

Die Menschheit ist älter geworden. Nicht nur an Jahren, sondern auch im Verständnis des Lebens. Im Jahr 1950 lag die durchschnittliche Lebenserwartung einer Frau bei 68,5 Jahren – heute sind es über 83. In nur siebeneinhalb Jahrzehnten hat sich unsere Lebenszeit um etwa 15 Jahre verlängert. Schauen wir noch weiter zurück, über 150 Jahre, zeigt sich: Frauen leben heute nahezu doppelt so lang wie viele ihrer Vorfahrinnen.

Dieses stille Wunder verdanken wir zahlreichen Fortschritten: der kontinuierlichen Weiterentwicklung der Medizin, einem tragfähigen sozialen Gefüge und einem wachsenden Bewusstsein für einen gesunden Lebensstil, insbesondere in Bezug auf Ernährung,

Erholung, Entspannung und seelisches Wohlbefinden. All das hat dazu beigetragen, dass die durchschnittliche Lebenserwartung in Europa stetig steigt. Für Frauen. Für Männer. Für uns alle.

Im Jahr 2022 geborene Mädchen in Deutschland können im Schnitt mit über 83 Lebensjahren rechnen, Jungen mit etwa 78. Weltweit gehören heute über eine halbe Million Menschen zur Generation der 100-Jährigen – eine Zahl, die sich allein in den letzten zwei Jahrzehnten mehr als verdreifacht hat.

Dass Frauen heute so alt werden wie nie zuvor, ist eine bemerkenswerte Entwicklung – und zugleich eine Verantwortung. Langlebigkeit ist ein Geschenk. Sie fordert uns heraus, achtsam mit Körper, Geist und Seele umzugehen.

Nicht alle Menschen altern gleich. Warum manche Menschen früher, andere später erste Zeichen des Alterns zeigen, hängt von vielen, teils komplexen Faktoren ab. In diesem Buch möchte ich Frauen auf diesem Weg begleiten – durch die unterschiedlichen Lebensphasen, von der Jugend bis ins hohe Alter. Es richtet sich an alle, die vorsorgen möchten. An jene, denen das Thema Gesundheit am Herzen liegt. Und an Frauen, die spüren: Altern beginnt nicht plötzlich, sondern oft leise. Und verdient unsere Aufmerksamkeit.

Dabei geht es mir in diesem Buch keineswegs darum, die Unterschiede zwischen Frauen und Männern zu nivellieren – im Gegenteil: Mein Anliegen ist es, geschlechtsspezifische Unterschiede sichtbar zu machen und zu akzeptieren – auf körperlicher, hormoneller und seelischer Ebene. Frauen sind keine kleinen Männer. Der weibliche Körper funktioniert auf seine eigene Weise. Er hat seine eigenen Warnzeichen. Seine eigene Verletzlichkeit. Emotionale Belastungen wirken auf den weiblichen Körper und besonders das Herz oft tiefer als auf den männlichen. Während beim Mann körperliche Überforderung zu physischen Leiden führen kann, hinterlässt sie bei Frauen häufig seelische Narben. Deshalb sollten Frauen für ihre weiblichen Besonderheiten mehr Raum in der Medizin beanspruchen. Mehr Aufmerksamkeit für das, was anders ist – nicht weniger.

Die weiblichen Hormone – allen voran die Östrogene – spielen dabei eine zentrale Rolle. Sie haben über Jahrzehnte hinweg eine schützende Funktion – für Herz, Kreislauf, Stoffwechsel, Knochen. Doch mit Beginn der Menopause gerät dieses Gleichgewicht spürbar aus dem Lot. Genau hier setzt Prävention an, durch Ihre persönliche Vor- und Fürsorge, liebe Leserin. Nicht irgendwann. Sondern jetzt. Denn ein langes Leben braucht mehr als Zeit. Es braucht ein gutes Fundament – körperlich, seelisch, geistig. Und es ist nie zu spät, damit anzufangen.

Ob wir Frauen lange jung bleiben, ob unser Herz möglichst lang im eigenen Takt schlägt, ist nicht nur Biologie. Unsere Gene erzählen eine Geschichte. Mit den Lebensjahren kommen körperliche und seelische Veränderungen; sie zeigen sich in zwei, manchmal drei bestimmten Phasen deutlich und sind in anderen weniger offensichtlich. Sie wirken auf unsere Zellen, auf Gewebe und Organe, und das alles geschlechtsspezifisch. Sogar die Lebensdauer der Zellen selbst hängt vom Geschlecht ab.

Frauen haben dabei einen leisen Vorteil: Ihre Telomere – die Schutzkappen der Chromosomen – sind länger. Diese Länge ist eng mit unserer Lebensspanne verknüpft. Wer längere Telomere hat, lebt länger. So einfach. Und doch so tiefgreifend. Die Mitochondrien der Frauen sind stabiler, ihre Zellen widerstandsfähiger. Die Nobelpreisträgerin Elizabeth Blackburn hat das eindrucksvoll gezeigt.

Und dieser Vorteil ist kein Zufall. Auch im Tierreich leben weibliche Säugetiere oft länger.

Vielleicht liegt darin ein Hinweis auf die weibliche Kraft: Jede Frau trägt eine starke Lebensenergie in sich – eine stille Ressource: Intuition, Selbstfürsorge, Gefühlstiefe, Verbindung mit sich selbst. Nicht laut. Nicht spektakulär. Sondern ausdauernd. Geduldig. Und zutiefst verbunden mit dem, was das Leben im Innersten zusammenhält. Diese Qualitäten wollen wir nicht nur für andere leben, sondern auch für uns selbst kultivieren.

Forscher gehen davon aus, dass die biologische Obergrenze des Menschen bei etwa 120 Jahren liegt. Die Französin Jeanne Louise Calment erreichte sogar 122 Jahre – ein Rekord! Während die durchschnittliche Lebenserwartung stetig steigt, bleibt die maximale Lebensdauer weitgehend konstant.

Trotz aller Fortschritte schneidet Deutschland im internationalen Vergleich eher verhalten ab. In einer Studie aus dem Jahr 2023 belegen deutsche Frauen bei der Lebenserwartung nur Rang 14 von 16 untersuchten Ländern, deutsche Männer Platz 15. In Spanien etwa leben Frauen im Schnitt 86,2 Jahre – in Deutschland rund zwei Jahre weniger. Und ab dem 65. Lebensjahr nimmt die Lebenserwartung im Vergleich zu den anderen Ländern noch mehr ab. Dagegen gibt es Orte in der Welt, deren Bewohner offenbar etwas von der Kunst des langen Lebens verstanden zu haben scheinen: In Monaco beispielsweise liegt die durchschnittliche Lebenserwartung bei fast 94 Jahren. In Singapur bei 89,3. In Japan über 88. Deutschland rangiert weltweit erst auf Platz 38.

Woran liegt das? Ein höheres Risiko für Herz-Kreislauf-Erkrankungen, unausgewogene Ernährung, spätere Diagnosen lebensbedrohlicher Erkrankungen, der Faktor Stress und eine zögerliche Präventionspolitik zählen zu den zentralen Ursachen. In Deutschland sind Herz-Kreislauf-Erkrankungen die häufigste Todesursache bei Frauen – noch vor bösartigen Erkrankungen. Und doch werden Herz-Kreislauf-Erkrankungen bei Frauen vielfach zu wenig beachtet, zu selten erkannt und zu spät behandelt.

In meinem Alltag als Ärztin begegne ich dem Thema des Älterwerdens ständig – oft still, manchmal mit voller Intensität. Der »alte Patient« in der Herzchirurgie ist heute meist weiblich. Und allein diese Beobachtung trägt viele Ebenen in sich: Krankheit, Lebensform, eine mögliche Unterstützung und das Alleinsein. Das Alter ist keine Störung. Es ist eine natürliche Lebensphase – kostbar und verdient, manchmal mühsam, oft würdevoll. Es ist ein Ausdruck des Gelebten.

Es geht nicht darum, das Leben um jeden Preis zu verlängern. Sondern darum, es – besonders jenseits der fünfzig – so zu gestalten, dass es sich nach Leben anfühlt: mit taktvollem Herzen, am besten ohne Bypass-Operation, mit möglichst wenig Brüchen im einen oder anderen Sinn und mit einem wachen wie lebensfrohen Geist.

Wenn daraus am Ende auch mehr Lebenszeit entsteht – umso schöner.

Mit diesem Buch möchte ich Ihnen Wege aufzeigen, wie Frauen länger leben können. Mithilfe von Silke Panten, der ich an dieser Stelle sehr danken möchte, habe ich das Beste aus verschiedenen Kulturen zusammengestellt. Ich nehme Sie mit auf eine Reise sowohl zu den physiologischen Prozessen als auch zu den inneren und äußeren Faktoren, die die Lebenserwartung von Frauen beeinflussen können. Sie erfahren etwa, welche Rolle das Herz-Kreislauf-System, aber auch das Mikrobiom für unsere Langlebigkeit spielen und wie Sie selbst positiv darauf einwirken können, in bestmöglicher Gesundheit, mit Glück und Freude zu altern.

Ich wünsche Ihnen eine inspirierende Lektüre auf dem Weg in ein gutes, langes Leben!

Herzlich
Ihre
Sandra Eifert

1

WEISE FRAUEN LEBEN LÄNGER

Wir alle teilen wohl diesen einen, tief in uns verwurzelten Wunsch danach, ein langes, erfülltes und gesundes Leben zu führen. Ein Leben, das uns die Zeit schenkt, all das zu erleben, wovon wir träumen, mit den Menschen, die wir lieben, und in einem Körper, der uns stark und lebendig durch ebendieses Leben trägt.

Die gute Nachricht ist: Unser weiblicher Körper bringt all dies bereits mit und ist zudem auch noch erstaunlich anpassungsfähig. Er erneuert sich ständig, baut Zellen ab und wieder auf, passt sich an Veränderungen an und repariert Schäden, oft ohne dass wir es überhaupt bemerken. Doch wie jedes andere Lebewesen braucht auch unser Körper gute Bedingungen, um in jeder Lebensphase optimal zu arbeiten und möglichst gesund zu altern.

In den letzten Jahrzehnten hat die Forschung zur Langlebigkeit enorme Fortschritte gemacht. Wir wissen heute mehr denn je darüber, wie der Alterungsprozess funktioniert – und vor allem, was ihn verlangsamen kann. Während unsere einzigartigen Gene eine gute Grundlage bieten, zeigen Studien, dass vor allem unser Lebensstil inklusive Ernährung, regelmäßiger Bewegung, sozialer Verbundenheit, mentaler und spiritueller Gesundheit unsere Lebensspanne maßgeblich beeinflusst. Und da haben wir Frauen großartige Vorteile, so viel kann ich schon an dieser Stelle verraten. Ein langes, erfülltes und gesundes Leben zu führen, liegt also in unserer Hand. Es bedeutet, den Prozess des Alterns zu verstehen, die Sprache unseres Körpers zu erlernen und ihm das zu geben, was er braucht – in jeder Lebensphase. So können wir nicht nur die Anzahl unserer Lebensjahre beeinflussen, sondern vor allem die Qualität dieser Jahre.

Doch ab wann spricht man eigentlich von Langlebigkeit? Wie kommt es, dass manche Frauen bis ins hohe Alter hinein kaum gesundheitliche Einschränkungen haben, während andere ihrer Gesundheit schon relativ früh etwa mit Medikamenten unter die Arme greifen müssen? Und wie wird eigentlich gemessen, wie alt jemand ist? Schauen wir uns einmal ein paar Begriffe aus der Longevity-Forschung an.

LEBENSERWARTUNG, LEBENSDAUER UND CO. – WIE ALT WERDEN WIR EIGENTLICH?

»Man ist so alt, wie man sich fühlt«, lautet ein bekanntes Sprichwort. Und es stimmt, zumindest teilweise. Im Wesentlichen gibt es zwei Arten, unser Alter zu messen. Das biologische Alter einer Frau beschreibt den Zustand ihrer Zellen und Gewebe im Vergleich zum chronologischen Alter, das einfach das Alter in Jahren ist. Es gibt zahlreiche Ansätze und Technologien, um das biologische Alter zu messen; meist werden verschiedene Daten dafür benötigt, sogenannte Biomarker. Dazu gehören neben dem Bauchumfang und dem Blutdruck auch aktuelle Laborwerte, etwa Cholesterin, Blutzuckerspiegel oder das Vorkommen bestimmter Proteine im Blut.

Alter und Altern sind jedoch zweierlei Dinge. Das Alter ist zunächst nur eine Zahl. Das Altern dagegen ist ein Prozess und wird in der Alternsforschung als fortschreitender Verlust der physiologischen Unversehrtheit definiert, der zu funktionellen Beeinträchtigungen und einer erhöhten Sterbewahrscheinlichkeit führt. Klassische, nachweisbare Alterungsprozesse wie die Abnahme von Leistungsfähigkeit und Ausdauer, äußerlich mit dem Auftreten von Falten vergesellschaftet, treten etwa bereits ab dem 20. Lebensjahr auf. Wie schnell oder langsam der Alterungsprozess voranschreitet, wird von mehreren Faktoren beeinflusst. Genetische Faktoren bestimmen den Alterungsprozess eines Menschen zu etwa 10 bis 15 Prozent. Weitere Faktoren sind wie bereits angedeutet der individuelle Lebensstil und äußere Umwelteinflüsse.

Die Lebenserwartung und die Lebensdauer sind nicht dasselbe, auch wenn sich beide Begriffe überschneiden. Die Lebenserwartung beschreibt die Zeit, die ein Lebewesen voraussichtlich leben wird, basierend auf seinem Geburtsjahr, seinem aktuellen Alter und verschiedenen demografischen Faktoren, einschließlich des Geschlechts. Sie ist immer statistisch definiert, und zwar als die durchschnittliche Anzahl der in einem bestimmten Alter verbleibenden Lebensjahre. Die Lebenserwartung ist also im Grunde die durchschnittliche Lebensdauer einer bestimmten Bevölkerungsgruppe. Im Gegensatz dazu ist die maximale Lebensdauer die längste Zeitspanne, die ein oder mehrere Individuen einer Bevölkerung von der Geburt bis zum Tod nachweislich erreicht haben. Die älteste Frau der Welt, die Französin Jeanne Calment, wurde 122 Jahre alt, weswegen die maximale Lebensdauer des Menschen oft mit 120 Jahren angegeben wird; die Forschung sieht dieses Alter quasi als eine natürliche Obergrenze für den Menschen an. Diese Einschätzung beruht auf der Beobachtung, dass die durchschnittliche Lebenserwartung zwar im letzten Jahrhundert kontinuierlich gestiegen ist, die maximale Lebensdauer sich jedoch nicht verändert hat und nach wie vor nahezu konstant bei etwa 120 Jahren liegt. »Centenarians« nennt man die Menschen, die 100 Jahre und älter werden; Menschen jenseits der 110 Jahre werden gern als »Supercentenarians« bezeichnet. Sie sind ein lebendiges Zeugnis für Langlebigkeit und Widerstandskraft.

Langlebigkeit beschreibt die Fähigkeit, ein langes Leben zu führen, das über das artspezifische durchschnittliche Sterbealter hinausgeht. Weltweit betrachtet beträgt die durchschnittliche Lebenserwartung einer Frau bei der Geburt 75,9 Jahre. Die durchschnittliche Lebenserwartung einer Frau in Deutschland liegt mit

83,3 Jahren 17,4 Jahre über der in Afrika; hier beträgt sie 65,9 Jahre. Je wohlhabender eine Gesellschaft ist, desto höher ist in der Regel auch die Lebenserwartung der dort lebenden Frauen. In Deutschland hat sich die durchschnittliche Lebenserwartung seit den 1870er Jahren mehr als verdoppelt.

Die Langlebigkeit von Frauen ist ein komplexes Phänomen, das von einer Vielzahl biologischer, sozialer und verhaltensbezogener Faktoren beeinflusst wird. Die Forschung in diesem Bereich kommt zu immer neuen Erkenntnissen, und doch gibt es noch viele Aspekte, die weiter untersucht werden müssen, um ein vollständiges Bild zu erhalten. Was wir bereits wissen, ist, dass insbesondere Frauen in bestimmten Regionen der Welt überdurchschnittlich alt werden. Deutschland zählt nicht dazu, deshalb lohnt es sich, einen kurzen Blick über die Landesgrenzen zu werfen, in die sogenannten Blue Zones.

WARUM WERDEN FRAUEN IN DEN »BLUE ZONES« AM ÄLTESTEN?

Die Blue Zones sind geografische Regionen, in denen Menschen signifikant länger leben als der weltweite Durchschnitt und häufig über 100 Jahre alt werden, bei gleichzeitig guter Gesundheit. Diese Zonen wurden erstmals von dem Forscher und Autor Dan Buettner identifiziert, der sie in Zusammenarbeit mit dem *National Geographic* und verschiedenen Wissenschaftlerinnen und Wissenschaftlern untersuchte. Die fünf bekannten Blue Zones sind:

1. **Ikaria, Griechenland:** Die Bewohnerinnen und Bewohner dieser Insel in der Ägäis führen einen traditionellen, entspannten Lebensstil, ernähren sich gemäß der mediterranen Diät und genießen ein starkes soziales Netzwerk. In der Folge haben sie eine der niedrigsten Demenz- und Herzkrankheitsraten weltweit.

2. **Okinawa, Japan:** Die Frauen in Okinawa haben eine der höchsten Lebenserwartungen weltweit. Ihre Ernährung ist reich an Gemüse und Soja, insbesondere Tofu. Eine starke soziale Verbindung und das Konzept »Ikigai«, das in etwa so viel bedeutet wie, einen Lebenssinn zu haben, sind zentrale Elemente ihres Lebens. Ich gehe in Kapitel 7 genau darauf ein.
3. **Ogliastra, Sardinien, Italien:** Diese Region hat eine besonders hohe Konzentration von männlichen 100-Jährigen. Ihre Ernährung ist einfach, basiert hauptsächlich auf pflanzlicher Kost; die dort lebenden Menschen trinken regelmäßig Wein, allerdings in Maßen. Körperliche Arbeit, oft in der Landwirtschaft, hält sie aktiv.
4. **Loma Linda, Kalifornien, USA:** Diese Gemeinschaft von Siebenten-Tags-Adventisten hat eine signifikant höhere Lebenserwartung als der US-Durchschnitt. Ihre Ernährung ist pflanzenbasiert, und sie haben strikte Regeln bezüglich Alkohol- und Tabakkonsum. Glaube und Gemeinschaft spielen eine zentrale Rolle in ihrem Leben.
5. **Nicoya-Halbinsel, Costa Rica:** Diese Region weist eine der niedrigsten Sterblichkeitsraten im mittleren Alter und eine hohe Lebenserwartung auf. Die Nicoyanerinnen und Nicoyaner essen hauptsächlich Mais und Bohnen, trinken Wasser aus mineralreichen Quellen und haben enge familiäre und soziale Bindungen.

Die Blue Zones bieten wertvolle Einblicke in Lebensgewohnheiten und Umweltfaktoren, die zu einem langen und gesunden Leben der Frauen beitragen können. Diese Erkenntnisse werden zunehmend auch in der Präventivmedizin und der öffentlichen Gesundheit anderer Länder genutzt, um Strategien zur Gesundheitsförderung zu entwickeln. Die Studien und Beobachtungen in den Blue Zones zeigen, dass es nicht nur eine einzelne Maßnahme ist, die zu einem langen Leben der Frau führt, sondern eine Kombination aus gesunder Ernährung, regelmäßiger körperlicher Aktivität, starken sozialen Bindungen, einem Sinn im Leben und effektiver Stressbewältigung.

Ähnlich wie in anderen Teilen der Welt leben auch die Frauen in den Blue Zones oft länger als ihre männlichen Counterparts. Sie haben eine geringere Prävalenz von chronischen Erkrankungen wie Herzkrankheiten, Diabetes und Brustkrebs; das führt zu einer höheren Lebensqualität und einer längeren gesunden Lebensspanne. Frauen scheinen zudem etwas stärker als Männer von einer Kombination aus Lebensstilfaktoren zu profitieren, die die Lebensqualität weiter erhöht. Grund genug, dass wir uns die spezifischen Vorteile und Aspekte, die Frauen in den Blue Zones besonders zugutekommen, einmal näher anschauen, denn die Lebensstilfaktoren könnten auch als Modell für die Förderung der Frauengesundheit in anderen Teilen der Welt und vor allem in Europa dienen.

Mediterrane Ernährung

Die mediterrane Ernährung, die reich an Gemüse, Obst, Hülsenfrüchten und Vollkornprodukten ist, liefert wichtige Nährstoffe, die Frauen in verschiedenen Lebensphasen unterstützen können, sei es während der Schwangerschaft, der Stillzeit oder in den Wechseljahren. Diese Ernährung kann auch das Risiko von chronischen Erkrankungen wie Osteoporose, Herz-Kreislauf-Erkrankungen und hormonabhängigen Krebsarten verringern.

Aktiver Lebensstil

Frauen in den Blue Zones sind häufig in tägliche körperliche Aktivitäten eingebunden, sei es durch Gartenarbeit, Gehen oder Hausarbeit. Dieser moderate, aber konstante Bewegungsgrad unterstützt die körperliche Gesundheit und kann dabei helfen, Muskelmasse und Knochendichte zu erhalten, was besonders im Alter von Vorteil ist.

Soziale Verbundenheit

Soziale Netzwerke und enge familiäre Bindungen spielen in den Blue Zones eine zentrale Rolle. Diese sozialen Strukturen bieten Frauen emotionale Unterstützung und helfen ihnen, Stress zu bewältigen, was sich positiv auf ihre psychische und physische Gesundheit auswirkt. In vielen Blue Zones spielen Frauen eine Schlüsselrolle in der Gemeinschaft, was ihre soziale Integration und ihr Wohlbefinden fördert.

Stressbewältigung

Die Menschen in den Blue Zones haben tägliche Rituale zur Stressbewältigung, sei es durch spirituelle Praktiken wie Meditation oder Gebete, durch tägliche Ruhepausen oder durch soziale Interaktionen und gesellige Zusammenkünfte. Frauen profitieren von diesen kulturellen Praktiken, da sie zur mentalen Gesundheit beitragen und die Balance zwischen Arbeit und Privatleben fördern, was insbesondere für all die Frauen wichtig ist, die multiple Rollen innehaben, beispielsweise als Mütter, Ehefrauen und Berufstätige.

Mäßigung

Mäßigung ist eine eher übersehene Tugend – und kennzeichnet doch das Leben vieler 100-Jähriger. Sie steht für die bewusste Entscheidung, Extreme zu meiden, Maß zu halten und in verschiedenen Lebensbereichen eine gesunde Balance zu wahren. In der modernen Alternsforschung wird Mäßigung zunehmend als zentraler Baustein für ein langes, gesundes Leben erkannt – nicht nur im körperlichen, sondern auch im emotionalen und geistigen Sinn. Gerade für Frauen spielt Mäßigung eine besondere Rolle. Ihr Leben ist geprägt von zyklischen hormonellen Veränderungen, multiplen sozialen Rollen und einem erhöhten Risiko für Überlastung – sei es körperlich, mental oder emotional. Ein maßvoller Lebensstil kann helfen, diesen Herausforderungen mit Klarheit, Stabilität und Selbstfürsorge zu begegnen.

Mäßigung ist kein Verzicht, sondern eine kultivierte Form der Selbstachtung. Sie stärkt die Selbstregulation – eine Fähigkeit, die mit dem Alter zunehmend an Bedeutung gewinnt und eng mit der Gesundheit des autonomen Nervensystems und des Mikrobioms verbunden ist. Zahlreiche Studien deuten darauf hin, dass Selbstdisziplin und Lebensbalance die neuroimmunologische Resilienz fördern können – also die Fähigkeit, sowohl körperliche als auch seelische Belastungen gut zu regulieren.

Bedeutung des Lebenssinns

Der in den Blue Zones weitverbreitete Sinn im Leben, beispielsweise als »Ikigai« in Okinawa oder »Plan de Vida« in Nicoya, kann besonders für Frauen wichtig sein, um ein erfülltes Leben zu führen und ein starkes Gefühl von Zweck und Bedeutung zu haben. Dieser Lebenssinn hilft, den Alltag positiv zu gestalten, und trägt zur mentalen und emotionalen Resilienz bei.

WELCHE FAKTOREN BEEINFLUSSEN DIE LEBENSERWARTUNG VON FRAUEN?

Mit Ehrfurcht blicken wir auf die heute weltweit mehr als 500 000 Menschen, die 100 Jahre und älter sind; mehr als 26 000 davon sind Deutsche – eine Zahl, die sich in den letzten 20 Jahren mehr als verdreifacht hat. 83 Prozent der (Super-)Centenarians sind übrigens Frauen.

Frauen haben in Deutschland gute Bedingungen, um ein hohes Alter zu erreichen: Wir leben in einem Land mit einem für Frauen gut zugänglichen Gesundheitssystem, selbst wenn es maximal am Mann orientiert ist. Wir haben einen im Vergleich zu vielen anderen Ländern höheren Lebensstandard, genießen bessere Bildung und leiden weniger unter Ungleichheit.

Die Lebenserwartung deutscher Frauen liegt daher im internationalen Vergleich also relativ hoch, jedoch gibt es einige Länder, insbesondere in Asien und Westeuropa, wo sie deutlich höher ist. Die Unterschiede können unter anderem auf verschiedene systemische und individuelle Faktoren zurückgeführt werden. Sehen wir uns diese Faktoren genauer an, die Frauen lange leben lassen. Auf alle werde ich im Laufe des Buches ausführlich eingehen.

Genetik

Die Genetik spielt eine wichtige Rolle im Alterungsprozess. Verschiedene genetische Marker können die Geschwindigkeit beeinflussen, mit der Zellen altern. Frauen mit einer bestimmten genetischen Disposition können daher schneller oder langsamer altern als andere.

Epigenetik

Die Epigenetik spielt ebenfalls eine wichtige Rolle im Alterungsprozess. Der Begriff »Epigenetik« setzt sich aus »Genetik« und »Epigenese« (griech.: epi = über) zusammen und beschreibt das »Übergeordnete« zur DNA-Sequenz: die Steuerung, wie und wann Gene genutzt werden, ohne die Erbinformation selbst zu verändern. Sie stellt das Bindeglied zwischen Umweltfaktoren (Ernährung, Stress, Schadstoffe, Bewegung, Umwelthormone etc.) und der genetischen Information dar. Umweltfaktoren, psychische und physische Belastungen können epigenetische Veränderungen hervorrufen, die das biologische Alter verringern.

Oxidativer Stress und chronisch entzündliche Prozesse

Chronischer oxidativer Stress und systemische Entzündung tragen zur Alterung bei, indem sie Zellschäden verursachen. Die Entzündung ist die Ursache allen Übels. Systemische Entzündungen sind gefährlich, weil sie mehrere Organsysteme gleichzeitig betreffen können. Sie stehen im Zusammenhang mit verschiedenen chronischen Erkrankungen und können das Risiko für Herz-Kreislauf-Erkrankungen, Krebs, Diabetes und neurodegenerative Erkrankungen erhöhen. Auch eine chronische niedrige Entzündungsaktivität, oft als »low-grade inflammation« bezeichnet, ist mit dem Altern und mit altersbedingten Krankheiten assoziiert.

Hormonelle Veränderungen

Das Hormonsystem einer Frau und dessen zyklische und lebensphasenbezogene Veränderungen spielen eine entscheidende Rolle beim natürlichen Alterungsprozess. Die Menopause beispielsweise ist ein bedeutendes biologisches Ereignis, das zu einer beschleunigten Alterung der Gewebe führen kann, insbesondere in Bezug auf kardiovaskuläre Gesundheit und weitere Organsysteme wie Knochen und Haut. Drei Altersstufen sind besonders für die Alterung der Frau relevant: 45–60–70. Ich komme später noch ausführlich darauf zu sprechen (siehe Kapitel 6).

Kardiovaskuläre und andere Erkrankungen

Herz-Kreislauf-Erkrankungen sind die häufigste Todesursache bei Frauen in Deutschland. Frauen sind viele Jahre gut durch die weiblichen Geschlechtshormone vor Herz-Kreislauf-Erkrankungen geschützt. Mit der Menopause nimmt dieser Schutz ab. Insbesondere Bluthochdruck kann sich entwickeln – als eigenständige Erkrankung, aber auch als Risikofaktor für Herz-Kreislauf-Erkrankungen. Darunter leiden vor allem die feinen Gefäße an Herz, Hirn, den Augen und im Darm. Mit zunehmendem Alter steigt die Häufigkeit von Herzschwäche, Klappenerkrankungen und Schlaganfällen – bei Frauen stärker als bei Männern. Zudem sind Frauen teilweise von anderen Krankheitsbildern betroffen: Sie leiden häufiger an Demenz, weisen andere Formen bösartiger Erkrankungen auf und sind häufiger von Inkontinenz betroffen. Auch die Folgen einer Osteoporose fallen bei Frauen meist deutlich schwerer aus als bei Männern.

Psychosoziale Faktoren

Frauen reagieren viel stärker auf Stress als Männer. Sie verarbeiten ihn auch anders. Entspannung ist für Frauen daher absolut essenziell. Denn Stress, soziale Isolation und psychische Belastungen können großen Einfluss auf das biologische Alter haben. Frauen, die sozial gut eingebunden sind, ihr Leben als sinnvoll erachten und eine gewisse Resilienz haben, könnten langsamer biologisch altern.

Lebensstil

Faktoren wie Ernährung, körperliche Aktivität, Schlaf, Rauchen und Alkoholkonsum beeinflussen das biologische Alter maßgeblich. Der Lebensstil spielt für die Mehrheit der Menschen möglicherweise die größte Rolle überhaupt. Regelmäßige körperliche Bewegung, ausgewogene Ernährung und Mäßigung in allen Belangen können das biologische Alter senken. Hierzu gehören auch die verschiedenen Lebensformen im Alter, wie wir in Kapitel 8 sehen werden.

Obwohl nur ein Teil dieser Faktoren unsere Lebenserwartung positiv beeinflusst, werden wir Frauen immer älter. Das liegt sicher auch an der verbesserten medizinischen Versorgung. Und dennoch hat es schon im 18. und 19. Jahrhundert Centenarians gegeben. Aus evolutionärer Sicht scheint die Fortpflanzung das zentrale Ziel des Lebens zu sein – das Weitergeben der eigenen Gene, um die Spezies zu erhalten. Frauen spielen hierbei eine entscheidende Rolle, doch mit dem Einsetzen der Menopause endet ihre Fruchtbarkeit im Alter von etwa 50 Jahren. Rein biologisch betrachtet könnten sie damit ihren »Zweck« erfüllt haben. Schließlich tragen sie ab diesem Zeitpunkt keine Nachkommen mehr zur Erhaltung der Art bei. Es stellt sich also die Frage: Warum altern wir überhaupt?

ALTERN – EIN IRRTUM DER EVOLUTION ODER EIN GENIALER KOMPROMISS?

Zunächst einmal sind wir Menschen davon nicht alleine betroffen. Die Lebensspanne von Lebewesen variiert stark. Manche leben nur wenige Stunden, etwa die Eintagsfliege. Die Islandmuschel dagegen kann bis zu 500 Jahre alt werden. Stellen Sie sich das vor! Primitive Tierarten wie Seeanemonen und der Süßwasserpolyp Hydra scheinen überhaupt nicht zu altern, während die langlebigste Wirbeltierart, der Grönlandhai, eine Lebensdauer von bis zu 400 Jahre haben kann und erst mit 150 Jahren geschlechtsreif wird. Ist das nicht verrückt? Im Gegensatz dazu sterben einige Tiere wie der pazifische Riesenkrake, männliche Ameisen oder die Männchen des kleinen Beuteltiers *Antechinus agilis* sofort nach der Fortpflanzung.

Aus evolutionsbiologischer Sicht ist das Altern ein Paradox. Wenn es in unseren Zellen Prozesse gibt, die unsere Lebensspanne verlängern können, warum haben die Organismen dann keine entsprechenden Mechanismen entwickelt? Nun, alles hat zwei Seiten. Altern »entwickelt« sich nicht, weil es nützlich ist; vielmehr stellt es einen Nebeneffekt dar. Nur, wovon? Die Haupttheorien dazu lassen sich in zwei Kategorien unterteilen.

Altern ist ein Nebeneffekt unserer Gene

Die sogenannten nichtadaptiven Theorien betrachten Altern als kein gezielt entwickeltes Merkmal, sondern eher als einen Nebeneffekt anderer biologischer Prozesse. Einer der bekanntesten Ansätze bezieht sich auf die Akkumulation von Mutationen. Diese Theorie, bekannt als »Mutation Accumulation Theory«, besagt, dass sich bestimmte schädliche Mutationen erst im späten Leben auswirken. Bis dahin sammeln sie sich im Genpool an. Sie werden deshalb nicht durch die natürliche Selektion beseitigt, weil sie die Fortpflanzung nicht direkt beeinflussen, und so werden sie von Generation zu Generation weitergegeben. Diese Mutationen führen dann im späteren Leben zu einem Funktionsverlust der Gene, der sich in Form von Altern und altersbedingten Krankheiten manifestiert.

Eine andere Theorie ist die der antagonistischen Pleiotropie. Diese Erklärung fürs Altern besagt, dass manche Gene in jungen Jahren vorteilhaft sind, etwa weil sie die Fortpflanzungsfähigkeit erhöhen, und deshalb bevorzugt weitergegeben werden. Dieselben Gene haben aber dann im Alter nachteilige Effekte und fördern altersbedingte Erkrankungen. Ein klassisches Beispiel ist das p53-Gen, das in jungen Jahren vor Krebs schützt, im Alter jedoch zu Gewebeschäden beitragen kann.

Altern ist ein evolutionär entwickelter Mechanismus

Im Gegensatz dazu gibt es Theorien, die Altern für eine Art evolutionär entwickelten Mechanismus halten. Die Hypothese des programmierten Alterns besagt, Altern habe sich als eine Art »Programm« in Organismen entwickelt, um Platz für jüngere Generationen zu machen und damit die Anpassungsfähigkeit einer Population zu verbessern. Allerdings ist diese Sichtweise weniger weit verbreitet, da sie schwerer mit den Grundprinzipien der natürlichen Selektion zu vereinbaren ist.

Eine weitere adaptative und gängigere Theorie ist die »Disposable Soma Theory«, die besagt, dass Organismen eine begrenzte Menge an Ressourcen zur Verfügung haben, die sie entweder in die Erhaltung des Körpers (Soma) oder in die Fortpflanzung investieren können. Da die Fortpflanzung für den evolutionären Erfolg entscheidend ist, wird weniger Energie in die Erhaltung des Körpers gesteckt, was dann schließlich zu Alterserscheinungen führt.

Wie Sie sehen, liebe Leserin, gibt es immer noch offene Fragen und Kontroversen. Unser Wissen über das Altern ist begrenzt, entwickelt sich jedoch stetig weiter, seit Neuestem insbesondere durch den Einsatz künstlicher Intelligenz. Diese Erkenntnisse sind besonders wichtig für die geschlechtsspezifische Medizin, da sie darauf hindeuten, dass Männer und Frauen unterschiedliche Gesundheitsbedürfnisse im Alter haben könnten.

DER ALTE PATIENT IST WEIBLICH

Es gibt signifikante Unterschiede im Alterungsprozess von Männern und Frauen, die nicht nur die Lebenserwartung beeinflussen, sondern auch die Art und Weise, wie der Körper altert und welche altersbedingten Krankheiten zu welchem Zeitpunkt auftreten. Frauen leben im Durchschnitt länger als Männer, statistisch gesehen 5,4 Jahre. Dies könnte auf eine Kombination aus genetischen, hormonellen und umweltbedingten Faktoren zurückzuführen sein.

Die folgenden Abbildungen zeigen, wie viele Männer und Frauen aktuell in welcher Altersgruppe in Deutschland leben und welche Erkrankungen im Alter bei Männern und Frauen am häufigsten sind:

Bevölkerung nach Altersgruppen und Geschlecht 2023
in Mio. und Anteil an der jeweiligen Altersgruppe in %; am Jahresende

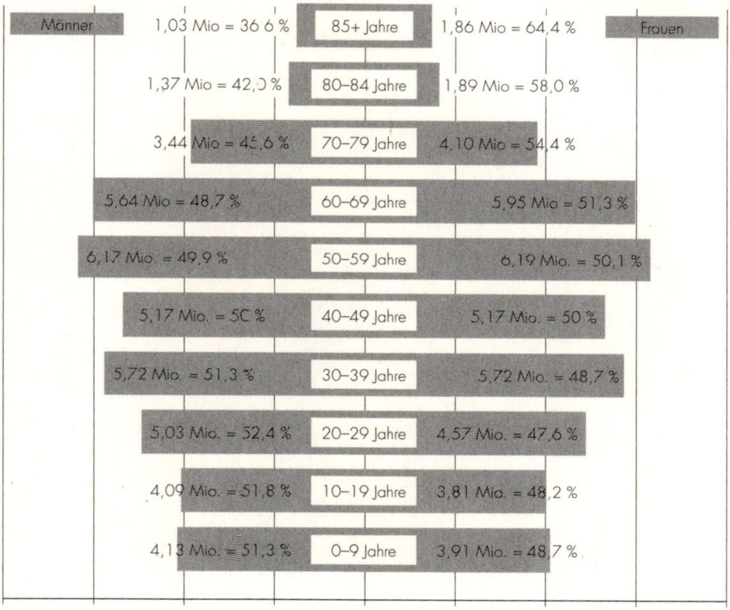

ALTER IN JAHREN	LEBENDE FRAUEN (PROZENT)	LEBENDE MÄNNER (PROZENT)
70–79	55–60	40–45
80–89	60–65	35–40
90–99	70–75	25–30
100 +	80–85	15–20

Gesundheitszustand von älteren Menschen in Deutschland abhängig vom Geschlecht

ERKRANKUNGEN	FRAUEN ÜBER 70 JAHRE (%)	MÄNNER ÜBER 70 JAHRE (%)	FRAUEN ÜBER 80 JAHRE (%)	MÄNNER ÜBER 80 JAHRE (%)	FRAUEN ÜBER 90 JAHRE (%)	MÄNNER ÜBER 90 JAHRE (%)	FRAUEN ÜBER 100 JAHRE (%)	MÄNNER ÜBER 100 JAHRE (%)
Herz-Kreislauf-Erkrankungen	70–75	65–70	80–85	75–80	85	80–85	85+	85+
Diabetes	25–30	30–35	30–35	35–40	25–30	30–35	20–25	30–35
Osteoporose	30–35	N/A	40–45	N/A	50–55	N/A	60–70	N/A
Arthritis und Gelenkerkrankungen	40–45	30–35	50–55	40–45	60	50	70	60
Chronische Lungenerkrankungen	N/A	15–20	N/A	20–25	N/A	20–25	15–20	15–20
Multimorbidität (zwei oder mehr Krankheiten)	55–60	50–55	70–75	65–70	75–80	70–75	90+	90+
Subjektive Gesundheit gut/sehr gut	30–35	35–40	20–25	25–30	< 20	20–25	<10	<10
Depressionen	20–25	15–20	25–30	20–25	30	25	30–40	25–30

Statistisch gesehen sind Frauen über 70 Jahre in Deutschland etwas häufiger von chronischen Krankheiten und Multimorbidität betroffen als Männer in derselben Altersgruppe. Sie leiden auch etwas häufiger an Herz-Kreislauf-Erkrankungen als Männer. Dies liegt unter anderem an der längeren Lebenserwartung von Frauen, wodurch sie eher mit altersbedingten Erkrankungen konfrontiert werden.

Bei Menschen über 80 Jahre ist der Anteil an chronischen Erkrankungen generell sehr hoch. Frauen sind tendenziell häufiger von Erkrankungen wie Osteoporose und Arthritis betroffen, während Männer etwas häufiger an Diabetes und chronischen Lungenerkrankungen leiden. Die Multimorbidität ist in dieser Altersgruppe sehr verbreitet, die subjektive Einschätzung der Gesundheit überwiegend negativ.

Die Mehrheit der Menschen über 90 Jahre ist von multiplen chronischen Erkrankungen betroffen. Die Geschlechterunterschiede verschwinden allmählich. Die Krankheitshäufigkeiten nähern sich zwischen Männern und Frauen an.

Detaillierte statistische Daten über den Gesundheitszustand von Menschen über 100 Jahre sind schwer zu finden, da diese Altersgruppe relativ klein ist und viele Studien sich auf breitere Altersgruppen konzentrieren. Dazu kommt eine große individuelle Variation in dieser Altersgruppe. Es gibt jedoch einige allgemeine Informationen und Tendenzen, die wir bei über 100-Jährigen betrachten können:

- **Herz-Kreislauf-Erkrankungen:** Es wird geschätzt, dass über 85 Prozent sowohl der Männer als auch der Frauen an einer oder mehreren Herz-Kreislauf-Erkrankungen leiden.
- **Diabetes:** Etwa 20 bis 25 Prozent der Frauen und 30 bis 35 Prozent der Männer sind von Diabetes betroffen.
- **Osteoporose:** Osteoporose ist bei Frauen sehr verbreitet, mit Schätzungen von etwa 60 bis 70 Prozent. Bei Männern ist Osteoporose selten, aber ebenfalls vorhanden.
- **Arthritis und Gelenkerkrankungen:** Diese Erkrankungen sind bei etwa 70 Prozent der Frauen und 60 Prozent der Männer präsent.
- **Chronische Lungenerkrankungen:** Diese betreffen etwa 15 bis 20 Prozent der Männer und Frauen.
- **Multimorbidität (Vorhandensein mehrerer chronischer Erkrankungen):** Multimorbidität ist in dieser Altersgruppe fast universell, mit Schätzungen von etwa 90 Prozent oder höher bei allen Geschlechtern.
- **Subjektive Gesundheit:** Weniger als 10 Prozent der Menschen über 100 Jahre bewerten ihre Gesundheit als »gut« oder »sehr gut«.
- **Seelische Gesundheit:** Depressionen und kognitive Beeinträchtigungen (wie Demenz) sind häufig, wobei Schätzungen darauf hindeuten, dass etwa 30 bis 40 Prozent der Frauen und 25 bis 30 Prozent der Männer betroffen sind.

Eines vor allem macht der Blick auf die Statistiken deutlich: Der alte Patient ist weiblich. Während die Anzahl an Männern und Frauen bis zum Alter von etwa 60 Jahren in Deutschland noch homogen, also nahezu hälftig und sogar mit einem leichten Überschuss an Männern verteilt ist, sieht es im Alter ganz anders aus: Die über 85-Jährigen sind nur noch zu einem Drittel männlich und zu zwei Dritteln weiblich. Die über 100-Jährigen sind zu etwa 83 Prozent weiblich. Bei den 110-Jährigen sind sogar 95 Prozent weiblich. Diese Tatsache zeigt, wie wertvoll es ist, dass Frauen in medizinischen Studien und klinischer Medizin stärker berücksichtigt und spezifisch erforscht werden.

Geschlechtsspezifische Medizin kann dazu beitragen, dass Frauen nicht nur länger leben, sondern auch gesünder altern. Die Medizin bietet heute mehr Möglichkeiten denn je, dass selbst das hohe Alter zu einer erfüllten Lebensphase werden kann. Wie wichtig das für einen zunehmend höheren Bevölkerungsanteil ist, zeigt der folgende Abschnitt.

Der demografische Wandel

Kürzlich leitete ich einen Studentenkurs zum Thema »Die Medizin des alternden Menschen«. Hierbei habe ich etwas Interessantes gelernt: In Deutschland liegt der Anteil der Menschen im Alter von 65 Jahren und älter aktuell bei etwa 22 Prozent der Gesamtbevölkerung. Das heißt, derzeit sind rund 18,7 Millionen Menschen in Deutschland 65 Jahre und älter. Zum Vergleich: 1991 lag der Anteil bei etwa 15 Prozent, er hat sich also deutlich erhöht, und er wird sich weiter erhöhen.

Laut der 12. koordinierten Bevölkerungsvorausberechnung des Statistischen Bundesamts wird der Anteil der Bevölkerung, der 65 Jahre oder älter ist, im Jahr 2040 bei ca. 32 Prozent liegen. Die Zahl der 80-Jährigen oder noch Älteren dürfte bis 2050 auf etwa 12 Prozent der Bevölkerung ansteigen (rund 9 bis 10 Millionen Menschen).

Diese Berechnungen zeigen einen signifikanten demografischen

Wandel – geprägt von steigender Lebenserwartung und sinkenden Geburtenraten. Besonders in ländlichen oder strukturschwachen Regionen kann der Anteil der über 80-Jährigen sogar auf 30 Prozent oder mehr steigen.

Diese Entwicklung macht sich zunehmend auch in der Intensivmedizin bemerkbar: Immer mehr ältere Patientinnen und Patienten benötigen eine intensivmedizinische Versorgung. Laut dem Statistischen Bundesamt (2023) sind inzwischen rund 60 Prozent der intensivmedizinisch behandelten Personen über 65 Jahre alt – bemerkenswerterweise gehört etwa ein Fünftel bereits der Altersgruppe über 80 Jahre an. Diese Zunahme lässt sich nicht allein durch die gestiegene Lebenserwartung erklären, sondern ist auch Ausdruck der wachsenden Prävalenz chronischer Erkrankungen wie Diabetes mellitus, Herzinsuffizienz oder Demenz.

WAS EIN LANGES LEBEN FÜR FRAUEN BEDEUTET

Biologisch betrachtet, wissen wir nun, dass das Altern ein Nebeneffekt der Natur ist. Wie es zustande kam, ist noch unklar. Sicher ist nur: Es ist da. Und statt es einfach hinzunehmen, lohnt es sich, ihm Bedeutung zu verleihen. Die Frage nach dem Sinn eines langen Lebens ist dabei eine zutiefst philosophische und je nach Perspektive unterschiedlich zu beantworten. Ein langes Leben bietet die Möglichkeit, eine Vielzahl von Erfahrungen zu sammeln, sich persönlich weiterzuentwickeln und verschiedene Lebensphasen zu durchlaufen. Für Frauen könnte dies bedeuten, unterschiedliche Rollen wie die einer Partnerin, berufstätigen Frau, Freundin, Schwester, Mutter, Großmutter und mehr zu erleben. Jede dieser Phasen kann zu persönlichem Wachstum, Reife und einem tieferen Verständnis des Lebens beitragen. Frauen haben historisch gesehen eine zentrale Rolle in Familienstrukturen und Gemeinschaften gespielt. Ein langes Leben erlaubt es, über Generationen hinweg eine tragende Säule in der Familie zu sein und eine stabile Bezugsperson für Kinder und Enkelkinder zu bleiben. Auf der anderen Seite erlaubt es ein langes Leben auch, den Staffelstab an die nachrückende Generation zu übergeben und endlich einmal das eigene Leben an erste Stelle zu setzen. So wie es meine Patientin Frau M. getan hat.

Aus meiner Sprechstunde:
Die Frau, die nicht mehr die Starke sein wollte

Frau M. war 78 Jahre alt, als sie das erste Mal in meine Sprechstunde kam. Sie wurde von ihrer Tochter begleitet. Ihr Anliegen war zunächst diffus: »Irgendwie geht mir alles zu schnell. Früher war ich eine Löwin, jetzt fühle ich mich wie ein Kätzchen ohne Krallen.«

Auf meine Frage, wie sich das äußere, begann sie zu erzählen: »Ich war mein Leben lang diejenige, die alles und alle zusammengehalten hat – die Kinder großgezogen, meinen Mann gepflegt, gearbeitet, organisiert. Aber jetzt, wenn ein Problem auftaucht, denke ich nicht mehr: ›Wie löse ich das?‹, sondern: ›Warum immer ich?‹« Sie berichtete weiter, dass sie sich schneller erschöpft fühle, körperlich weniger belastbar und auch emotional dünnhäutiger geworden sei. Sie habe das Gefühl, dass sie nicht mehr »mithalten« könne. Ihre Tochter ergänzte: »Mama war immer unser Fels in der Brandung, aber in letzter Zeit wirkt sie zerbrechlicher.«

Ich erklärte der Patientin behutsam, welche Veränderungen das Alter mit sich bringt: Der Körper regeneriert sich langsamer, und die Seele kann nach einem langen Leben voller Herausforderungen erschöpft sein. Wir redeten eine ganze Weile, und das Gespräch drehte sich zunehmend auch darum, wie wichtig es ist, neue Wege zu finden, um Resilienz aufzubauen. Frau M. sagte schließlich: »Vielleicht ist es Zeit, dass ich nicht mehr die Starke sein muss.«

Am Ende verabschiedete sie sich mit einem erleichterten

Lächeln und sagte: »Wissen Sie, Frau Doktor, manchmal muss man sich selbst die Erlaubnis geben, einfach nur zu sein – ohne immer zu kämpfen.«

Mit zunehmendem Alter sammeln sich Wissen und Lebenserfahrung an, die an jüngere Generationen weitergegeben werden können, sei es in Form von Weisheit, Traditionen oder einfach durch die Unterstützung bei der Lebensführung. Ein langes Leben kann mehr Zeit bieten, um berufliche und persönliche Ambitionen zu verfolgen, neue Fähigkeiten zu entwickeln und die eigenen Ziele und Träume zu verwirklichen. Die Supercentenarian Jeanne Calment zum Beispiel, die Sie gleich kennenlernen werden, begann erst mit 85 Jahren, Fahrrad zu fahren; und Stilikone Iris Apfel, die ich Ihnen in Kapitel 6 vorstelle, unterschrieb noch im Alter von 97 Jahren einen Vertrag bei einer renommierten Modelagentur.

Ein langes Leben ermöglicht es, weiterhin tiefgreifende gesellschaftliche, kulturelle und technologische Veränderungen mitzuerleben. Frauen, die lange leben, können Zeuginnen wichtiger Fortschritte in Bezug auf Frauenrechte, Gleichberechtigung und gesellschaftliche Entwicklungen sein und möglicherweise sogar aktiv daran mitwirken.

Nicht zuletzt ist ein langes Leben auch aus wissenschaftlicher Perspektive von Interesse, um mehr über Alterungsprozesse, Gesundheitsvorsorge und das menschliche Dasein zu lernen. Insbesondere in der Frauengesundheit gibt es noch viel zu erforschen, und Frauen, die lange leben, können durch ihre Teilnahme an Studien oder durch das Teilen ihrer Lebensgeschichte dazu beitragen, die Forschung zu unterstützen und somit die Gesundheit aller Frauen zu verbessern.

Die Fähigkeit, das Alter selbst dabei nicht als das Ende zu betrachten, sondern als Beginn einer Phase voller neuer Chancen und Perspektiven, beherrschen wir wohl erst mit dem Alter selbst. Sehen wir uns im nächsten Kapitel an, wie der Alterungsprozess verläuft und wovon er beeinflusst wird.

Porträt der Supercentenarian Jeanne Calment (1875–1997)

Jeanne Calment hält bis heute den Rekord als die älteste bestätigte Person der Welt, die je gelebt hat. Geboren am 21. Februar 1875, verbrachte sie ihr ganzes Leben in dem beschaulichen kleinen Städtchen Arles im Süden Frankreichs – einer Region, die von Sonne, mediterraner Gelassenheit und gutem Essen geprägt ist. Sie starb am 4. August 1997 im Alter von 122 Jahren und 164 Tagen. Ihr außergewöhnlich langes Leben ist gut dokumentiert – und macht sie zu einer herausragenden Figur in der Geschichte der Gerontologie.

Jeanne Calment wuchs in einer wohlhabenden Familie auf. Sie heiratete im Alter von 21 Jahren Fernand Nicolas Calment, einen Geschäftsmann, der den Wein- und Kolonialwarenhandel seiner Familie führte. Durch ihre Heirat war Jeanne finanziell abgesichert, was es ihr erlaubte, ein relativ sorgenfreies Leben zu führen. Das Paar hatte eine Tochter, Yvonne, die jedoch schon 1934 einer Lungenentzündung erlag. Jeanne überlebte sowohl ihren Mann, der 1942 starb, als auch ihren Enkel, der 1963 bei einem Autounfall ums Leben kam.

Jeanne Calment pflegte einen aktiven, äußerst interessanten Lebensstil. Sie war bekannt für ihre positive Einstellung, ihren Humor und ihren bis ins hohe Alter wachen Geist. Sie begann mit 85 Jahren, Fahrrad zu fahren, und erst im Alter von 100 Jahren beendete sie ihre sportlichen Aktivitäten, zu denen auch Tennis und Schwimmen gehörten.

Sie rauchte bis zu ihrem 117. Lebensjahr, allerdings nur eine Zigarette pro Tag. Außerdem liebte sie Schokolade und soll täglich bis zu ein Kilogramm davon gegessen haben. Dass sie trotz dieser Gewohnheiten so lange lebte, lässt auf eine gewisse genetische Robustheit schließen.

Einer der kuriosesten Aspekte ihres Lebens war der Vertrag, den sie im Alter von 90 Jahren mit einem 47-jährigen Anwalt abschloss.

Er schlug vor, ihr eine monatliche Rente zu zahlen, im Gegenzug würde er nach ihrem Tod ihr Haus erben. Der Anwalt starb jedoch vor ihr, und seine Witwe musste die Zahlungen fortsetzen. Jeanne überlebte also nicht nur den Anwalt, sondern verdiente durch diesen Vertrag letztendlich doppelt so viel, wie ihr Haus wert war.

Jeanne Calments lange Lebensspanne hat nicht nur die Medien fasziniert, sondern auch viele Forscherinnen und Forscher dazu veranlasst, ihre Lebensweise und ihre Genetik zu studieren, um mögliche Schlüssel zur Langlebigkeit zu finden. Obwohl keine klare Antwort existiert, scheinen mehrere Faktoren zusammengewirkt zu haben. Von der genetischen Ausstattung her war sie begünstigt. Jeannes Familie verfügte über eine beeindruckende Tradition der Langlebigkeit. Ihre Mutter wurde 86 Jahre alt, ihr Vater 92 Jahre, ihr Bruder starb im Alter von 97 Jahren. Dazu kommt, dass sie in ihrer Jugend Zugang zu guter medizinischer Versorgung hatte. Jeanne war außerdem bekannt für ihre Fähigkeit, ruhig und gelassen zu bleiben. Sie nahm das Leben mit Humor und akzeptierte die Dinge, wie sie kamen, ohne sich darüber zu ärgern. Stress schien förmlich an ihr abzuprallen.

Jeanne blieb bis ins hohe Alter aktiv, sowohl körperlich als auch geistig, und führte ein reges soziales Leben. Bis kurz vor ihrem Tod behielt sie einen klaren Verstand. Auch wenn sie später in einem Pflegeheim lebte, bewahrte sie sich sehr lange Zeit eine gewisse Unabhängigkeit.

Ihr Vermächtnis? Vielleicht, dass Langlebigkeit nicht allein in gesunder Ernährung oder Sport begründet liegt, sondern auch in einem gelassenen, humorvollen Blick auf das Leben – und einer guten Tafel Schokolade.

2

DIE WICHTIGSTEN PROZESSE FÜR EIN LANGES LEBEN DER FRAU

Wie in Kapitel 1 bereits angedeutet, scheinen Frauen biologisch besser gerüstet zu sein als Männer, wenn es um ein langes und gesundes Leben geht. Von den über 100-Jährigen sind 80 Prozent Frauen – bei den 110-Jährigen sind es sogar 95 Prozent.

Tatsächlich bringen wir Frauen eine faszinierende Mischung aus biologischen Vorteilen mit: unsere genetische Festlegung sowie hormonelle Schutzmechanismen und vielleicht sogar evolutionäre Strategien, die uns widerstandsfähiger gegenüber den Belastungen des Lebens machen und uns langsamer altern lassen. Je besser wir die Alterungsvorgänge kennen, desto mehr können wir ihnen als Ärzte und Patientinnen selbst entgegenwirken. In diesem Kapitel wollen wir daher tiefer eintauchen und herausfinden, warum Frauen genetisch gesehen offenbar die besseren Karten für ein langes und gesundes Leben haben – und welche Bedeutung das für sie haben kann.

DIE SÄULEN DER ALTERUNG

Der Biochemieprofessor Carlos López-Otín und sein Team haben neun Prozesse definiert, die den Alterungsprozess kennzeichnen – die sogenannten Hallmarks of Aging:

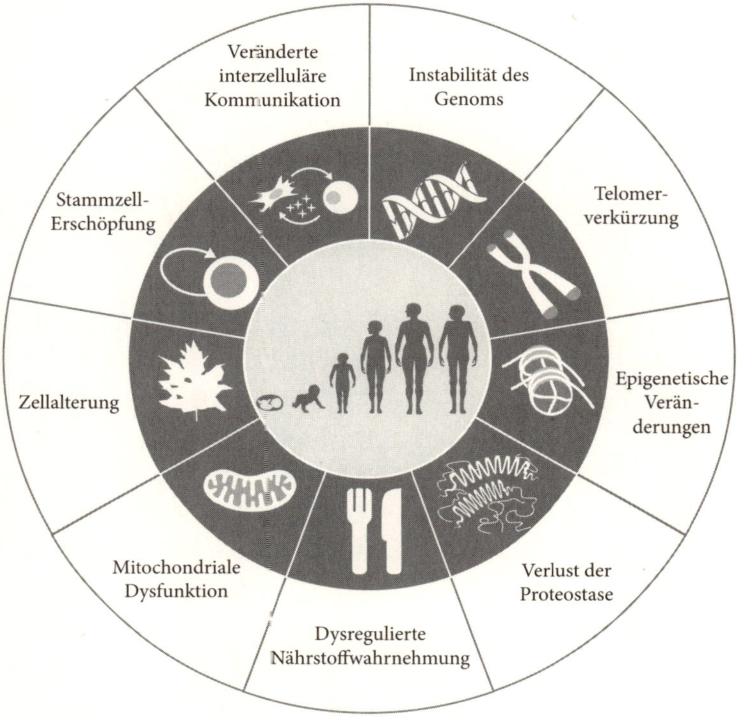

Genomische Instabilität (1), Telomerverkürzung (2) und Epigenetik (3) spielen eine entscheidende Rolle beim Alterungsprozess beziehungsweise umgekehrt in der Langlebigkeit. Hinzu kommen Faktoren wie der verringerte Proteinstoffwechsel (4) und die deregulierte Nährstoffsensibilität (5), die Fehlfunktion der Mitochondrien (6) und die zelluläre Seneszenz (Zellalterung, 7). Die Stammzell-Erschöpfung (8) und die gestörte interzelluläre Kommunikation (9) sind weitere wichtige Kennzeichen des Alterns. Treten etwa Entzündungen (Inflammation), Immunalterung (Inflammaging) und die Dysregulation von Hormonen auf, kommt es zum Alterungsprozess.

In den folgenden Abschnitten gehe ich auf die einzelnen Säulen detailliert ein. Den Anfang machen die Säulen 1 und 2: Welche Rolle spielen die Gene und ihre Aktivität beziehungsweise Inaktivität, und welchen Einfluss hat die Länge der Telomere auf die Lebenserwartung von Frauen?

Genetische Unterschiede zwischen Männern und Frauen

Männer und Frauen altern aufgrund ihrer Genetik unterschiedlich. Gene und Genexpression beeinflussen Größe, Form und Funktion der Organe sowie molekulare, zelluläre und interstitielle Vorgänge, also Prozesse in den Zellzwischenräumen. Auch die Lebensdauer der Zellen verhält sich geschlechtsabhängig.

Der Hauptunterschied zwischen Männern und Frauen in Bezug auf Gene liegt im Geschlechtschromosomensatz: Frauen besitzen zwei X-Chromosomen (XX), während Männer ein X- und ein Y-Chromosom (XY) haben. Das X-Chromosom verfügt über etwa 1500 Gene für Herz-, Hirn- und Immunfunktion. Das Y-Chromosom besitzt weniger als 100 Gene, die zudem großteils für die Sexualfunktion verantwortlich sind.

Der große biologische Vorteil der Frau: das doppelte X

Das X-Chromosom ist etwa dreimal größer als das Y-Chromosom und enthält deutlich mehr Gene, darunter viele, die für die Immunfunktion, die DNA-Reparatur und die allgemeine Zellfunktion wichtig sind. Frauen haben aufgrund ihrer zwei X-Chromosomen einen entscheidenden Vorteil: Liegt auf einem der X-Chromosomen eine Mutation oder ein Defekt vor, kann das zweite X-Chromosom diese Mutation kompensieren. Männer haben nur ein X-Chromosom, weshalb sie bei Mutationen auf diesem Chromosom anfälliger für bestimmte Krankheiten sind. Das Fehlen eines »Back-up«-X-Chromosoms bei Männern könnte daher eine Rolle in ihrer geringeren durchschnittlichen Lebenserwartung spielen.

Ein prominentes Beispiel für X-chromosomale Gene ist das G6PD-Gen, das für die Enzymproduktion verantwortlich ist, die rote Blutkörperchen vor oxidativem Stress schützt. Wenn Männer eine Mutation in diesem Gen tragen, können sie an Glukose-6-Phosphat-Dehydrogenase-Mangel leiden, was sie anfälliger für Hämolyse, also die Auflösung roter Blutzellen, und andere Komplikationen macht.

Um zu verhindern, dass Frauen nun doppelt so viele Gene vom X-Chromosom exprimieren wie Männer, wird eines der beiden X-Chromosomen in fast allen Körperzellen der Frau zufällig inaktiviert. Dieser Prozess wird X-Inaktivierung genannt. Dabei wird das Genmaterial eines X-Chromosoms dicht gepackt, sodass die meisten Gene auf diesem inaktiven X-Chromosom stillgelegt werden. Diese X-Inaktivierung geschieht während der frühen Embryonalentwicklung.

Ein interessanter Effekt der X-Inaktivierung ist, dass Frauen ein »mosaikhaftes« Muster von Zellen haben, bei denen in einigen Zellen das X-Chromosom der Mutter und in anderen das X-Chromosom des Vaters aktiv ist. Diese Mischung verleiht Frauen eine größere genetische Vielfalt auf zellulärer Ebene, was zu einer robusteren Immunantwort und einer besseren Kompensation bei genetischen Defekten führen kann. Allerdings werden nicht alle Gene auf dem inaktiven X-Chromosom abgeschaltet. Etwa 15 bis 20 Prozent der Gene bleiben aktiv. Diese Gene, die also auch auf dem inaktiven X-Chromosom weiterhin exprimiert werden, tragen möglicherweise zu bestimmten geschlechtsspezifischen Merkmalen und Gesundheitsvorteilen bei. Es wird vermutet, dass sie unter anderem eine Rolle beim Schutz vor altersbedingten Krankheiten spielen könnten, was Frauen tendenziell widerstandsfähiger gegenüber bestimmten Krankheiten macht.

Y-Chromosom und gesundheitliche Anfälligkeit bei Männern

Noch einmal: Das Y-Chromosom ist viel kleiner als das X-Chromosom und enthält im Wesentlichen nur Gene, die für die Entwicklung männlicher Geschlechtsmerkmale und die Spermienproduktion notwendig sind. Im Vergleich zum X-Chromosom trägt das Y-Chromosom wenig zur allgemeinen Genregulation und -funktion bei. Zudem ist das Y-Chromosom besonders anfällig für genetische Deletionen und Mutationen, da es sich nicht rekombiniert, also neu anordnet, wie es bei den autosomalen Chromosomen oder dem X-Chromosom der Fall ist und wodurch sich neue Gen- und Merkmalskombinationen bilden. Dies bedeutet, dass das Y-Chromosom weniger effizient ist, schädliche Mutationen zu reparieren. Im Laufe des Lebens kann es zu einem Verlust des Y-Chromosoms in bestimmten Zellen kommen, insbesondere in blutbildenden Zellen. Studien haben gezeigt, dass der Verlust des Y-Chromosoms im Alter mit einem erhöhten Risiko für Krankheiten wie Krebs und einer reduzierten Lebenserwartung verbunden ist.

Unterschiede im Immunsystem

Ein weiterer wichtiger Faktor für die längere Lebenserwartung der Frau ist, dass viele Gene, die für die Funktion des Immunsystems entscheidend sind, auf dem X-Chromosom liegen. Dies könnte ein Grund sein, warum Frauen in der Regel eine stärkere Immunantwort haben als Männer und seltener an Infektionskrankheiten sterben.

Ich möchte Ihnen ein Beispiel geben: Toll-like-Rezeptoren (TLRs) erkennen Erreger von Infektionen auf der Basis von charakteristischen molekularen Mustern. Die Gene TLR7 und TLR8, die auf dem X-Chromosom liegen, sind entscheidend für die Erkennung von Viren und das Auslösen einer Immunantwort. Da Frauen zwei Kopien des X-Chromosoms haben, exprimieren sie diese Immunrezeptoren in höheren Mengen, was ihnen einen immunologischen Vorteil verschafft. Allerdings kann diese stärkere Immunantwort bei Frauen auch eine Kehrseite haben: Autoimmunerkrankungen, bei denen das Immunsystem den eigenen Körper angreift, sind bei Frauen häufiger. Auf das vielfältige Immunsystem der Frau gehe ich detailliert in Kapitel 3 ein.

Frauen zeigen im Durchschnitt eine langsamere Alterung der Zellen, da sie genetisch robuster aufgestellt sind und im Alter weniger Zellschäden ansammeln.

Reparatur von DNA-Schäden

Das Vorhandensein eines zweiten X-Chromosoms bedeutet auch, dass Frauen zusätzliche Kopien von Genen haben, die an der DNA-Reparatur beteiligt sind. Dies kann dazu beitragen, dass die Zellen von Frauen weniger anfällig für Mutationen und DNA-Schäden sind, was einen schützenden Effekt auf die Lebensdauer haben könnte.

Vor allem die Gene Breast-Cancer-Gen 1 (BRCA1) und Breast-Cancer-Gen 2 (BRCA2) wirken an diesem Prozess mit. Sie sind auf den autosomalen Chromosomen (also nicht auf den Geschlechtschromosomen) lokalisiert, aber ihre Funktion könnte durch den genetischen Vorteil der Frauen unterstützt werden.

Schauen wir uns in diesem Zusammenhang noch einen weiteren genetischen Faktor an, die Telomere.

Altern oder Jungbleiben? Die Länge der Telomere

Die Schutzkappen der Chromosomen, die sogenannten Telomere, haben nachweislich Einfluss auf den Alterungsprozess. Ihre Länge ist hierbei entscheidend, denn sie spielt eine zentrale Rolle im Prozess des Alterns und hat Einfluss auf das »Jungbleiben« von Zellen. Für diese Erkenntnis erhielt die australisch-amerikanische Forscherin Elizabeth Blackburn 2009 den Medizinnobelpreis.

Männer besitzen kürzere Telomere als Frauen, ihre Mitochondrien sind anfälliger, die Wahrscheinlichkeit für schädliche Mutationen der Körperzellen ist höher. Eventuell ist das einer der Gründe, warum Frauen länger leben.

Doch was sind Telomere genau? Telomere sind sich wiederholende DNA-Sequenzen an den Enden der Chromosomen. Sie schützen das genetische Material während der Zellteilung und verhindern, dass die Chromosomen an ihren Enden miteinander verschmelzen oder sich abnutzen. Bildlich gesprochen wirken Telomere wie die Plastikkappen an den Enden von Schnürsenkeln, die verhindern, dass diese ausfransen.

Wie die Telomere die Zellalterung beeinflussen

In der Balance zwischen Alterungsprozess und Regeneration spielt die Integrität unseres Erbgutes eine wichtige Rolle. Es gibt Hinweise darauf, dass die Telomerlänge mit dem biologischen Alter eines Menschen korreliert: Mit jeder Zellteilung werden die Telomere etwas kürzer, da die Enzyme, die für die DNA-Replikation zuständig sind, das Ende der Chromosomen nicht vollständig kopieren können. Da sich die Zellen im menschlichen Körper unterschiedlich oft teilen, verkürzen sich auch die Telomere unterschiedlich schnell. Zellen des Darms, der Haut oder des Blutes zum Beispiel teilen sich etwa alle paar Tage bis Wochen, während sich Zellen der Leber oder bestimmte Muskelzellen manchmal nur einmal im Jahr oder noch seltener teilen.

Bei jeder Zellteilung verlieren Telomere diverse Bausteine der DNA und werden somit immer kürzer. Diese fortschreitende Verkürzung der Telomere ist ein natürlicher Teil des Alterungsprozesses. Die Geschwindigkeit, mit der das vonstattengeht, hängt allerdings nicht nur vom Zelltyp ab, sondern auch vom Lebensstil und von genetischen Einflüssen.

Sobald die Telomere eine kritische Kürze erreichen, verlieren die Zellen ihre Fähigkeit, sich weiter zu teilen, und gehen in einen Zustand der Seneszenz, der sogenannten Zellalterung, über oder sterben ab. Dies ist einer der Gründe, warum sich Gewebe mit der Zeit weniger effizient regenerieren können und die Körperfunktionen allmählich nachlassen.

Die Unversehrtheit unseres Erbguts spielt eine entscheidende Rolle im Zusammenspiel von Alterungsprozessen und Regeneration.

Es gibt Hinweise darauf, dass die Telomerlänge mit dem biologischen Alter eines Menschen korreliert.

Menschen mit kürzeren Telomeren zeigen häufiger altersbedingte Erkrankungen wie Herz-Kreislauf-Erkrankungen, Diabetes, Osteoporose und Krebs. Kürzere Telomere wurden auch mit einer höheren Sterblichkeitsrate in Verbindung gebracht. Personen mit längeren Telomeren scheinen eine längere Zellteilungsfähigkeit zu haben, was auf einen langsameren Alterungsprozess auf zellulärer Ebene hindeutet. Umgekehrt sind sehr lange Telomere auch mit einem erhöhten Risiko für bestimmte Krebsarten assoziiert, da Zellen möglicherweise zu lange überleben und dadurch unkontrolliert wachsen können.

Was beeinflusst die Telomerlänge?

Das Enzym Telomerase ist in der Lage, die Telomere zu verlängern, indem es die verloren gegangenen Telomersequenzen wieder hinzufügt. In den meisten (sich nicht fortpflanzenden) Körperzellen ist die Telomerase jedoch nur in sehr geringem Umfang aktiv, was bedeutet, dass Telomere im Laufe der Zeit dennoch verkürzt werden. In bestimmten Zellen, wie Stammzellen, Keimbahnzellen und Krebszellen, ist die Telomerase-Aktivität höher. Diese Zellen teilen sich häufiger, ohne die Schutzkappen der Chromosomen schnell zu verlieren.

Mal angenommen, unsere Gene meinen es gut mit uns – und als Frauen haben wir tatsächlich im Hinblick auf die Telomere einen klaren Vorteil –, was können wir tun, um unsere Telomere möglichst lange lang zu halten?

Neben genetischen Faktoren gibt es eine Reihe von Umwelt- und Lebensstilfaktoren, die die Telomerlänge beeinflussen können:

- **Chronischer Stress:** Es gibt Hinweise darauf, dass Menschen, die chronischem Stress ausgesetzt sind, kürzere Telomere haben, da Stress auf Stoffwechselebene als oxidativer Stress die Zellalterung beschleunigt.

- **Lebensstil:** Regelmäßige körperliche Aktivität, gesunde Ernährung mit möglichst vielen pflanzlichen und unverarbeiteten Lebensmitteln, ausreichend Schlaf und das Vermeiden von Rauchen und übermäßigem Alkoholkonsum scheinen die Telomerlänge zu schützen.
- **Entzündungen:** Chronische Entzündungsprozesse im Körper können zu einer schnelleren Telomerverkürzung beitragen.

Bedeutet das im Umkehrschluss, dass wir nur chronischen Stress und Entzündungen vermeiden und einen aktiven und gesunden Lebensstil pflegen müssen, und schon sind wir die nächsten Centenarians? Nun, ganz so einfach ist es nicht. Erstens: Wir leben in einer Leistungsgesellschaft, was der Vermeidung von Stress nicht gerade zuträglich ist, und auch auf chronische Entzündungen haben wir nur bedingt Einfluss. Zudem ist die Forschung zur Rolle der Telomere beim Altern noch längst nicht abgeschlossen. Studien legen zwar nahe, dass die Telomerlänge einen Marker für das biologische Altern darstellen könnte, doch ob die Manipulation der Telomerlänge das Altern signifikant beeinflussen kann, ist noch unklar.

Es gibt Bestrebungen, therapeutische Ansätze zu entwickeln, die die Telomerlänge beeinflussen oder die Telomerase gezielt aktivieren, um altersbedingte Erkrankungen zu behandeln oder sogar das Leben zu verlängern. Allerdings birgt eine erhöhte Telomerase-Aktivität auch das Risiko, die Krebsentstehung zu fördern, da viele Krebszellen die Telomerase nutzen, um sich oft teilen zu können. Werden die Chromosomen zu kurz, könnte dies zum Absterben oder zur Entartung der Zelle führen. Das geschieht folgendermaßen: Das Ende der Replikationsmöglichkeit und damit das Ende des Zelllebens wird durch die »Hayflick-Grenze« in den Chromosomen definiert – jene kritische Chromosomenlänge, bei der die Zelle normalerweise abstirbt. Dieses kann umgangen werden, wenn ein bestimmtes und sehr wichtiges Tumorsuppressor-Gen das entsprechende Protein mit dem einprägsamen Namen p53 inaktiviert.

p53 wird oft als »Wächter des Genoms« bezeichnet und spielt eine Schlüsselrolle, wenn es darum geht, Zellen vor Schäden zu schützen. Es verhindert quasi, dass sich Zellen mit fehlenden und schadhaften Telomeren weiter teilen. p53 hält in solchen Fällen die Zellteilung an, um der Zelle Zeit zu geben, die Schäden zu reparieren. Dies verhindert, dass geschädigte DNA an Tochterzellen weitergegeben wird. Wenn die DNA-Schäden irreparabel sind, kann p53 den kontrollierten Zelltod auslösen – in der Medizin nennen wir das »programmierte« Apoptose –, um zu verhindern, dass die Zelle zu einer potenziellen Krebszelle wird. Dies geschieht jedoch nicht, wenn p53 inaktiviert wird. Dann werden keine Zellen in die Apoptose geschickt. Dies führt zu einer Vervielfachung des Erbmaterials (Polyploidie) und kann in Stammzellen das unkontrollierte Wachstum von Krebszellen auslösen.

Frauen haben längere Telomere

Die internationale Fachliteratur gibt Hinweise darauf, dass Frauen und Männer unterschiedlich lange Telomere haben. Eine Studie aus dem Jahr 2013 stellte fest, dass Frauen eine um etwa 10 Prozent höhere durchschnittliche Telomerlänge haben als Männer gleichen Alters. Diese längeren Telomere könnten einer der Gründe sein, warum Frauen tendenziell länger leben als Männer. Doch warum ist das so?

Es wird vermutet, dass das weibliche Hormon Östrogen eine Rolle bei der Erhaltung der Telomerlänge spielt. Östrogen scheint die Aktivität des Enzyms Telomerase zu fördern, das wie gesagt Telomere verlängern kann. Der höhere Östrogenspiegel von Frauen hat also offenbar einen schützenden Effekt auf die Telomere.

Chronischer Stress kann wie erwähnt die Telomere sowohl bei Männern als auch bei Frauen verkürzen. Einige Studien deuten jedoch darauf hin, dass Frauen besonders stark von Stress betroffen sein könnten, da sie häufiger und intensiver unter psychischer Belastung durch soziale und familiäre Verpflichtungen leiden.

Allerdings scheint die Schutzwirkung von Östrogen die Auswirkungen von Stress auf die Telomerlänge teilweise abzumildern.

Die Telomerlänge wird wie gesagt mit dem Risiko für verschiedene Krankheiten in Verbindung gebracht, darunter Herz-Kreislauf-Erkrankungen, Krebs und Autoimmunerkrankungen.

Ein besonders relevanter Aspekt der Telomerbiologie ist die Verkürzung der Telomere in Immunzellen. Da Frauen im Durchschnitt längere Telomere haben, könnte dies auch auf ihre Immunzellen zutreffen, was zu einer robusteren Immunantwort über einen längeren Zeitraum führt. Dies könnte teilweise erklären, warum Frauen eine längere Lebenserwartung haben, aber auch anfälliger für bestimmte Autoimmunerkrankungen sind, bei denen das Immunsystem überaktiv wird.

Die geschlechtsspezifischen Unterschiede in der Telomerlänge sind Gegenstand intensiver und spannender Forschung, insbesondere im Zusammenhang mit der Prävention und Behandlung altersbedingter Erkrankungen. Da Telomere ein potenzieller Marker für biologisches Altern sind, wird untersucht, ob spezifische Interventionen – wie etwa Telomerase-Aktivatoren oder Lebensstiländerungen – bei Frauen und Männern unterschiedliche Auswirkungen haben könnten.

Gene, die mit Langlebigkeit assoziiert sind

Dass es sie gibt, steht außer Frage: spezifische Gene, die direkt mit einer erhöhten Lebenserwartung in Verbindung stehen. Sie regulieren Schlüsselprozesse wie Zellschutz, DNA-Reparatur, oxidative Abwehr, Stoffwechsel und Entzündungshemmung. Diese sogenannten Langlebigkeitsgene beeinflussen direkt die Widerstandsfähigkeit gegenüber altersbedingten Erkrankungen und indirekt damit den Alterungsprozess. Die Aktivität dieser Gene kann durch Umwelt- und Lebensstilfaktoren wie Ernährung, körperliche Aktivität, Stress und den Einsatz bestimmter Medikamente gesteuert werden. Menschen mit bestimmten Varianten dieser Gene oder einer bestimmten Genexpression scheinen im Durchschnitt eine längere Lebenserwartung zu haben und sind oft besser vor altersbedingten Krankheiten geschützt. Im Folgenden gehe ich auf einige der wichtigsten Gene, die mit Langlebigkeit assoziiert sind, und ihre spezifischen Funktionen ein.

FOXO3 (Forkhead-Box-Protein O3)

Das FOXO3-Gen ist eines der am besten erforschten Langlebigkeitsgene und wird in zahlreichen Studien mit einer längeren Lebensdauer in Verbindung gebracht. Bildlich gesprochen ist FOXO3 eine Art »Wächtergen«, das den Zellen hilft, mit Stress umzugehen und Schäden zu reparieren.

FOXO3 ist ein Transkriptionsfaktor, der an vielen Prozessen beteiligt ist, die Zellschutz und Langlebigkeit fördern. Es aktiviert Gene, die für die DNA-Reparatur, die antioxidative Abwehr und die Regulierung des Zellzyklus verantwortlich sind. Insbesondere fördert es Gene, die die Zellalterung (Seneszenz) verhindern und Apoptose (programmierter Zelltod) kontrollieren, wenn Zellen irreparabel geschädigt sind. Studien an Menschen haben gezeigt, dass bestimmte Varianten des FOXO3-Gens mit einer längeren Lebenserwartung verbunden sind. Träger dieser Genvarianten haben in der Regel eine bessere antioxidative Kapazität und eine effizientere DNA-Reparatur, was zu einer geringeren Anhäufung von Zellschäden im Laufe des Lebens führt.

FOXO3 wird durch oxidativen Stress und Nährstoffmangel aktiviert. Unter diesen Bedingungen wandert der Transkriptionsfaktor in den Zellkern und aktiviert Gene, die für das Überleben und den Schutz der Zelle von zentraler Bedeutung sind. Studien an Tieren haben gezeigt, dass die Aktivierung von FOXO3 durch Kalorienrestriktion und körperliche Aktivität gefördert wird, beides Faktoren, die mit einer erhöhten Lebenserwartung in Verbindung gebracht werden.

SIRT1 (Sirtuin 1)

SIRT1 wird oft als ein »Langlebigkeitsgen« bezeichnet, da seine Aktivierung in Studien mit einer erhöhten Lebenserwartung in Verbindung gebracht wurde. Kalorienrestriktion, die die SIRT1-Aktivität erhöht, hat bei vielen Tierarten zu einer Verlängerung der Lebensspanne geführt. Es wird angenommen, dass SIRT1 durch die Verbesserung der Energieeffizienz und die Reduzierung von Entzündungen eine zentrale Rolle in diesem Prozess spielt. Es beeinflusst zahlreiche zelluläre Prozesse wie DNA-Reparatur, Entzündungshemmung und die Regulierung des Zellstoffwechsels. Es wird aktiviert bei Energiemangel, Kalorienrestriktion oder im Fall des Fastens. Einmal aktiviert, verbessert es die mitochondriale Funktion und damit unseren Energiehaushalt, was besonders für die Aufrechterhaltung der Zellgesundheit im Alter wichtig ist. Außerdem fördert es den Abbau und die Wiederverwertung zellulärer Abfallprodukte und wirkt entzündungshemmend, indem es Gene reguliert, die an Entzündungsprozessen beteiligt sind. Somit verhindert es altersbedingte Krankheiten wie Diabetes, Herz-Kreislauf-Erkrankungen und neurodegenerative Erkrankungen.

APOE (Apolipoprotein E)

Das APOE-Gen reguliert den Fettstoffwechsel und die Entzündungsprozesse im Körper. Es beeinflusst auch die Gesundheit des Gehirns und des Herz-Kreislauf-Systems. Es gibt mehrere Hauptvarianten von APOE. Die Genvarianten APOE2, APOE3 und APOE4 sind unterschiedlich stark mit Langlebigkeit und bestimmten Krankheiten assoziiert.

Menschen mit APOE2 haben in der Regel eine effizientere Fettverwertung und eine bessere Kontrolle über entzündliche Prozesse. Die APOE2-Variante wird daher oft mit einer erhöhten Lebenserwartung und einem geringeren Risiko für Alzheimer und Herz-Kreislauf-Erkrankungen in Verbindung gebracht.

Im Gegensatz dazu bringt die APOE4-Variante ein erhöhtes Risiko für Alzheimer mit sich. Träger der APOE4-Variante haben einen schlechteren Fettstoffwechsel, eine erhöhte Anfälligkeit für Entzündungen und oxidativen Stress im Gehirn. Daraus resultiert eine höhere Wahrscheinlichkeit, Amyloid-Plaques im Gehirn zu entwickeln (das sind spezielle Eiweißablagerungen, ein Hauptmerkmal der Alzheimer-Krankheit), wodurch auch das Risiko für neurodegenerative Erkrankungen steigt.

IGF1 (Insulin-like Growth Factor 1)

IGF1 spielt eine wichtige Rolle bei der Zellproliferation, beim Wachstum und beim Stoffwechsel. Es wird in der Leber produziert und wirkt ähnlich wie Insulin, weshalb es als »insulinähnlicher Wachstumsfaktor« bezeichnet wird. Es ist entscheidend für das Zellwachstum, die Zellteilung, die Reparatur von Gewebe und den Stoffwechsel. Es wird in Zusammenhang mit der Regulierung von Wachstum und Alterungsprozessen untersucht.

Während IGF1 in der Jugend und während des Wachstums eine wichtige Rolle spielt, wurde festgestellt, dass hohe IGF1-Spiegel im Alter das Risiko für überschießende Zellteilung und also Tumorbildung erhöhen können. In Studien mit Tieren wurde gezeigt, dass eine Hemmung der IGF1-Aktivität zu einer Verlängerung der Lebensspanne führen kann. Dies deutet darauf hin, dass eine Reduzierung der IGF1-Aktivität nach dem Wachstumsalter auch bei Menschen den Alterungsprozess verlangsamen könnte.

IGF1 spielt außerdem eine zentrale Rolle im Muskelwachstum und bei der Reparatur von Muskelfasern nach körperlicher Anstrengung. Es unterstützt zum Beispiel die Muskelmasse und verbessert die körperliche Leistung.

mTOR (mechanistic Target of Rapamycin)

mTOR ist ein Schlüsselgen im Stoffwechsel und in der Zellregulation. Es enthält die Bauanleitung für ein Protein, das den Nährstoff- und Energiestatus der Zellen überwacht. Wenn Nährstoffe und Energie im Überfluss vorhanden sind, fördert mTOR das Zellwachstum und die Proteinsynthese. Es wirkt quasi als »Nährstoffsensor« und entscheidet, ob die Zelle in den Wachstumsmodus geht oder Ressourcen spart und Reparaturprozesse aktiviert. Um dies zu tun, reagiert es auf verschiedene Signale aus der Umgebung wie Nährstoffe, Wachstumsfaktoren und Energieverfügbarkeit. Mir sind dieses Gen und das daraus folgende Protein aus der Transplantationsmedizin sehr gut bekannt. mTOR fördert zudem die Autophagie, einen Prozess, bei dem Zellen beschädigte Proteine und Organellen abbauen, was die Zellgesundheit verbessert und den Alterungsprozess verlangsamt.

Eine Überaktivierung von mTOR wird mit einer verringerten Lebensspanne und verschiedenen Alterskrankheiten in Verbindung gebracht. Studien an Tieren haben gezeigt, dass die Hemmung der mTOR-Aktivität durch bestimmte Medikamente (etwa Rapamycin) zu einer Verlängerung der Lebensdauer führen kann. Ich gehe in Kapitel 7 genauer darauf ein.

Klotho (KL)

Das Klotho-Gen ist nach der griechischen Schicksalsgöttin Klotho benannt, die für das Spinnen des Lebensfadens verantwortlich ist. Dieses Gen wurde ursprünglich in Mausmodellen entdeckt, bei denen eine Überexpression von Klotho die Lebensdauer verlängerte.

Klotho steuert den Bauplan für ein Eiweiß, das als Hormon wirkt und eine Rolle im Phosphat- und Calciumstoffwechsel sowie in der Nierenfunktion spielt. Es beeinflusst den insulinähnlichen Wachstumsfaktor (IGF1) und wirkt als Anti-Aging-Gen, indem es antioxidative Mechanismen fördert und altersbedingte Entzündungen reduziert. Studien zeigen, dass Menschen mit höheren Klotho-Spiegeln tendenziell länger leben und ein geringeres Risiko für altersbedingte Krankheiten wie Nieren- und Herz-Kreislauf-Erkrankungen haben. Klotho hemmt den IGF1- und mTOR-Signalweg, beides Prozesse, die mit Zellwachstum und Alterung in Verbindung stehen. Es unterstützt auch den Schutz von Zellen vor oxidativem Stress und fördert die Reparatur von DNA-Schäden.

Ist eine Aktivierung unserer Langlebigkeitsgene möglich?

Wie wir gesehen haben, regulieren Gene, die mit Langlebigkeit assoziiert sind, Schlüsselprozesse wie Zellreparatur, oxidative Abwehr, Stoffwechsel und Entzündungshemmung. Gene wie FOXO3, SIRT1, APOE, IGF1, mTOR und Klotho beeinflussen direkt den Alterungsprozess und die Widerstandsfähigkeit gegenüber altersbedingten Erkrankungen. Die Aktivität dieser Gene können wir durch äußere Faktoren modulieren, was potenziell die Lebensdauer und -qualität verbessern kann. Ernährung, körperliche Bewegung und Stressreduktion, aber auch der Einsatz bestimmter Medikamente beeinflussen diesen Prozess und können wiederum epigenetische Mechanismen und somit die Langlebigkeit modifizieren.

Das Wichtigste auf einen Blick

Frauen haben zwei Kopien des X-Chromosoms, was bei genetischen Defekten auf einem X-Chromosom oft zu einer Kompensation durch das zweite Chromosom führt. Dies bietet eine größere genetische Flexibilität und Resilienz gegenüber Krankheiten, denn viele Gene, die für die Immunabwehr verantwortlich sind, liegen auf dem X-Chromosom.

Frauen haben im Durchschnitt längere Telomere als Männer, was mit einer langsameren Zellalterung und einer höheren Lebenserwartung in Verbindung gebracht wird. Dieser Vorteil könnte unter anderem durch den Einfluss von Östrogen begünstigt werden.

Gene, die mit Langlebigkeit assoziiert sind, regulieren Schlüsselprozesse wie Zellreparatur, oxidative Abwehr, Stoffwechsel und Entzündungshemmung. Dadurch beeinflussen sie direkt den Alterungsprozess und die Widerstandsfähigkeit gegenüber altersbedingten Erkrankungen, was potenziell die Lebensdauer und -qualität verbessern kann. Die Aktivität und Inaktivität von Genen werden stark durch Lebensstilfaktoren wie körperliche Bewegung, Ernährung, Stress und den Einsatz bestimmter Medikamente beeinflusst.

Epigenetische Einflüsse stellen eine der neun Säulen im Alterungsprozess dar. Natürlich haben all die zu Beginn des Kapitels genannten Kriterien einen wesentlichen Einfluss. Im Einzelfall spielt aber der ein oder andere Faktor durchaus eine dominante Rolle, wie Sie später lesen werden.

EPIGENETIK UND DAS ERBE UNSERER AHNINNEN

Die Genexpression und -inaktivität werden nicht nur durch das Vorhandensein von Genen bestimmt, sondern auch durch epigenetische Mechanismen, die die Genexpression steuern. Diese Mechanismen beeinflussen, welche Gene aktiv sind. Doch bevor wir uns die Mechanismen im Detail anschauen, widmen wir uns erst einmal der Frage, was Epigenetik eigentlich konkret ist.

Epigenetik ist ein Forschungsfeld, das sich mit den äußeren Einflüssen beschäftigt, die die Aktivierung oder Inaktivierung von Genen verursachen, ohne die zugrunde liegende DNA-Sequenz zu verändern. Epigenetische Mechanismen entscheiden darüber, welche Gene in einer Zelle aktiv sind (das heißt exprimiert werden) und welche stillgelegt werden. Dies wirkt sich auf die Funktion von Zellen, Geweben und Organen aus und beeinflusst somit die Gesundheit.

Epigenetische Modifikation

Die epigenetischen Muster werden von vielen Faktoren beeinflusst, darunter Ernährung, körperliche Aktivität, Stress, Umweltgifte und soziale Bedingungen. Die drei wichtigsten epigenetischen Mechanismen sind die folgenden biochemischen Prozesse:

- **DNA-Methylierung:** Bei diesem Prozess werden Methylgruppen an bestimmte Stellen unseres Erbgutes, der DNA, gebunden. Wenn eine Region der DNA viele Methylgruppen enthält, wird die Genexpression geschwächt oder unterdrückt, weil der Zugang zu den entsprechenden Genen blockiert wird. Das Gen wird quasi gar nicht erst »eingeschaltet«. Nährstoffe wie Folsäure, Vitamin B12 und andere Vitamine des B-Komplexes spielen eine wichtige Rolle bei der Bereitstellung der Methylgruppen, die für die DNA-Methylierung benötigt werden. Eine ausgewogene Ernährung kann also epigenetische Prozesse fördern, die die Gesundheit und Lebensdauer positiv beeinflussen. Ist man verstärkt Umweltgiften wie Zigarettenrauch, Luftverschmutzungund Schwermetallen ausgesetzt, können dagegen schädliche epigenetische Veränderungen initiiert werden: Es kann etwa zu einer Überexpression von Genen kommen; der Alterungsprozess wird beschleunigt und das Risiko für bestimmte Erkrankungen erhöht. Bestimmte Gene, die für die Langlebigkeit und Gesundheit wichtig sind, unterliegen ebenfalls epigenetischer Regulation. DNA-Methylierungsmuster in diesen Genen können die Genexpression aufrechterhalten und somit Zellreparaturmechanismen aktiv halten.

  Im Laufe des Lebens nimmt die DNA-Methylierung an bestimmten Stellen des Genoms ab, während sie an anderen Stellen zunimmt. Diese Veränderungen können die Aktivität wichtiger Gene beeinflussen, die mit Zellreparatur, Entzündungsreaktionen und Alterungsprozessen in Verbindung stehen. Frauen scheinen diese spezifischen Alterungsprozesse langsamer zu durchlaufen als Männer mit der möglichen Folge eines längeren Lebens.

- **Histonmodifikation:** Histone sind strukturgebende Eiweiße für unser Erbgut. Durch chemische Veränderungen der Histone kann die DNA enger oder lockerer verpackt werden. Je nachdem, wie eng die DNA um die Histone gewickelt ist, können Gene leichter oder schwerer abgelesen werden. Sirtuine, insbesondere SIRT1, das Sie bereits als Langlebigkeitsgen kennengelernt haben, beeinflussen die Genexpression, indem sie die Histone so verändern, dass die DNA straffer um die Histone gewickelt und somit die Genexpression reguliert wird. Durch diesen Mechanismus tragen sie zur Verlängerung der Lebensdauer und zum Schutz vor altersbedingten Schäden bei. Es wurde gezeigt, dass SIRT1 durch Kalorienrestriktion und körperliche Bewegung aktiviert wird. Diese Aktivierung führt zu einer verbesserten DNA-Reparatur, einem besseren Zellstoffwechsel und einer geringeren Anfälligkeit für Zellstress. Bei Frauen könnte der Östrogenspiegel die SIRT1-Aktivität beeinflussen, was ebenfalls einen Teil des geschlechtsspezifischen Vorteils ist.
- **Nichtkodierende RNAs (ncRNA):** ncRNA können keine Eiweiße herstellen, sondern sie steuern die Genexpression. Diese kleinen RNA-Moleküle können an mRNA (messenger RNA) binden und deren Abbau fördern oder den Prozess verhindern, sodass das Genprodukt nicht gebildet wird.

Geschlechtsspezifische Unterschiede

All die genannten epigenetischen Mechanismen verändern sich im Laufe des Lebens, sie spielen eine zentrale Rolle beim Alterungsprozess und wirken bei Frauen anders als bei Männern. Die epigenetische Uhr, auch bekannt als »biologisches Alter«, ist ein Maß für den Zustand der DNA-Methylierungsmuster im Körper. Diese Uhr läuft bei Frauen tendenziell langsamer als bei Männern. Das bedeutet, dass Frauen auf zellulärer Ebene im Durchschnitt langsamer altern. Die epigenetischen Muster werden von vielen Faktoren beeinflusst, darunter Ernährung, körperliche Aktivität, Stress, Umweltgifte und soziale Bedingungen.

Studien zeigen, dass regelmäßige körperliche Aktivität die DNA-Methylierungsmuster positiv beeinflusst. Bewegung kann Gene aktivieren, die für Zellreparatur und den Stoffwechsel zuständig sind, während Gene, die mit Entzündungen und Zellstress in Verbindung stehen, herunterreguliert werden. Das könnte einer der Gründe sein, warum körperlich aktive Menschen, insbesondere Frauen, tendenziell eine längere Lebensdauer und eine bessere Gesundheit im Alter haben.

Die »schützendere« epigenetische Regulation bei Frauen wird auf die unterschiedlichen hormonellen Einflüsse zurückgeführt, denen Frauen und Männer unterliegen. Östrogen kann Gene aktivieren, die für die Zellreparatur, den Zellschutz und die Regulation von Entzündungen wichtig sind. Diese positiven Effekte von Östrogen auf die Genregulation gehen nach der Menopause zurück, wodurch das Risiko etwa für Herz-Kreislauf-Erkrankungen bei Frauen nach den Wechseljahren steigen kann.

Testosteron hat ebenfalls einen Einfluss auf epigenetische Mechanismen, jedoch in anderer Weise als Östrogen. Es trägt zum Beispiel dazu bei, geschlechtsspezifische epigenetische Muster zu erzeugen, indem es Gene aktiviert, die mit der männlichen Entwicklung und Funktion zusammenhängen. Es kann zudem die epigenetische Aktivität von Genen beeinflussen, die für das Muskelwachstum und den Stoffwechsel relevant sind, indem es ihre Expression erhöht. Testosteron könnte weniger schützende epigenetische Effekte haben als etwa Östrogen. Das hat zur Folge, dass Männer gegenüber bestimmten Krankheiten tendenziell anfälliger sind.

Die unterschiedlichen Auswirkungen, die die männlichen und weiblichen Hormone auf die Langlebigkeit haben, sind ebenfalls Teil wissenschaftlicher Forschung. Ich möchte an dieser Stelle allerdings nicht zu sehr ins Detail gehen, da wir uns die Hormone in Kapitel 6 noch einmal konkreter ansehen werden.

Generationsübergreifende epigenetische Vererbung

Die (Super-)Centenarians, die in diesem Buch porträtiert werden, sind inspirierende Beispiele für all die Möglichkeiten, die wir in unserem Leben haben. Ihre Biografien zeigen häufig aber auch, was diese Frauen alles in ihrem Leben erlebt und durchgestanden haben: Für uns, die wir heute in Deutschland oder Europa leben, ist Krieg im eigenen Land undenkbar. Die heute noch lebenden oder erst vor Kurzem verstorbenen (Super-)Centenarians haben jedoch häufig mehr als nur Krieg erlebt. Ihr Leben war zumindest zeitweise geprägt von Armut, Flucht und Hunger. Heute wissen wir, dass solch eine tiefgreifende Prägung, so kurzzeitig sie auch sein mag, nachhaltige Auswirkungen auf das eigene Leben und sogar auf die Leben der eigenen Nachfahren haben kann. Das ist ein Aspekt der Epigenetik: dass Veränderungen über Generationen hinweg vererbt werden können. Es wird als transgenerationale epigenetische Vererbung bezeichnet. Obwohl die DNA-Sequenz davon unbeeinträchtigt und unverändert bleibt, können epigenetische Veränderungen, die während eines bestimmten Zeitraums durch Umweltfaktoren, Ernährung oder Stress während der Schwangerschaft oder frühen Entwicklung auftreten, an die kommenden Generationen weitergegeben werden.

Besonders eindrücklich illustriert das die berühmte Studie von Bertie Lumey und anderen zum Hungerwinter 1944 in den Niederlanden, als die Deutschen 1944 und 1945 die für das Land bestimmten Lebensmitteltransporte blockierten. 20 000 Menschen verhungerten. Eine humanitäre Katastrophe, deren Auswirkungen Wissenschaftler bis heute verfolgen.

Ungeborene Babys von Frauen, die während dieser Zeit schwanger waren, erlitten einen großen Schaden. Obwohl sie nach dieser Hungerperiode immer genug zu essen hatten, ist ihr Gesundheitszustand ein anderer im Vergleich zu den Geschwistern, die zu einer anderen Zeit und ohne Hunger im Mutterleib heranwuchsen. Die Wissenschaftler untersuchten hierfür die heute etwa 80-jährigen

»Kinder« des Hungerwinters und verglichen die Werte mit denen ihrer Geschwister. Der Mangel während der Entwicklung im Mutterleib führte bei den Neugeborenen zur Umprogrammierung: Sie zeigten veränderte Methylierungsmuster an bestimmten Genen. Es konnten sechs Methylierungspunkte lokalisiert werden, die für 80 Prozent der Mangelversorgung im Mutterleib verantwortlich waren. So stiegen ihr Blutzucker und ihre Blutfettwerte bei normaler Ernährung. Nach den Ergebnissen der Studie ist ihr Diabetesrisiko etwa 50 Prozent höher, im Alter von 58 Jahren wiegen sie ein paar Kilo mehr.

Besonders stark betroffen von den gesundheitlichen Problemen waren die Kinder der Mütter, die im ersten Schwangerschaftsdrittel hungern mussten. Diese Veränderungen wurden sogar noch in der nächsten Generation beobachtet. Die Studie deutet also darauf hin, dass epigenetische Mechanismen nicht nur in der ersten Generation auftreten, sondern über Generationen hinweg vererbt werden können.

Die Alterung unserer Kraftwerke, der Mitochondrien, und wie frau ihr entgegenwirkt

Ein weiterer wesentlicher Schlüssel zu unserer Gesundheit und Langlebigkeit sind die Mitchondrien – die »Kraftwerke«. Sie spielen eine zentrale Rolle in der Energieversorgung unseres Körpers. Jeder Mensch besitzt mehrere Milliarden Mitochondrien, denn in allen Organsystemen, die für unser Überleben wichtig sind, wird viel Energie benötigt. Besonders konzentriert findet man sie in Herzmuskelzellen. Zudem weisen vor allem Muskelzellen, Zellen in Gehirn und Nerven sowie in der Leber zahlreiche Mitochondrien auf. Doch wie produzieren unsere Mitochondrien nun Energie?

Energie wird aus der Nahrung aufgenommen, zerkleinert und biochemisch in kleinen Reservoiren als Adenosintriphosphat, kurz

ATP, gespeichert – wie in kleinen Akkubatterien. Jeder noch so kleine Prozess benötigt ATP. Dafür produzieren und verbrauchen wir in etwa so viel an »ATP-Akkus« pro Tag, wie unser Körper in Kilogramm wiegt.

Im ersten Vierteljahrhundert unseres Lebens reicht diese Energie für nahezu unvorstellbare Leistungen. Doch dann beginnen unsere Mitochondrien ganz langsam, ihre Effektivität zu verlieren. Allgemein gilt, dass wir ab dem 25. Lebensjahr etwa 1 Prozent Energie pro Jahr verlieren. Nach dieser Rechnung hat man im Alter von 65 Jahren einen etwa 40-prozentigen Energieverlust gegenüber den ersten 25 Lebensjahren zu verzeichnen. Es ist also unter anderem den Mitochondrien geschuldet, dass wir mit zunehmendem Alter immer träger werden. Sie spielen eine entscheidende Rolle im Alterungsprozess. Entsprechend richtet die Alternsforschung ein besonderes Augenmerk auf sie.

Vorteil Frau

Studien deuten darauf hin, dass Frauen in der Regel eine robustere mitochondriale Funktion besitzen als Männer, möglicherweise durch geschlechtsspezifische Selektionsvorteile. Eine bessere mitochondriale Funktion kann zu einem geringeren Grad an oxidativem Stress und somit zu einer Verzögerung der Alterungsprozesse beitragen. Dies möchte ich hier etwas genauer erläutern: Die mitochondriale DNA (mtDNA) und ihre Rolle im Alterungsprozess sind sehr wichtig und eng mit Langlebigkeit, Gesundheit und Altern verbunden. Die Mitochondrien spielen eine zentrale Rolle im Energiestoffwechsel und der Zellfunktion, und ihre spezifische DNA kann im Laufe des Lebens durch verschiedene Mechanismen geschädigt werden, was zu altersbedingten Krankheiten und Zellalterung führt.

Anders als die meisten anderen Organellen besitzen Mitochondrien ihre eigene DNA, die von der Kern-DNA getrennt ist. Diese mitochondriale DNA (mtDNA) wird ausschließlich von der Mutter vererbt und enthält 37 Gene, die hauptsächlich an der Energieproduktion und der oxidativen Phosphorylierung beteiligt sind.

Die höhere Mutationsrate in der mtDNA wird als ein wichtiger Mechanismus des Alterns betrachtet. Mit zunehmendem Alter nimmt die mitochondriale Funktion wie bereits beschrieben ab. Das kann zu einer erhöhten Bildung freier Sauerstoffradikale (ROS) führen. ROS können die mtDNA schädigen, was zu einer Anhäufung von Mutationen führt. Im Laufe des Lebens funktionieren die Mitochondrien immer weniger effizient, was zu einem Rückgang der Energieproduktion, einer erhöhten ROS-Bildung und einer gestörten Zellfunktion führt. Eine mitochondriale Dysfunktion kann auch zur Seneszenz von Zellen führen, einem Zustand, in dem Zellen ihre Fähigkeit zur Teilung verlieren. Seneszente Zellen tragen zur Alterung des Gewebes bei und fördern die Ausschüttung proinflammatorischer Faktoren. All diese Prozesse tragen zu vielen altersbedingten Krankheiten bei, darunter neurodegenerative Erkrankungen (wie Alzheimer und Parkinson), Herz-Kreislauf-Erkrankungen und Muskelschwund.

Nun stellt sich die Frage, warum sich die Mitochondrien nicht besser dagegen schützen können. Die Mitochondrien verfügen durchaus über einige Reparaturmechanismen, um Schäden an der mtDNA zu beheben, doch diese sind im Vergleich zu den Mechanismen, die die DNA im Zellkern schützen, weniger effizient. Bei der mitochondrialen Biogenese etwa werden Mitochondrien neu gebildet, um alte oder beschädigte Mitochondrien zu ersetzen. Dieser Prozess nimmt mit dem Alter ab. Das bedeutet, dass Zellen weniger in der Lage sind, beschädigte Mitochondrien durch neue, gesunde zu ersetzen. Gleichzeitig nimmt die Autophagie, der Prozess, bei dem beschädigte Zellbestandteile abgebaut und recycelt werden, mit zunehmendem Alter ab. Beides führt dazu, dass sich geschädigte Mitochondrien in den Zellen ansammeln und die Zellfunktionen beeinträchtigen. Schäden an der mitochondrialen DNA (mtDNA) werden also seltener korrigiert, und so können sich im Laufe des Lebens Mutationen und Schäden an der mtDNA ansammeln, was zur mitochondrialen Dysfunktion beiträgt.

Einer der Hauptmechanismen, durch den Mitochondrien zum Altern beitragen, ist der oxidative Stress. Während des Energiestoffwechsels in den Mitochondrien entstehen als Nebenprodukt reaktive Sauerstoffspezies (ROS). Sie werden umgangssprachlich als freie Radikale bezeichnet und spielen bei vielen pathologischen Prozessen und der Abwehr von Stressoren eine alles entscheidende Rolle. Wird zu viel ROS produziert, können sie Lipide, Proteine und die DNA, einschließlich der mtDNA, schädigen. Dies führt im Laufe des Lebens zu einer Vielzahl von Mutationen, ein Prozess, der mit der sogenannten Freie-Radikale-Theorie des Alterns in Verbindung gebracht wird. Diese Theorie besagt, dass die Anhäufung von freien Radikalen zur Schädigung führt und somit Haupttreiber des Alterungsprozesses ist. Da Mitochondrien eine Hauptquelle für ROS sind, tragen sie wesentlich zur zellulären Alterung bei.

Veränderungen und Mutationen in der mtDNA spielen eine Rolle bei der Entwicklung vieler altersbedingter Krankheiten:

- **Neurodegenerative Erkrankungen:** Alzheimer, Parkinson, Amyotrophe Lateralsklerose (ALS) und andere neurodegenerative Erkrankungen werden mit mitochondrialen Dysfunktionen in Verbindung gebracht. Eine reduzierte Energieproduktion und eine erhöhte ROS-Bildung in den Neuronen können zur Neurodegeneration beitragen.
- **Herz-Kreislauf-Erkrankungen:** Da Herzmuskelzellen stark auf eine konstante und effiziente Energieproduktion angewiesen sind, führt eine mitochondriale Dysfunktion ebenfalls zu einer

verminderten Herzfunktion und erhöht das Risiko für Herz-Kreislauf-Erkrankungen. Studien zeigen, dass Frauen im Allgemeinen später im Leben Herz-Kreislauf-Probleme entwickeln als Männer, möglicherweise aufgrund eines robusteren mitochondrialen Netzwerks.
- **Diabetes und Stoffwechselerkrankungen:** Mitochondriale Dysfunktion wird auch mit Typ-2-Diabetes und anderen Stoffwechselstörungen in Verbindung gebracht, da die mitochondriale Energieproduktion eng mit der Regulation des Glukose- und Fettstoffwechsels verbunden ist.

Angesichts der zentralen Rolle, die Mitochondrien im Alterungsprozess spielen, wird viel zu Strategien geforscht, die die mitochondriale Gesundheit fördern können. Unser Lebensstil kann maßgeblich dazu beitragen, Schäden an den Mitochondrien zu reduzieren und ihre Funktion zu unterstützen.

So halten Sie Ihre Mitochondrien gesund

- **Kalorienrestriktion und intermittierendes Fasten:** Diese Ansätze haben gezeigt, dass sie die mitochondriale Funktion verbessern und den Alterungsprozess verlangsamen können, indem sie den oxidativen Stress verringern und die mitochondriale Biogenese anregen.
- **Körperliche Aktivität:** Regelmäßige Bewegung fördert die mitochondriale Biogenese und verbessert die Effizienz der Mitochondrien. Insbesondere Ausdauertraining kann die Zahl und Funktion der Mitochondrien in den Muskelzellen erhöhen.
- **Antioxidantien:** Da Mitochondrien eine Hauptquelle für ROS sind, gibt es Bemühungen, Antioxidantien zu entwickeln, die gezielt die Mitochondrien schützen. Substanzen wie Coenzym Q10 und bestimmte Polyphe-

nole könnten in der Lage sein, oxidativen Stress in den Mitochondrien zu reduzieren und so deren Funktion zu erhalten. Nahrungsmittel, die viele Antioxidantien enthalten, sind Beeren, besonders Blaubeeren, Nüsse, grünes Gemüse, aber auch Schokolade, Kaffee und Kakao sowie Süßkartoffeln und Zitrusfrüchte.

- **NR (Nicotinamidribosid) und NMN (Nicotinamid-mononucleotid):** NR und NMN werden als Nahrungsergänzungsmittel oder in Form von Infusionen eingesetzt. Bei Mäusen verlängern NR und NMN das Leben. Herz, Kreislauf, Muskeln und Zuckerstoffwechsel profitieren davon, und Entzündungen lassen nach. NR und NMN stellen Vorstufen des Wirkstoffs NAD+ (Nicotinamidadenindinukleotid) dar, den wir in unseren Mitochondrien brauchen, um die aus der Nahrung stammende Energie in nutzbare Energie umzuwandeln. NAD+ wird mit den Jahren für immer mehr Reparaturprozesse im Körper verbraucht. Dann fehlt es unseren Zellkraftwerken. NAD+ selbst können wir in Pillenform nicht aufnehmen. Aber die »Vorläufer« NR und NMN kommen in unseren Zellen an. In den USA sind diese Nahrungsergänzungsmittel schon weit verbreitet. Beim Menschen klar nachgewiesen ist ihre Boosterwirkung auf unsere Mitochondrien bislang nicht.
- **Vitamin B3:** Einen weiteren Wirkstoff, um die Mitochondrien gesund zu halten, stellt das Vitamin B3 dar. Hohe Dosen werden nicht empfohlen, da es »Flushs«, zum Teil juckende Hautrötungen, verursachen und die Leber belasten kann.

Das Wichtigste auf einen Blick

Mitochondriale DNA und die Funktion der Mitochondrien sind entscheidende Faktoren im Alterungsprozess und spielen eine wesentliche Rolle bei der Langlebigkeit. Frauen profitieren möglicherweise von einer robusteren mitochondrialen Funktion aufgrund geschlechtsspezifischer Selektionsvorteile bei der mtDNA. Das heißt: Die Natur hat es mit uns Frauen gut gemeint und uns einen biologischen Vorteil verschafft. Eine mitochondriale Dysfunktion, die durch Mutationen und oxidativen Stress verursacht wird, trägt wesentlich zu altersbedingten Krankheiten bei. Durch Änderung des Lebensstils wie Kalorienrestriktion, körperliche Aktivität und die Anwendung von Antioxidantien können Sie der Alterung der Mitochondrien entgegenwirken.

Damit unsere Zellen voller Energie bleiben, brauchen sie nicht nur gut funktionierende Mitochondrien, sondern auch einen ausgeglichenen Stoffwechsel – ein faszinierender Prozess, der eine Schlüsselrolle für unsere Zellgesundheit und damit auch für unsere Langlebigkeit spielt.

DER BETAGTE STOFFWECHSEL DER FRAU

Im Laufe des Lebens durchläuft der Stoffwechsel einer Frau zahlreiche Veränderungen. Insbesondere in der Jugend, während einer Schwangerschaft und nach der Menopause kommt es zu verschiedenen physiologischen und hormonellen Anpassungen, die auch verschiedene Aspekte des Stoffwechsels betreffen, einschließlich des Nährstoffbedarfs, der Kalorienverbrennung und der Hormonproduktion.

In der folgenden Tabelle sehen Sie die wichtigsten geschlechtsspezifischen Unterschiede in Bezug auf die Stoffwechselveränderungen.

VERÄNDERUNG BEZÜGLICH …	FRAUEN	MÄNNER
Muskelmasse	schnellere Abnahme, insbesondere nach der Menopause	langsamere Abnahme, bleibt länger relativ stabil
Grundumsatz	stärkerer Rückgang durch Hormonveränderungen	leichter Rückgang durch Muskelverlust
Fettverteilung	Zunahme von viszeralem Fett nach der Menopause	zunehmend zentrale Fettverteilung um den Bauch herum, aber oft später
hormoneller Einflüsse	starker Einfluss durch Östrogenabfall	langsamer Testosteronrückgang mit moderatem Effekt
Insulinsensitivität	häufiger Insulinresistenz, erhöhtes Diabetesrisiko	moderater Rückgang, Diabetesrisiko ebenfalls erhöht

Diese Stoffwechselveränderungen können gesundheitliche Konsequenzen haben: Bei Frauen kann das Risiko für das metabolische Syndrom nach der Menopause steigen. Es besteht eine erhöhte Wahrscheinlichkeit für Osteoporose aufgrund des Östrogenmangels, der den Knochenstoffwechsel beeinflusst. Häufig kommt es zur Gewichtszunahme und damit assoziierten Erkrankungen.

Bei Männern steigt das Risiko, viszerales Fett und damit verbundene Herz-Kreislauf-Erkrankungen zu entwickeln. Tendenziell haben Männer höheren Alters einen stabileren Blutzuckerstoffwechsel, aber ein zunehmendes Risiko für Typ-2-Diabetes.

So unterstützen und steigern Sie den Stoffwechsel

Sie können gezielt handeln, um mit größeren und kleineren Maßnahmen Ihren Stoffwechsel zu steigern:

- **Ernährung:** Eine proteinreiche Ernährung mit vielen Hülsenfrüchten, magerem Fleisch und Fisch sorgt für den Erhalt der Muskelmasse. Ballaststoffe fördern die Insulinsensitivität und unterstützen den Fettstoffwechsel. Eine kalorienbewusste Ernährung, die an den sinkenden Grundumsatz angepasst ist, beugt der Ansammlung von viszeralem Fett vor.
- **Körperliche Aktivität:** Zum Erhalt der Muskelmasse und zur Steigerung des Grundumsatzes empfehle ich meinen Patientinnen insbesondere Krafttraining. Ausdauersport verbessert zudem die Insulinsensitivität und den Fettstoffwechsel.
- **Stressmanagement:** Stress erhöht den Cortisolgehalt im Körper, wodurch wiederum der Fettstoffwechsel negativ beeinflusst wird. Achtsamkeitspraktiken, Entspannungsübungen bzw. Yoga oder Meditation können helfen, dem entgegenzuwirken.
- **Hormonersatztherapie (HRT):** Nach ärztlicher Abklärung kann eine HRT helfen, den Rückgang von Östrogen auszugleichen.
- **Nahrungsergänzungsmittel:** Vitamin D und Calcium können den Knochenstoffwechsel positiv beeinflussen, während Omega-3-Fettsäuren den Fettstoffwechsel verbessern und Entzündungen reduzieren. Lassen Sie sich hier unbedingt ärztlich beraten.
- **Schlafoptimierung:** Ausreichender und erholsamer Schlaf (sieben bis acht Stunden) ist essenziell für den Stoffwechsel.

Autophagie – das innere Recyclingprogramm unserer Zellen

Frauen im höheren Alter erfahren also verschiedenste Veränderungen in der Nährstoffwahrnehmung und -verarbeitung, die sich auf ihre allgemeine Gesundheit und ihr Wohlbefinden auswirken. Gleichzeitig nimmt die Effizienz der Autophagie ab, was zu einer Akkumulation von Zellschäden führt. Autophagie ist ein zellulärer Prozess, bei dem beschädigte Zellbestandteile, fehlgefaltete Proteine und andere zelluläre Abfälle abgebaut und recycelt werden.

Es handelt sich dabei um einen essenziellen Mechanismus zur Aufrechterhaltung der Zellgesundheit und zum Schutz vor altersbedingten Krankheiten. Mit zunehmendem Alter verlangsamt sich die Autophagie in den meisten Geweben. Dies führt zu einer Anhäufung von beschädigten Proteinen und Zellbestandteilen, die zu altersbedingten Krankheiten wie Alzheimer, Parkinson und anderen neurodegenerativen Erkrankungen beitragen können. Der Verlust der Autophagie ist auch mit chronischen Entzündungen und einer Verringerung der zellulären Regenerationsfähigkeit verbunden, was den Alterungsprozess beschleunigt.

Einige Studien deuten darauf hin, dass Frauen im Vergleich zu Männern in bestimmten Lebensabschnitten (zum Beispiel prämenopausal) eine effizientere Autophagie haben könnten, was teilweise auf den schützenden Einfluss von Östrogenen zurückzuführen ist. Der nach der Menopause sinkende Östrogenspiegel schwächt den Schutzmechanismus ab und kann zur verringerten Autophagie beitragen, was sich auf den Muskelabbau bei älteren Frauen auswirken kann. Autophagie ist zudem wichtig, um beschädigte Mitochondrien in den Muskelzellen zu entfernen; deren Dysfunktion verschlechtert die Muskelgesundheit.

Obwohl die Effizienz der Autophagie im Alter abnimmt, gibt es Möglichkeiten, diesen Prozess zu fördern und die Nährstoffverarbeitung zu optimieren. Dazu gehören unter anderem regelmäßige körperliche Aktivität und eine ausgewogene Ernährung. Studien zeigen, dass Kalorienrestriktion und intermittierendes Fasten die Autophagie in Zellen stimulieren können. Sie aktivieren zelluläre Schutzmechanismen und unterstützen die Regeneration der Zellen, indem beschädigte Zellbestandteile effizienter abgebaut werden. Besonders vorteilhaft scheinen Intervallfasten und zeitlich eingeschränktes Essen zu sein, da diese Regime die Autophagie besonders im Fett- und Muskelgewebe anregen können.

Das Wichtigste auf einen Blick

Der Stoffwechsel verändert sich bei Frauen mit zunehmendem Alter stärker als bei Männern, insbesondere durch den Einfluss der Menopause. Frauen können diesen Veränderungen durch gezielte Maßnahmen wie Ernährung, Bewegung und Stressmanagement aktiv entgegenwirken. Die richtige Unterstützung des Stoffwechsels ist entscheidend, um altersbedingte Gesundheitsrisiken zu minimieren.

HABEN SIE HEUTE SCHON EIWEISSE ZU SICH GENOMMEN?

Proteine sind zentrale Bausteine unseres Körpers und erfüllen vielfältige Aufgaben in nahezu allen biologischen Prozessen. Befindet sich der Proteinstoffwechsel im Gleichgewicht, spricht man von Proteostase oder Protein-Homöostase.

Im Zuge der Proteostase werden Proteine korrekt gefaltet, funktionieren richtig und sind in angemessenen Mengen vorhanden. Fehlgefaltete oder beschädigte Proteine können dagegen zellulären Stress verursachen und zur Dysfunktion von Zellen und Geweben führen. Um dies zu verhindern, sind Proteostase-Netzwerke notwendig, die die Proteinfaltung überwachen, korrigieren und bei Bedarf beschädigte Proteine abbauen.

Die Proteostase umfasst also alle Mechanismen, die zu Produktion, Qualitätskontrolle, Reparatur und Abbau von Proteinen beitragen. Die drei Hauptprozesse, die die Proteostase sicherstellen, sind:

1. **Molekulare Chaperone:** Helfen bei der korrekten Faltung von Proteinen, die zu ihrer optimalen Funktion beiträgt.
2. **Proteasomaler Abbau:** Entfernt beschädigte oder falsch gefaltete Proteine.

3. **Autophagie:** Baut größere Proteinaggregate oder beschädigte Zellstrukturen ab.

Kann die Proteostase über die Jahre aufrechterhalten werden, verläuft der Alterungsprozess der Zellen in einer gesunden Weise. Der Organismus bleibt dann zum Beispiel gegenüber Stressoren jeglicher Art größtenteils resistent, Krankheitserreger können gut abgewehrt werden. Stellen Sie sich vor, Sie hatten einen schweren Infekt und erholen sich rasch wieder vollständig – ein gutes Zeichen dafür, dass Ihr Körper resilient und Ihr Proteinstoffwechsel im Gleichgewicht ist.

Allerdings nimmt die Effizienz der Proteostase mit zunehmendem Alter ab, was zur Ansammlung von fehlgefalteten Proteinen führt, die schädlich sein können und zu Erkrankungen wie Alzheimer, Parkinson oder anderen neurodegenerativen Erkrankungen führen können. Diese Prozesse sind eng mit dem Alterungsprozess verbunden und tragen zur Verringerung der Lebensqualität und Lebenserwartung bei.

Geschlechterunterschiede in der Proteostase

Interessanterweise legt die Forschung nahe, dass die Proteostase bei Frauen besser aufrechterhalten wird als bei Männern. Das kann teilweise die höhere Lebenserwartung und geringere Anfälligkeit für bestimmte altersbedingte Krankheiten bei Frauen erklären. Neurodegenerative Erkrankungen sowie kardiovaskuläre Krankheiten zeigen geschlechtsspezifische Unterschiede, die eng mit der Proteostase assoziiert sind: So ist eine fehlregulierte Proteostase ein Faktor für Herzinsuffizienz und Atherosklerose – beides Erkrankungen, die bei Männern häufiger und früher auftreten. Männer sind zudem oft früher und schwerer von neurodegenerativen Erkrankungen wie Alzheimer und Parkinson betroffen, während Frauen ein höheres Risiko für späte Krankheitsstadien zeigen, möglicherweise aufgrund hormoneller Veränderungen.

Folgende Prozesse unterstützen uns dabei, den Verlust der Proteinstabilität zu verlangsamen und eine gesunde Proteostase länger aufrechtzuerhalten.

Hormonelle Einflüsse

Östrogene scheinen eine schützende Rolle zu spielen, indem sie die Aktivität von Chaperonen und autophagischen Mechanismen fördern. Dies könnte erklären, warum Frauen vor der Menopause eine robustere Proteostase haben. Nach der Menopause nimmt der Östrogenspiegel ab, was zu einer Verschlechterung der Proteostase führen kann. Dieser Rückgang ist jedoch oft langsamer als die altersbedingte Abnahme der Proteostase bei Männern.

Geschlechtsspezifische Genexpression

Frauen zeigen eine stärkere Genexpression in Bezug auf Autophagie und Stress. Mitochondriale Gene, die für die Energiebereitstellung und Reparaturmechanismen wichtig sind, scheinen bei Frauen effizienter reguliert zu sein.

Unterschiede im oxidativen Stress

Männer zeigen im Alter eine höhere Anfälligkeit für oxidativen Stress, der die Proteostase stören kann. Frauen haben oft höhere antioxidative Kapazitäten, was die Proteostase länger intakt halten könnte.

Einfluss der X-Chromosomen

Die Gene, die für die Proteostase und die Stressantwort relevant sind, sind auf dem X-Chromosom abgelegt. Das genetische Back-up, das Frauen aufgrund ihrer zwei X-Chromosomen dadurch haben, könnte ihnen Vorteile verschaffen.

Das können Sie für einen ausgeglichenen Proteinstoffwechsel tun

Um die Proteostase und damit die zelluläre Gesundheit im Alter zu unterstützen, gibt es insbesondere für Frauen verschiedene Ansätze, den Eiweißverlust und den natürlichen Abbau der Proteostase zu verlangsamen – vor allem nach der Menopause, wenn der Schutz durch Östrogene nachlässt. Es sind kleine Alltagstricks, die eine große positive Wirkung auf unsere Zellgesundheit haben können.

Regelmäßige körperliche Aktivität

Regelmäßige körperliche Aktivität kann die Proteinsynthese stimulieren und die Effizienz der Proteinverwertung verbessern. Besonders Krafttraining hilft, die Muskelmasse zu erhalten, indem es die Synthese von Muskelproteinen unterstützt und den Abbau verlangsamt. Gleichzeitig fördert Bewegung allgemein die Autophagie.

Ernährung

Eine ausgewogene Ernährung spielt eine entscheidende Rolle, wenn es darum geht, die Funktion der Proteostase zu unterstützen. Eine ausreichende Aufnahme von hochwertigem Protein (Fisch, Eier, Hülsenfrüchte, mageres Fleisch und Milchprodukte) ist essenziell, um den Körper mit den Bausteinen zur Aufrechterhaltung der Proteinsynthese zu versorgen. Besonders im Alter kann es wichtig sein, die Proteinzufuhr sogar zu steigern, da die Effizienz der Proteinsynthese abnimmt. Eine antioxidantienreiche Ernährung (Beeren, grünes Blattgemüse, Nüsse und Samen) hilft, oxidative Schäden zu reduzieren, die zu Proteinschäden führen können. Vitamin E, Vitamin C und Polyphenole aus der Nahrung können den Zellstress verringern und so die Proteostase unterstützen. Zusätzlich sind Omega-3-Fettsäuren (vor allem aus Fischöl) sehr wichtig; sie haben entzündungshemmende Eigenschaften, die helfen können, zellulären Stress und den Abbau von Proteinen zu reduzieren.

Stellen Sie sich also ruhig täglich die Frage: Habe ich heute schon genügend Eiweiße zu mir genommen?

Kalorienrestriktion und Fasten

Doch nicht nur die Art der Lebensmittel, die wir zu uns nehmen, kann unsere Proteostase stabil halten, sondern auch der Zeitraum, in dem wir essen. Kalorienrestriktion und intermittierendes Fasten zeigen in vielen Studien positive Effekte auf die Verlängerung der Lebensspanne und die Erhaltung der Proteostase.

Nahrungsergänzungsmittel

Es gibt einige Nahrungsergänzungsmittel, die den Proteinstoffwechsel unterstützen könnten. Generell sollten sie jedoch nur bei Bedarf und nach ärztlicher Beratung eingesetzt werden.

- **Omega-3-Fettsäuren** reduzieren Entzündungen und fördern die mitochondriale Funktion.
- **Coenzym Q10** unterstützt die zelluläre Energieproduktion und die Proteostase.
- **Berberin oder Metformin** können ähnliche Effekte wie Fasten auf die Autophagie haben.
- **Polyphenol-Präparate** wie Resveratrol unterstützen ebenfalls die Autophagie und Zellgesundheit.

Schlaf

Schlaf ist entscheidend für die Regeneration und den Erhalt der zellulären Prozesse, einschließlich der Proteinstabilität. Ausreichender und erholsamer Schlaf unterstützt die natürliche Zellreparatur und Entgiftung, einschließlich der Beseitigung von beschädigten Proteinen. Regelmäßige Schlafzeiten und ausreichender Schlaf (sieben bis acht Stunden pro Nacht) sowie eine dunkle und ruhige Schlafumgebung können hier sehr hilfreich sein. Abendliches Blaulicht sollte idealerweise vermieden werden (Handy, Computer).

Das Wichtigste auf einen Blick

Frauen können dem Verlust der Proteinstabilität durch einen gesunden Lebensstil mit ausreichend Bewegung, einer antioxidativen Ernährung, Stressreduktion und eventuell einer gut durchdachten Hormontherapie entgegenwirken. Insbesondere der Einfluss von Östrogen und die Rolle von Bewegung und Ernährung spielen dabei eine Schlüsselrolle. Die positiven Effekte begegnen mir in meiner täglichen Praxis. Natürlich sehe ich manchmal auch das Gegenteil.

All diese biologischen Prozesse – von den Telomeren über unsere Hormone bis hin zum Stoffwechsel – spielen eine Schlüsselrolle in der weiblichen Langlebigkeit. Sie zeigen, dass unser Körper unermüdlich daran arbeitet, sich anzupassen, zu regenerieren und gesund zu bleiben, auch wenn die Jahre vergehen. Doch Langlebigkeit ist nicht nur eine Frage der Gene und Zellen – unser Immunsystem spielt ebenfalls eine zentrale Rolle. Im nächsten Kapitel werfen wir einen genaueren Blick darauf, wie das Immunsystem Frauen im Alter schützt und wie es sich verändert.

Porträt der Supercentenarian Emma Morano (1899–2017)

Ob auch die Italienerin Emma Morano mit längeren Telomeren gesegnet war, ist nicht bekannt. Bekannt ist in jedem Fall, dass sie eine bemerkenswerte Frau und eine Supercentenarian war. Sie wurde 117 Jahre und 137 Tage alt – und gehört, neben Fu Suqing, die Sie in Kapitel 8 kennenlernen werden, zu den Menschen, die drei Jahrhunderte erlebte.

Emma Martina Luigia Morano wurde am 29. November 1899 in Civiasco, Italien, geboren. Als ältestes von acht Kindern wuchs sie in einfachen Verhältnissen auf. Im Laufe ihres Lebens erlebte sie bedeutende historische Ereignisse, darunter zwei Weltkriege, die Einführung der Elektrizität und viele andere technologische Fortschritte. Und sie musste einige schwere persönliche Schicksalsschläge bewältigen, darunter den Verlust ihres einzigen Kindes im Säuglingsalter und das Ende ihrer von Missbrauch geprägten Ehe. Obwohl Scheidungen in Italien damals noch unüblich waren, entschied sie sich dazu, ihren Mann zu verlassen. Ich finde, allein das zeigt ihre immense innere Stärke und Resilienz. Nach ihrer Trennung führte sie ein ruhiges und stressfreies Leben. Oft sagte sie, dass ihr Alleinsein und die Abwesenheit eines belastenden Partners zu ihrer Langlebigkeit beigetragen hätten.

Emma aß täglich zwei rohe Eier, eine Angewohnheit, die sie seit ihrem 20. Lebensjahr pflegte. Diese Empfehlung stammte von einem Arzt, um ihre bereits in jungen Jahren diagnostizierte Anämie zu behandeln. Sie mied verarbeitete Lebensmittel und nahm oft einfache Mahlzeiten wie Hühnersuppe und Pasta zu sich. Fleisch und Gemüse standen seltener auf ihrem Speiseplan. Kalorienrestriktion und Mäßigung gehörten zu ihrer Verhaltensroutine: Sie aß nur wenig und hörte auf, wenn sie satt war. Zudem hatte sie feste Schlafgewohnheiten. Bis zu ihrem 115. Lebensjahr lebte sie allein in ihrer Wohnung. Ihre Unabhängigkeit war für sie von großer Bedeutung.

Emma führte ihre Langlebigkeit auf vier wesentliche Faktoren zurück: eine einfache Ernährung, ihre Unabhängigkeit mit der Entscheidung, allein zu leben, ihre positive Einstellung zum Leben sowie die Fähigkeit, sich nicht von Stress überwältigen zu lassen.

Interessant ist in ihrem Fall die wissenschaftliche Perspektive: Ihre Zellen zeigten möglicherweise eine höhere Effizienz bei der Reparatur von DNA-Schäden und bei der Erhaltung der Mitochondrienfunktion, was für die Verlangsamung des Alterungsprozesses entscheidend ist.

Emma Morano verdankte ihre außergewöhnliche Langlebigkeit also wahrscheinlich einem Zusammenspiel aus Genetik (in ihrer Familie gab es eine bemerkenswerte Tendenz zur Langlebigkeit: Ihre Mutter wurde 91 Jahre alt, und auch einige ihrer Geschwister erreichten ein hohes Alter), Lebensstil, psychologischer Stärke und günstigen Umweltbedingungen. Ihre Geschichte erinnert uns daran, dass wahre Langlebigkeit nicht nur in der Anzahl der Jahre liegt, sondern in der Art, wie wir sie gestalten – mit Stärke, Mut und Entschlossenheit den eigenen Weg zu gehen.

3

LANGLEBIGKEITS-PLAYER IMMUNSYSTEM UND DER GROSSE VORTEIL DER ZWEI X

Je besser unsere körpereigene Abwehr (die Immunität) funktioniert, umso länger leben wir.

Das Immunsystem ist unser wichtigster physiologischer Schutzmechanismus und eines der größten Wunder unseres Lebens. Es arbeitet vor allem über die Entzündung: eine uralte, körpereigene Antwort auf eine Bedrohung, einen Angriff durch Erreger, Stress oder auch Verletzung – präzise, scharf, intelligent. Die Entzündung dient der Heilung, der Abgrenzung, dem Schutz. Doch was einst sinnvoll war, kann sich im Laufe des Lebens ins Gegenteil umkehren. Wenn eine Entzündung chronisch wird, still und unterschwellig, verwandelt sie sich in einen unterschätzten Treiber von Alterung, Krankheit und Erschöpfung. Tatsächlich sind Entzündungen auch die Ursache für die meisten Alterserkrankungen.

Eine Entzündung – oder wie wir Ärzte es formulieren: *Inflammation* – kann sich mitunter tatsächlich anfühlen wie ein inneres Feuer, das ungebändigt im Gewebe lodert. Dieses »Feuer« ist jedoch keineswegs ein blindes Zerstörungswerk, sondern vielmehr eine raffinierte, biologisch orchestrierte Reaktion des Körpers auf unerwünschte Eindringlinge, Verletzungen, toxische Substanzen oder einfach Stress. Ihr Ziel ist von nobler Natur: Sie will Schaden begrenzen, Heilung einleiten und das betroffene Gewebe vor weiteren Angriffen schützen. In ihrer idealen Form ist die Entzündung also keine Feindin, sondern eine treue Verbündete im Dienste unserer Gesundheit – ein fester Bestandteil der Immunantwort, der uns über Jahrzehnte hinweg widerstandsfähig und vital hält. Und dabei – kleiner Vorgeschmack – haben Frauen einige besonders elegante immunologische Asse im Ärmel, wie sich im weiteren Verlauf dieses Kapitels zeigen wird. Doch der Reihe nach: Lassen Sie uns erst einen genaueren Blick auf dieses faszinierende Phänomen werfen.

ENTZÜNDUNGEN IM KÖRPER VERSTEHEN

Die Medizin unterscheidet grob zwei Formen der Entzündung: die akute und die chronische. Die akute Entzündung ist so etwas wie die Feuerwehr des Körpers – schnell alarmiert, rasch vor Ort, mit klar umrissener Mission: löschen, schützen, heilen. Sie tritt oft unvermittelt auf, etwa bei einer Blinddarmentzündung, und klingt in der Regel nach Minuten bis wenigen Tagen wieder ab. Die klassischen Anzeichen – in schönstem Latein: *Rubor* (Rötung), *Calor* (Wärme), *Tumor* (Schwellung), *Dolor* (Schmerz) und *Functio laesa* (eingeschränkte Funktion) – sind wie ein altes, gut studiertes Bühnenstück der Immunologie. Ursächlich können äußere Verletzungen ebenso sein wie bakterielle oder virale Infektionen. Selbst manche allergischen Reaktionen zählen, gewissermaßen als Sondergast, zur akuten Entzündungsbühne. Ziel der Therapie ist stets, den Auslöser zu erkennen, zu beseitigen und die Selbstheilung zu fördern.

Ganz anders die chronische Entzündung: Sie ist nicht laut und expressiv, sondern schleicht sich ein – subtil, aber nachhaltig. Sie kann Wochen, Monate, ja sogar Jahre anhalten und zu einem wesentlichen Faktor für den Alterungsprozess werden. Der Körper spricht – und wir sollten zuhören. Manchmal ist sie das Resultat persistierender Infektionen wie etwa der Gürtelrose, manchmal Ausdruck einer fehlgeleiteten Immunregulation, wie bei der rheumatoiden Arthritis. Und nicht selten tragen Umweltgifte wie Zigarettenrauch dazu bei, das Feuer am Lodern zu halten. Statt einer heilsamen Flamme wird sie dann zu einem schwelenden Glutbett – mit potenziell verheerenden Langzeitfolgen für Gewebe und Organe.

Kommen wir deshalb zur Wurzel *allen* Übels: der chronischen Entzündung.

Was geschieht während der chronischen Entzündung?

In der modernen Medizin sieht man die chronische Entzündung zunehmend als zentralen Mechanismus vieler, wenn nicht aller Krankheiten, darunter Arteriosklerose, neurodegenerative Krankheiten wie Alzheimer oder Autoimmunerkrankungen wie Multipler Sklerose. Die Entzündung kann auch die Tumorentstehung fördern. Nicht zuletzt spielen entzündliche Prozesse besonders in der Frauengesundheit bei Endometriose und Schwangerschaftskomplikationen eine Rolle. Diese können im Laufe des Lebens das Risiko für Herz- und Gefäßerkrankungen verdoppeln.

Die Entzündungsreaktion verläuft in mehreren Phasen:

1. **Erkennung des Reizes:** Immunzellen wie Makrophagen erkennen über spezielle Rezeptoren schädliche Stoffe oder Erreger, die ihrer Meinung nach im Körper nichts zu suchen haben.
2. **Freisetzung von Mediatoren:** Sie schütten nun Moleküle wie Zytokine, Prostaglandine und Histamin aus. Diese regen die Durchblutung an und sorgen dafür, dass weitere Immunzellen rekrutiert werden.
3. **Migration von Immunzellen:** Je nach Entzündung wandern nun spezifische Immunzellen wie Neutrophile, Lymphozyten und Makrophagen in das betroffene Gewebe, um Erreger zu bekämpfen oder beschädigtes Gewebe zu entfernen.
4. **Auflösung und Heilung:** Sobald der Schaden beseitigt ist, wird die Entzündung durch Antientzündungs-Signale beendet, um die Geweberegeneration zu fördern.

Eine solche Reaktion geschieht ständig und oft unbemerkt. Wenn der Körper die Entzündungsreaktion allerdings nicht rechtzeitig herunterreguliert, kann sie sich ausbreiten und im schlimmsten Fall zu einer lebensbedrohlichen Blutvergiftung, auch Sepsis genannt, führen.

Außerdem kann eine akute Entzündung chronisch werden. Und das ist das eigentliche Problem – nicht die Entzündung an sich, sondern ihre Dauer, ihr Kontext und das »Nicht-zur-Ruhe-Kommen«.

Im Folgenden möchte ich Ihnen einen kleinen Überblick über die wichtigsten nichtinfektiösen Entzündungen geben.

Sterile Inflammation

Das geschieht im Körper: Sterile Entzündungen entstehen durch Schäden an Gewebe oder Zellen ohne Infektion. Geschädigte Zellen setzen sogenannte DAMPs (Damage-Associated Molecular Patterns) frei: DNA, Harnsäure oder zerstörte Zellbestandteile. Diese Moleküle aktivieren das Immunsystem, insbesondere Makrophagen und Neutrophile, die eine Entzündung hervorrufen.

Beispiele: Stress, Trauma jeglicher Art, ob Unfall, Zustand nach Operation oder Verletzung, Herzinfarkt oder Schlaganfall; bei Letzteren geht man nicht von einer mechanischen »Verstopfung« der Gefäße aus, sondern von entzündlichen Prozessen in der Gefäßwand; dies betrifft vornehmlich Frauen.

Rheumatische und Autoimmunerkrankungen

Das geschieht im Körper: Die Ursache für Autoimmunerkrankungen liegt in einer fehlgeleiteten Immunantwort, die sich anstatt gegen den auslösenden Faktor gegen körpereigene Strukturen richtet. Das Immunsystem erkennt körpereigene Proteine als fremd. Antikörper werden gebildet. Diese greifen dann unsere eigenen Organe an.

Beispiele: Rheumatoide Arthritis, Systemischer Lupus erythematodes, Hashimoto-Thyreoiditis.

Metabolische Entzündung

Das geschieht im Körper: Adipositas oder Diabetes sind hier besonders prominent. Fettgewebe, besonders das Bauchfett, kann entzündungsfördernde Stoffe produzieren. Chronisch erhöhte Zucker- und Fettspiegel können diese entzündlichen Prozesse im Körper noch weiter anheizen. Das kann man im Labor mit einem erhöhten CRP-Wert, einem Entzündungswert, der im Blut gemessen wird, nachweisen.

Beispiele: Insulinresistenz, Arteriosklerose.

Entzündung durch Umweltfaktoren

Das geschieht im Körper: Luftverschmutzung, Rauchen, Stress oder schlechte Ernährung fördern chronische Entzündungen im Körper.

Beispiele: chronisch obstruktive Lungenerkrankung (COPD), Herz-Kreislauf-Erkrankungen.

Chronische Entzündung als Basis chronischer Erkrankungen

Viele chronische Krankheiten haben eine gemeinsame inflammatorische Grundlage:

ERKRANKUNG	INFLAMMATORISCHER BEITRAG
Arteriosklerose	Aktivierte Immunzellen in der Innenauskleidung der Gefäße, Entzündungsmediatoren fördern die Plaquebildung
Diabetes Typ 2	Insulinresistenz durch die Entzündungsmediatoren TNF-α, IL-6
Neurodegeneration (Alzheimer, Parkinson)	Mikroglia-Aktivierung, inflammatorische Kaskaden im Nervensystem

ERKRANKUNG	INFLAMMATORISCHER BEITRAG
Depression	erhöhter CRP-Wert, IL-6; inflammatorische Hypothese
Autoimmunerkrankungen	chronisch fehlgeleitete Immunantwort
Krebs	Tumorpromotion durch entzündliche Mikroumgebung
Endometriose	chronisch-inflammatorische, hormonell-inflammatorische Kopplung

Warum stille Entzündungen uns dennoch krank machen

Entzündungen sind normalerweise eine natürliche Reaktion unseres Körpers, um uns vor Krankheitserregern zu schützen. Gerät unser Körper jedoch ohne einen äußeren Angriff in einen Entzündungszustand, können verschiedene Mechanismen greifen. Ohne eine klare Bedrohung, die beseitigt werden kann, bleiben die Entzündung bestehen und das Immunsystem dauerhaft aktiviert. Die Folge sind chronischer Zellstress, Gewebeschädigung und ein Verlust der normalen Gewebefunktion. Auch das Gleichgewicht zwischen pro- und antiinflammatorischen Prozessen wird gestört, medizinisch spricht man hier von einem Verlust der Homöostase. Des Weiteren haben systemische Effekte ein leichteres Spiel, das heißt, chronische Entzündungen können sich im gesamten Körper ausbreiten. Letzteres tritt zum Beispiel bei Arteriosklerose oder metabolischem Syndrom auf.

Entscheidend bei den Entzündungsprozessen ist das feine Gleichgewicht zwischen Schutz und Überreaktion – ein Balanceakt, der unsere Gesundheit und Langlebigkeit maßgeblich beeinflusst. Besonders spannend ist, dass das weibliche Immunsystem in vielerlei Hinsicht leistungsfähiger ist als das männliche.

DAS ÜBERLEGENE WEIBLICHE IMMUNSYSTEM

Unsere körpereigene Abwehr ist eines der größten Wunder des Lebens. Etwa 1500 Gene, die unsere Immunabwehr regulieren, werden genetisch auf dem X-Chromosom festgelegt. Beim Immunsystem zeigt sich der klare biologische Vorteil, den Frauen dank ihrer zwei X-Chromosomen haben. Lassen Sie uns deshalb einmal in die faszinierende Verbindung zwischen Immunsystem und Langlebigkeit der Frau eintauchen. Was genau macht das weibliche Immunsystem eigentlich so besonders?

Frauen besitzen ein zweites X-Chromosom als Back-up

Zu dem Schluss, dass Frauen aufgrund ihrer zwei X-Chromosomen gegenüber den Männern biologisch im Vorteil sind, kam unter anderen das Forschungsteam um Dr. Dena Dubal der University of California, San Francisco (UCSF). Die im Journal *Aging Cell* publizierten Ergebnisse zeigen, dass die XX-Chromosomenpaarung das Leben verlängern kann – allerdings nur unter einer Bedingung: Es geht hierbei nicht nur um die Gene selbst, die den Frauen einen Überlebensvorteil bieten, sondern um die sogenannte funktionelle Konsequenz und das »Zusammenspiel« mit den Hormonen. Solange nicht beide X-Chromosomen abgebaut oder verkürzt werden, wird ein früher Tod verhindert, denn selbst wenn eines ausfällt, kann ja das andere die Funktionen übernehmen. Klingt das nicht wunderbar, liebe Leserin? Die genauen Mechanismen sind bislang nur in Teilen verstanden.

Die Forschergruppe hat den Vorgang im genetisch veränderten Mausmodell untersucht, bei dem sie die Mäuse in vier Gruppen einteilte: Eine Gruppe bestand aus männlichen und eine aus weiblichen Mäusen mit ihrer »natürlichen« biologischen Funktion. Zusätzlich gab es zwei weitere Gruppen, bei denen das Geschlecht der Mäuse genetisch verändert wurde, und zwar indem man männliche

Mäuse mit Eierstöcken und weibliche Mäuse mit Hoden züchtete, und das ungeachtet dessen, ob sie ein Y-Chromosom besaßen oder nicht. Ja, liebe Leserin, Sie haben sich nicht verlesen: So etwas ist heutzutage möglich. Im weiteren Verlauf der Versuchsreihe zeigte sich klar, dass die XX-Tiere am längsten lebten, unabhängig davon, welche Geschlechtsorgane sie hatten.

Wie genau das zweite X-Chromosom die Mortalität während des Alterungsprozesses beeinflusst, ist nicht klar. Ein X-Chromosom ist »zufällig« inaktiviert. Vielleicht geht es einzig darum, dass das zweite, inaktivierte X-Chromosom einspringt, falls das erste X-Chromosom ausfällt. Evolutionsbiologisch gesehen ist dies ein enormer Vorteil. Dr. Dubal nennt diese Individuen (also mehrheitlich Frauen) die »Gewinner der Genlotterie«. Sie kommt zu dem Resümee, dass es ein großer Vorteil ist, zwei X-Chromosomen mit ihrer Vielfalt an positiven Funktionen zu haben, besonders im Alterungsprozess.

Auch für das Immunsystem der Frau hat das »doppelte Lottchen« unglaubliche Vorteile. So haben Frauen im Allgemeinen eine schnellere und stärkere angeborene und erworbene Immunantwort im Vergleich zu Männern. Dies zeigt sich in höheren Antikörperspiegeln nach Impfungen und in einer effektiveren Bekämpfung von Infektionen. Dabei kommen unsere Geschlechtshormone ins Spiel.

Die Magie des Östrogens

Östrogen, das weibliche Sexualhormon, aktiviert das Immunsystem im Unterschied zum Testosteron. Es fördert die Produktion entzündungshemmender Botenstoffe, sodass Entzündungen gezielt eingesetzt werden, um Krankheitserreger zu bekämpfen, ohne das eigene Gewebe übermäßig zu schädigen. Im Laufe des Lebens profitieren Frauen von den immunstimulierenden Eigenschaften des Östrogens, da es zu einer langsameren Alterung des Immunsystems führen kann. Nach der Menopause nimmt jedoch der Östrogenspiegel ab; es kann zum Nachlassen der Immunfunktionen kommen. Dennoch bleiben Frauen oft besser vor vielfältigen Angriffen auf das Immunsystem geschützt als Männer.

Testosteron hat eher eine immunsuppressive Wirkung. Das bedeutet, dass Männer generell eine schwächere Immunantwort haben. Mit zunehmendem Alter nimmt der Testosteronspiegel ab. Auch bei den Männern kann dies zu einer Dysregulation des Immunsystems beitragen. Männer erleben dadurch bedingt häufig früher und stärker ausgeprägte Effekte einer nachlassenden Immunfunktion.

Die Natur ist also sehr klug: Frauen sind mit einer guten Abwehr ausgestattet. Evolutionsbiologisch ist das vor allem sinnvoll, um Schwangerschaften und Entbindungen gut durchzuhalten und zu überleben.

Wie das Immunsystem mit dem Nerven- und dem Hormonsystem zusammenwirkt

Unser Immunsystem hat viele Verbindungen zu anderen Organsystemen und ist daher Teil der neuroendokrinen Immunologie. Das bedeutet, dass unser Immunsystem nicht isoliert agiert, sondern eng mit dem Nerven- (neuro) und dem Hormonsystem (endokrin) verbunden ist. Die drei Systeme beeinflussen sich gegenseitig.

Hinzu kommt bei der Neuropsychoimmunologie unsere seelische Seite. So können etwa Stresshormone das Immunsystem schwächen, woraufhin es Entzündungsreaktionen aussendet, die wiederum das Nervensystem oder unsere Hormone beeinflussen. Das enge Zusammenspiel innerhalb dieser Systeme ist entscheidend für unsere Gesundheit und unsere Langlebigkeit. Bei Frauen wirkt dieser Mechanismus stärker als bei Männern.

Die bessere Immunantwort von Frauen zeigt sich insbesondere bei bakteriellen Entzündungen wie beispielsweise Harnwegsinfekten oder viralen Infektionen wie Influenza. Das weibliche Immunsystem wird nicht nur schneller aktiviert, sondern arbeitet auch intensiver, um Erreger zu eliminieren. Dadurch ist die Dauer der Infektion oft kürzer, und das Risiko schwerer Verläufe ist geringer.

Frauen haben im Vergleich zu Männern zudem eine geringere Mortalitätsrate bei schweren Infektionen und Sepsis, was ebenfalls auf eine robustere Immunantwort und eine bessere Kontrolle der systemischen Entzündung zurückgeführt wird. Eine Metaanalyse hat gezeigt, dass Männer bei Sepsis eine um 30 Prozent höhere Mortalität haben als Frauen.

Geschlechterunterschiede zeigten sich auch bei der Corona-Erkrankung (Covid, für engl. **co**rona**vi**rus **d**isease): Männer hatten häufiger schwere Krankheitsverläufe und höhere Mortalitätsraten als Frauen. Dies wurde mit der schwächeren angeborenen Immunantwort der Männer in Verbindung gebracht. Hingegen tritt Long Covid, wovon 40 Prozent aller Corona-Infizierten betroffen sind, weit häufiger bei Frauen auf; die Ursachen sind bislang nicht geklärt – es gibt aber einige Thesen: Unsere weibliche Immunantwort auf die Infektion fällt stärker aus mit einer höheren resultierenden Antikörperanzahl. Eine weitere Vermutung ist, dass sich das Virus selbst wie eine Autoimmunkrankheit verhält. Betroffen sind vornehmlich Frauen zwischen 50 und 60 Jahren (also absinkende Hormonspiegel mit wesentlichen Effekten auf das Immunsystem). Diese Hypothese wird bekräftigt durch die Tatsache, dass viele Frauen kurz vor ihrer Periode – also dem Zeitpunkt im weiblichen Zyklus mit dem niedrigsten Östrogenlevel – über besonders starke Long-Covid-Symptome klagen.

Laut Daten einer im Journal *JAMA* im Jahr 2022 publizierten Studie zu Long Covid, für die weltweit 1,2 Millionen Covid-19-Erkrankte untersucht wurden, gehören unter anderem das chronische Fatigue-Syndrom (andauernde extreme Erschöpfung), anhaltende Kurzatmigkeit und eine eingeschränkte Lungenfunktion sowie Konzentrationsschwierigkeiten oder andere kognitive Beeinträchtigungen zu den bleibenden Symptomen. Das Risiko für Herzschwäche, Herzinfarkt, Herzrhythmusstörungen und plötzlichen Herztod ist nach der Infektion noch mindestens für ein Jahr erhöht. Bei zwei Dritteln der Long-Covid-Patientinnen und -Patienten verschwinden die Symptome zwar innerhalb von drei Monaten. Es gibt aber schwere Fälle, bei denen Symptome deutlich länger anhalten und sowohl Ärzte als auch Patienten oft ratlos werden lassen.

An einer anderen umfassenden Studie zu Long Covid der Universitätsklinik Mainz nahmen mehr als 10 000 Probandinnen und Probanden teil. Hier bestätigte sich, dass Frauen häufiger von Long Covid betroffen waren als Männer. Im Vergleich: Auf 46 Prozent Frauen kamen lediglich 35 Prozent Männer. Dieses Ergebnis war übrigens selbst für den Studienleiter Prof. Dr. Philipp Wild überraschend, denn er erwartete keinesfalls, dass Frauen stärker von Long Covid betroffen waren. Seine Annahme bestand darin, dass Männer empfänglicher für das Virus seien und zudem häufiger schwerere Krankheitsverläufe durchmachen würden.

Aus meiner Sprechstunde:
Die Frau, die ihre Lebensfreude wiederfand

In meiner Sprechstunde stellte sich im Jahr 2021 eine 51-jährige Patientin vor, die sich etwa 18 Monate zuvor mit SARS-CoV2 infiziert hatte. Bevor diese Infektion sie mitten in den Wechseljahren ereilt hatte, war sie außerordentlich sportlich gewesen und sogar einen Halbmarathon gelaufen. Aber die Corona-Erkrankung hatte sie völlig aus der Bahn geworfen: Sie war noch Monate danach erschöpft und kraftlos, vor allem hatte sie ihre Freude am Leben verloren.

Die Corona-Erkrankung war bei ihr 14 Tage lang schwer verlaufen, allerdings ohne dass sie stationär aufgenommen werden musste. Mit ärztlicher Unterstützung versuchte sie anschließend, wieder so fit zu werden wie früher. Die Genesung ließ jedoch auf sich warten: Es entwickelte sich Long

Covid. Es folgten Infusionstherapien und die Einnahme zahlreicher Nahrungsergänzungsmittel, ohne Erfolg. Im Gegenteil: Neben Kraftlosigkeit und Erschöpfung stellten sich nun auch Sehstörungen ein, die vor allem das dreidimensionale, räumliche Sehen betrafen; zudem war ihre kognitive Funktion im Vergleich zu vorher deutlich eingeschränkt. So wollte sie etwa in einem Supermarkt einkaufen gehen, wusste aber, dort angekommen, weder was sie besorgen wollte noch was man überhaupt in einem Supermarkt macht. Dieses Phänomen ist übrigens gar nicht so selten; glücklicherweise lässt es bei vielen Betroffenen mit der Zeit wieder nach.

Zurück zu meiner Patientin: Die bisher beruflich selbstständige Frau schaffte es nur noch mit größter Anstrengung, den Vormittag eines Tages ohne größere Pausen oder Schlafphasen durchzuhalten. An einen geregelten (Arbeits-)Tag war nicht mehr zu denken. In ihrer Not unterzog sie sich vielfältigen – auch alternativmedizinischen – Untersuchungen und Behandlungen. Die Patientin erhielt unter anderem Infusionstherapien mit hochkonzentrierten Spurenelementen, besonders Glutathion; darüber hinaus unterzog sie sich einer Apherese und einer CO2-Trockenbad-Therapie zur Verbesserung der Sauerstoffaufnahme und somit der Durchblutung. Die Apherese ist eine ganz besondere Form der Blutwäsche, in der man bei Covid bestimmte Entzündungsfaktoren herausfiltert.

Auch wenn die Patientin in der Anfangszeit der Pandemie nur bedingt ernst genommen wurde und die Ärzteschaft zu diesem Zeitpunkt nur wenige etablierte Therapiemethoden für ihre Symptome kannte, hat sich ihr Gesundheitszustand dank vielfältiger therapeutischer Ansätze über die vielen Monate stark verbessert. Einen Halbmarathon kann sie aktuell zwar noch nicht laufen, fünf Kilometer schafft sie jedoch schon wieder. Vor allem aber ist ihre Lebensfreude zurück. Und auch ihren Beruf kann sie inzwischen in Teilzeit wieder ausüben.

Das Wichtigste auf einen Blick

Der Vorteil des weiblichen Immunsystems liegt in einer schnelleren und stärkeren Immunantwort, einer effektiveren Bekämpfung von Infektionen und einer besseren Reaktion auf Impfstoffe. All das wird durch die Wirkung von Östrogen und die genetische Ausstattung mit zwei X-Chromosomen unterstützt. Die stärkere Immunreaktion von Frauen hat allerdings auch eine Kehrseite. So haben Frauen eine höhere Inzidenz an Autoimmunerkrankungen wie beispielsweise Hashimoto, Lupus erythematodes, rheumatoide Arthritis und Multiple Sklerose, da das überaktive Immunsystem dazu neigt, körpereigenes Gewebe anzugreifen, und chronische Inflammation verstärkt auftritt.

Wenn das Immunsystem in die Jahre kommt

All die in diesem Kapitel genannten Aspekte zeigen eines ganz deutlich: Ein starkes und gut funktionierendes Immunsystem ist der Schlüssel zu einem langen und gesunden Leben. Denn je besser unsere körpereigene Abwehr, also unsere Immunität, funktioniert, umso länger leben wir. Im Alter jedoch sind unsere immunologischen Parameter rückläufig.

Diesen Prozess nennt man Immunoseneszenz. Sie führt zu einer veränderten Abwehrreaktion älterer Menschen und ist eng verknüpft mit der Entwicklung von Infektionen, Autoimmunerkrankungen und bösartigen Erkrankungen. Die Immunoseneszenz wurde lange Zeit als nachteilig betrachtet, weil sie zu einer Anhäufung von proinflammatorischen Faktoren führen kann. Gleichzeitig ist unser Körper aber auch in der Lage, sich anzupassen und eine antientzündliche Reaktion in Gang zu setzen, um altersbedingten Entzündungsprozessen – auch Inflammaging genannt – entgegenzuwirken.

Gemeinsam scheinen Immunoseneszenz und Inflammaging der Ursprung für die Entstehung der meisten Alterserkrankungen zu sein: Infektionen, Krebs- und Autoimmunerkrankungen und chronisch entzündliche Erkrankungen.

Vielleicht fragen Sie sich an dieser Stelle, warum das so ist, liebe Leserin. Ganz genau weiß man es bislang nicht. Möglicherweise sind altersbezogene Veränderungen des Immunsystems eher eine Form der Anpassung oder des Remodelings als lediglich ein Rückgang der Immunantwort. Nehmen wir einmal an, die altersentsprechenden immunologischen Veränderungen können zu Erkrankungen führen, dann müssen auch Veränderungen passieren, um das Leben und Überleben zu verlängern. Neueste Forschungsergebnisse zeigen, dass ohne die Kombination von Immunoseneszenz und Inflammaging, die ja zwei Seiten des gleichen Phänomens darstellen, die Langlebigkeit der Menschen stark verkürzt wäre. Ohne diese Balance wäre der Körper entweder von Infektionen überwältigt (da im Zuge der Immunoseneszenz die Immunantwort nachlässt) oder durch überschießende Entzündungsreaktionen geschädigt (wenn Inflammaging diese nicht regulieren würde).

Die Alterung des Immunsystems ist also ein komplexer Prozess, der sowohl die angeborene als auch die adaptive Immunantwort beeinträchtigt. Besonders relevant wird dieser Umbau des Immunsystems im Kontext von Impfungen. Ältere Menschen zeigen oftmals eine abgeschwächte Impfantwort: Die humorale Immunreaktion fällt gedämpfter aus, Antikörpertiter steigen weniger stark an und flachen schneller wieder ab. Die adaptive Immunität – insbesondere die Gedächtnisfunktion von T- und B-Zellen – ist reduziert.

Das bedeutet konkret: Impfstoffe wirken im höheren Lebensalter weniger effektiv, und der erwünschte Schutz lässt sich oft nur durch wiederholte Auffrischungen aufrechterhalten. Interessanterweise scheinen Frauen – evolutionsbiologisch und hormonell begünstigt – im Alter immunologisch oft besser gestellt zu sein als Männer. Sie zeigen eine langsamere Alterung des Immunsystems, eine stärkere adaptive Immunantwort und eine geringere Anfälligkeit für schwere Infektionen im Alter. Diese Unterschiede werden durch hormonelle Einflüsse, Telomerverkürzung und eine unterschiedliche Immunzellfunktion bestimmt. Dennoch ist das höhere Risiko für Autoimmunerkrankungen bei Frauen im Alter eine Art »Kehrseite« der robusteren Immunantwort. Männer hingegen sind häufiger von chronischen Entzündungen und einem stärkeren Rückgang der Immunfunktion betroffen, was ihre Anfälligkeit für Infektionen und altersbedingte Erkrankungen erhöht.

Unser Immunsystem ist ein Meisterwerk der Verteidigung, aber es ist nicht allein im Einsatz. Im Darm, in der Vagina und in unserer Mundhöhle sitzt ein oft unterschätzter Partner: das Mikrobiom. Unser Mikrobiom versetzt das Immunsystem in einen stets wachsamen Zustand, damit dieses schnell auf Krankheitserreger reagieren kann. Gleichzeitig reguliert das Immunsystem wiederum die Balance der Mikroorganismen. Diese Wechselwirkung ist entscheidend für eine gesunde Immunabwehr und spielt eine zentrale Rolle in der Entzündungsregulation, beim Schutz vor (altersbedingten) Krankheiten und damit auch im Hinblick auf unsere Langlebigkeit.

DAS MIKROBIOM DER FRAU

Wenn wir vom Mikrobiom sprechen, dann meinen wir die Gesamtheit aller Mikroorganismen, die in und auf dem menschlichen Körper leben, sowie deren genetisches Material. Diese Mikroorganismen, zu denen unter anderem Bakterien, Viren, Pilze und Archaeen – das sind zelluläre Lebewesen – gehören, besiedeln verschiedene Körperregionen, wie den Darm, die Haut, den Mund, die Lunge, die Vagina und andere Schleimhäute.

Wie so vieles in unserem Körper verändert sich auch das Mikrobiom mit den Lebensjahren und vor allem während der besonderen Lebensphasen der Frau, also Schwangerschaft und Menopause. Ist unser Mikrobiom ausgeglichen, geht es uns auch allgemein gut. Ein weniger vielfältiges oder gestörtes Mikrobiom jedoch kann zu einer geringeren Widerstandsfähigkeit gegen Infektionen und Entzündungen beitragen. Da mir das Thema sehr am Herzen liegt, schauen wir es uns im folgenden Abschnitt einmal genauer an.

Die wichtigsten Aspekte des Darmmikrobioms

Insbesondere unser Darmmikrobiom spielt eine zentrale Rolle für die Gesundheit und das Wohlbefinden des Menschen. Kein Wunder, immerhin ist es das größte und am besten untersuchte Mikrobiom des Körpers. Es besteht aus Billionen von Mikroorganismen, die im Magen-Darm-Trakt leben.

Diese Mikroorganismen haben zahlreiche wichtige Funktionen:

- **Sie kümmern sich um die Verdauung:** Das Mikrobiom hilft, Ballaststoffe und schwer verdauliche Nahrungsbestandteile in in kurzkettige Fettsäuren umzuwandeln. die vom Körper aufgenommen werden können.
- **Sie produzieren Vitamine:** Bestimmte Bakterien im Darm sind in der Lage, Vitamin K und verschiedene B-Vitamine zu produzieren, die für den Körper essenziell sind.
- **Sie schützen vor Krankheitserregern:** Das Mikrobiom spielt eine wichtige Rolle bei der Abwehr von schädlichen Krankheitserregern. Es konkurriert mit pathogenen Mikroben um Nährstoffe und Platz, was dazu beiträgt, Infektionen abzuwehren.
- **Sie regulieren das Immunsystem:** Das Mikrobiom trainiert Immunzellen im Darm, harmlose Mikroben zu tolerieren und nicht übermäßig auf sie zu reagieren, gleichzeitig aber Krankheitserreger zu erkennen und zu bekämpfen. Es spielt zudem eine wichtige Rolle bei der Reifung und Aktivierung von Immunzellen im Darm. Ein ausgewogenes Mikrobiom kann dazu beitragen, Autoimmunerkrankungen und chronische Entzündungen zu verhindern.

Ein gesundes und vielfältiges Mikrobiom trägt wesentlich zur Aufrechterhaltung des allgemeinen Wohlbefindens bei und wird zudem mit einer besseren Gesundheit in Verbindung gebracht. Ein Verlust an Vielfalt, wie er etwa durch einseitige Ernährung, die Anwendung von Antibiotika oder bestimmte Krankheiten verursacht werden kann, geht dagegen oft mit Gesundheitsproblemen einher.

Doch nicht nur beim Immunsystem spielt das Mikrobiom eine entscheidende Rolle, es ist zudem an vielen Stoffwechselprozessen beteiligt. So hilft es dabei, Nährstoffe aus der Nahrung zu extrahieren, die Synthese bestimmter Fettsäuren zu fördern und den Blutzuckerspiegel zu regulieren. Das Darmmikrobiom beeinflusst auch das zentrale Nervensystem über die sogenannte Darm-Hirn-Achse. Bakterien im Darm produzieren Neurotransmitter wie Serotonin und Dopamin, die das Gehirn beeinflussen.

Ein Ungleichgewicht im Mikrobiom wird mit verschiedenen Krankheiten in Verbindung gebracht, darunter entzündliche Darmerkrankungen (wie Morbus Crohn und Colitis ulcerosa), Reizdarmsyndrom, Fettleibigkeit, Diabetes, Insulinresistenz und sogar neuropsychiatrische Störungen wie Angst und Depression sowie neurodegenerative Erkrankungen. In der Fachsprache nennen wir solch ein Ungleichgewicht Dysbiose. Gemeint ist damit ein Zustand, bei dem krankheitserregende Mikroben überwiegen und nützliche Mikroorganismen verdrängt werden. Viele Faktoren können eine Dysbiose auslösen.

Faktoren, die das Mikrobiom beeinflussen

- **Ernährung:** Eine ballaststoffreiche Ernährung fördert die Vielfalt des Mikrobioms, während eine stark verarbeitete und fettreiche Ernährung das Mikrobiom negativ beeinflussen kann.

- **Hormone:** Es besteht ein starker Einfluss; wir gehen darauf konkret in Kapitel 6 ein.
- **Geburtsweise und frühe Ernährung:** Babys, die auf natürlichem Weg zur Welt kommen, haben ein anderes Mikrobiom als Kaiserschnittbabys, da sie während der Geburt mit den Mikroben der Mutter in Kontakt kommen. Stillen beeinflusst ebenfalls das Mikrobiom positiv.
- **Antibiotika:** Antibiotika können nützliche Bakterien abtöten und das Mikrobiom stören, was zu einem Ungleichgewicht führt.
- **Lebensstil:** Stress, Schlafmangel und Bewegungsmangel können das Mikrobiom ebenfalls negativ beeinflussen.

Wie das Darmmikrobiom unser Immunsystem beeinflusst

Kehren wir noch einmal zurück zu einem der faszinierendsten Wechselspiele unseres Körpers – jenem zwischen Mikrobiom und Immunsystem. Der Darm ist weit mehr als ein Verdauungsorgan – er ist die große Bühne immunologischer Hochkultur. Hier, im Dunkel unseres Inneren, tummelt sich ein wahres Ökosystem aus Billionen Mikroorganismen, das unser Immunsystem nicht nur begleitet, sondern entscheidend prägt. Etwa 70 bis 80 Prozent aller Immunzellen des Körpers residieren im Darm – und das nicht zufällig. Denn hier lernen Immunzellen von klein auf, Freund von Feind zu unterscheiden. Das Darmmikrobiom wirkt dabei wie ein geduldiger Lehrmeister: Es trainiert, moduliert und reguliert die Immunantwort – und schützt uns damit nicht nur vor pathogenen Eindringlingen, sondern auch vor überbordender Entzündungsbereitschaft und fehlgeleiteter Autoaggression.

Diese Interaktion ist fein austariert, fast schon diplomatisch: Die Mikroben liefern molekulare Signale, die das Immunsystem lesen kann – und umgekehrt sorgt das Immunsystem dafür, dass dieses mikrobiologische Gleichgewicht nicht kippt. Gerät diese Symbiose aus dem Lot – etwa durch Antibiotika, falsche Ernährung oder chronischen Stress –, kann das immunologische Gleichgewicht ins Wanken geraten.

Doch wie genau beeinflusst das Mikrobiom unsere Immunfunktionen? Werfen wir einen genaueren Blick auf diesen inneren Dialog, der weitreichende Folgen für unsere Gesundheit – und unser Altern – hat.

Es lernt das Immunsystem an

Neugeborene kommen nahezu steril zur Welt, doch schon in den ersten Lebenssekunden beginnt die Besiedelung durch Mikroorganismen – über die Mutter, die Umwelt, die Nahrung. Diese ersten mikrobischen Begegnungen sind entscheidend: Sie bringen das unreife Immunsystem mit harmlosen Antigenen in Kontakt und lehren es, zwischen Freund und Feind zu unterscheiden.

So entsteht ein fein abgestimmtes Gleichgewicht – Toleranz gegenüber nützlichen Mikroben einerseits, gezielte Abwehr von Krankheitserregern andererseits. Bleibt diese frühe Prägung aus, kann das Immunsystem später überreagieren – mit einem erhöhten Risiko für Allergien oder Autoimmunerkrankungen.

Es schützt vor Krankheitserregern

Das Darmmikrobiom schützt den Körper vor schädlichen Mikroorganismen, indem es eine Barrierefunktion übernimmt. Es konkurriert mit pathogenen Mikroben um Nährstoffe und Platz und produziert dabei antimikrobielle Substanzen, die das Wachstum schädlicher Bakterien hemmen. Dadurch wird verhindert, dass Krankheitserreger in den Blutkreislauf oder andere Teile des Körpers gelangen.

Indem es das Darmepithel schützt und die Immunzellen im Darm aktiviert, verhindert das Mikrobiom zudem, dass pathogene Mikroorganismen den Darm besiedeln und Infektionen auslösen. Diesen Vorgang nennt man Kolonisationsresistenz.

Es reguliert Immunzellen

Das Darmmikrobiom reguliert verschiedene Arten von Immunzellen, einschließlich Makrophagen, dendritischen Zellen, T-Zellen und B-Zellen, die alle eine Rolle in der Immunabwehr spielen. Es hilft dadurch dabei, das Gleichgewicht zwischen entzündungsfördernden und entzündungshemmenden Signalen im Körper aufrechtzuerhalten.

Außerdem fördert das Mikrobiom die Bildung von regulatorischen T-Zellen, die für die Unterdrückung übermäßiger Immunantworten und die Vermeidung von Autoimmunerkrankungen verantwortlich sind. Diese Zellen tragen dazu bei, die Entzündung im Darm zu kontrollieren und den Körper vor Schäden durch überaktive Immunantworten zu schützen.

Es produziert Metabolite, die das Immunsystem beeinflussen

Durch den Abbau von Ballaststoffen produzieren die Mikroben im Darm Stoffwechselprodukte wie kurzkettige Fettsäuren (zum Beispiel Butyrat, Acetat und Propionat). Diese Fettsäuren haben entzündungshemmende Eigenschaften und stärken die Darmbarriere. Das Darmmikrobiom wirkt somit selbst auch entzündungshemmend und schützt den Körper vor chronischen Entzündungsprozessen.

Es beeinflusst das systemische Immunsystem

Das Darmmikrobiom beeinflusst jedoch nicht nur das Immunsystem im Darm, sondern auch die systemische Immunantwort im gesamten Körper. Bakterien im Darm können Signale an das Immunsystem senden, um die Reaktion auf Infektionen an entfernten Körperstellen zu modulieren. Eine gestörte Darmflora, also eine Dysbiose, kann zu einer übermäßigen systemischen Entzündungsreaktion führen, die mit Erkrankungen wie Fettleibigkeit, Diabetes, Herz-Kreislauf-Erkrankungen und sogar neurodegenerativen Erkrankungen in Verbindung gebracht wird.

Eine Dysbiose im Alter kann zu Inflammaging führen, den chronischen, niedriggradigen Entzündungen, die das Altern beschleunigen und das Risiko für altersbedingte Krankheiten erhöhen.

Es verhindert Autoimmunerkrankungen

Zusätzlich helfen bestimmte Bakterien im Darm dabei, das Risiko für Autoimmunerkrankungen wie Multiple Sklerose, rheumatoide Arthritis und Typ-1-Diabetes zu senken, indem sie das Immunsystem trainieren, harmlose körpereigene Zellen *nicht* anzugreifen. Sie können das Gleichgewicht zwischen entzündungsfördernden und entzündungshemmenden Signalen im Körper aufrechterhalten. Ist das Mikrobiom jedoch gestört, können zu wenige dieser Bakterien vorhanden und ihre Funktion beeinträchtigt sein. Die Folge: Das Immunsystem überreagiert, und es kommt zur Entwicklung ebenjener Autoimmunerkrankungen.

Es wirkt auf die Darm-Hirn-Achse

Das Mikrobiom wirkt nicht nur im Darm selbst, sondern kommuniziert über die sogenannte Darm-Hirn-Achse direkt mit dem Gehirn. Dieses komplexe System verbindet das enterische mit dem zentralen Nervensystem – über Nervenbahnen wie den Vagusnerv, Immunbotenstoffe und mikrobielle Stoffwechselprodukte. Was im Darm geschieht, beeinflusst so auch unsere Gedanken, Gefühle und Erinnerungen. Ein Ungleichgewicht in der Darmflora – eine Dysbiose – kann zu chronischer Immunaktivierung führen. Besonders empfindlich reagiert das Gehirn: Mikroentzündungen gelten als mögliche Mitverursacher neurodegenerativer Erkrankungen wie Alzheimer oder Parkinson.

Auch psychische Erkrankungen wie Depressionen scheinen zunehmend mit Veränderungen des Mikrobioms verknüpft zu sein. Man könnte sagen: Gerät das Mikrobiom aus dem Gleichgewicht, kommt auch unsere seelische Balance ins Wanken.

Es beeinflusst die Reaktion auf Impfungen

Studien haben gezeigt, dass das Darmmikrobiom einen Einfluss auf die Wirksamkeit von Impfstoffen hat. Eine vielfältige und gesunde Darmflora kann zu einer stärkeren Immunantwort auf Impfstoffe führen, während eine Dysbiose diese Reaktion abschwächen kann.

Das Darmmikrobiom der Frau ist übrigens anders aufgebaut als das des Mannes. Geschlechtshormone wie Östrogen und Testosteron beeinflussen das Mikrobiom auf unterschiedliche Weise, was letztlich natürlich ebenfalls Auswirkungen auf das Immunsystem hat. Östrogen, das bei Frauen in höheren Konzentrationen vorhanden ist, scheint einen positiven Einfluss auf die Zusammensetzung und Vielfalt des Mikrobioms zu haben. Es fördert das Wachstum von Bakterien, die für eine entzündungshemmende Wirkung bekannt sind, etwa Lactobacillus-Arten, die insbesondere während der fruchtbaren Phase des weiblichen Zyklus vorherrschend sind. Das Hormon reguliert auch das Immunsystem, was dazu beiträgt, die Entzündungsreaktion im Gleichgewicht zu halten.

Testosteron, das bei Männern in höheren Mengen vorhanden ist, hat, wie Sie inzwischen wissen, eher eine immunsuppressive Wirkung. Es gibt Hinweise darauf, dass Testosteron auch die Zusammensetzung des Mikrobioms beeinflusst, jedoch auf eine Weise, die das Immunsystem tendenziell weniger robust macht. Studien haben zudem gezeigt, dass Männer eine geringere mikrobielle Vielfalt und eine höhere Prävalenz von Bakterien aufweisen, die mit proinflammatorischen Prozessen in Verbindung stehen.

Bei Frauen gibt es hormonbedingte Schwankungen im Mikrobiom, insbesondere während der Pubertät, Schwangerschaft und Menopause. Zum Beispiel verändert sich das Darmmikrobiom während der Schwangerschaft zugunsten von Bakterien, die eine erhöhte Kalorienaufnahme und Fettspeicherung unterstützen, was dem Fötus zugutekommt.

Bei Männern bleibt die Zusammensetzung des Mikrobioms über

das Leben hinweg eher konstant, obwohl Faktoren wie Ernährung und Lebensstil auch hier Einfluss nehmen können. Männer erleben jedoch oft mit zunehmendem Alter einen stärkeren Rückgang der mikrobiellen Vielfalt, was das Immunsystem schwächt.

So altert das weibliche Darmmikrobiom

Schauen wir uns noch einmal das Darmmikrobiom unter dem Aspekt der Langlebigkeit der Frau an, denn es spielt eine zentrale Rolle bei der Alterung des Immunsystems (Immunoseneszenz). Mit zunehmendem Alter verändert sich die Zusammensetzung der Darmflora. Diese mikrobiellen Verschiebungen beeinflussen die Immunregulation, fördern stille Entzündungen und erhöhen die Anfälligkeit für Infektionen sowie altersassoziierte Erkrankungen. Bei Frauen, deren hormonelles System eng mit dem Immunsystem verwoben ist, können diese Veränderungen besonders prägend sein. Im Folgenden beleuchten wir die zentralen Mechanismen, über die das Mikrobiom die Immunalterung bei Frauen mitgestaltet.

Verlust an mikrobieller Vielfalt

Mit dem Alter nimmt die Vielfalt der Mikroorganismen im Darm ab – ein stiller, aber folgenreicher Wandel, in dessen Verlauf das Immunsystem an Präzision verliert. Es reagiert träger auf Bedrohungen und ist weniger treffsicher im Unterscheiden zwischen harmlosen und gefährlichen Mikroben. Das Ergebnis: eine erhöhte Anfälligkeit für Infektionen, chronische Entzündungen und immunologische Fehlsteuerungen, wie sie im Alter häufiger auftreten.

Chronische Entzündungen und der Einfluss von Östrogen

Das Mikrobiom spielt zudem eine Schlüsselrolle bei der Regulierung von chronischen, niedriggradigen Entzündungen, die mit zunehmendem Alter im weiblichen Körper vermehrt auftreten. Sie kennen diesen Zustand inzwischen als Inflammaging.

Bei Frauen spielt hier der Hormonhaushalt eine besondere Rolle: Mit dem Rückgang von Östrogen in der Menopause verändert sich auch die Zusammensetzung der Darmflora – entzündungsfördernde Mikroben gewinnen an Boden. Da Östrogen natürlicherweise entzündungshemmend wirkt, verstärkt sein Fehlen diesen Prozess.

Die Folge: ein günstiger Nährboden für altersassoziierte Erkrankungen – von Osteoporose über Herz-Kreislauf-Leiden bis hin zu metabolischen Störungen und chronisch-entzündlichen Darmerkrankungen. Diese unterschwelligen Entzündungen schwächen das Immunsystem zusätzlich – und beschleunigen die Alterung des gesamten Organismus.

Beeinträchtigte Barrierefunktion des Darms

Das Mikrobiom ist entscheidend für die Erhaltung der Darmbarriere, die schädliche Substanzen und Mikroben am Eindringen in den Blutkreislauf hindert.

Mit dem Alter kann diese Barriere jedoch durchlässiger werden – ein Zustand, der als Leaky-Gut-Syndrom bekannt ist. Dadurch gelangen Krankheitserreger und entzündungsfördernde Moleküle vermehrt in den Körper und lösen systemische Entzündungen aus. Diese Entzündungen schwächen das Immunsystem weiter und beschleunigen den Alterungsprozess.

Verminderte Produktion von entzündungshemmenden Substanzen

Im jungen und gesunden Zustand produziert das Mikrobiom entzündungshemmende Metaboliten wie kurzkettige Fettsäuren (etwa Butyrat), die eine Schlüsselrolle bei der Regulierung des Immunsystems und der Entzündung spielen. Mit dem Alter nimmt die Fähigkeit des Mikrobioms, diese Schutzstoffe zu produzieren, ab.

Butyrat stärkt die Darmbarriere, hat entzündungshemmende Eigenschaften und unterstützt die Produktion von regulatorischen T-Zellen, die übermäßige Immunreaktionen unterdrücken. Bei älteren Frauen führt die verminderte Butyratproduktion zu einer schlechteren Entzündungsregulation und einer erhöhten Immunaktivierung – ein wichtiger Faktor bei der Immunoseneszenz.

Erhöhtes Risiko für Autoimmunerkrankungen im Alter

Frauen sind ohnehin anfälliger für Autoimmunerkrankungen, und diese Anfälligkeit nimmt mit dem Alter zu. Das Mikrobiom spielt eine zentrale Rolle in der Regulierung der Immunantwort. Eine Dysbiose kann zu einer Überaktivierung des Immunsystems führen, wodurch die Wahrscheinlichkeit für Autoimmunerkrankungen steigt.

Im Alter wird das Mikrobiom instabiler. Dies kann die Gefahr erhöhen, dass das Immunsystem körpereigene Zellen angreift, was die Entstehung oder Verschlechterung von Autoimmunerkrankungen wie rheumatoider Arthritis und Schilddrüsenerkrankungen begünstigt.

Beeinträchtigte Reaktion auf Infektionen und Impfstoffe

Bei älteren Frauen, deren Mikrobiom an Vielfalt verloren hat, ist die Immunantwort auf Impfstoffe oft schwächer. Ein gesundes Mikrobiom unterstützt die Produktion von Antikörpern und die Aktivierung von T-Zellen nach Impfungen, was bei Frauen mit gestörtem Mikrobiom ebenfalls reduziert sein kann.

Wie zu Beginn des Abschnitts angedeutet, befinden sich Mikroorganismen nicht nur in unserem Darm. Lassen Sie uns daher zwei weitere wichtige Lebensräume ansehen: das orale und das vaginale Mikrobiom.

Orales Mikrobiom – ein unterschätzter Schlüssel zur Gesundheit

Kaum im Fokus und doch von zentraler Bedeutung: Das orale Mikrobiom beeinflusst nicht nur die Mundgesundheit, sondern auch chronische Entzündungen, kardiovaskuläre Erkrankungen, Diabetes, Demenz und Osteoporose – allesamt Prozesse, die das Altern beschleunigen. Mit den Jahren verändert sich die Zusammensetzung des oralen Mikrobioms, bei Frauen zusätzlich beeinflusst durch hormonelle Schwankungen. Östrogen wirkt regulierend auf das Mikrobiom. Fällt der Östrogenspiegel mit der Menopause, gerät das orale Mikrobiom aus dem Gleichgewicht, wodurch das Risiko für Zahnfleischerkrankungen wie Parodontitis steigt. Diese entzündlichen Prozesse wiederum können den Alterungsprozess beschleunigen.

Ein gestörtes orales Mikrobiom kann chronische niedriggradige Entzündungen (Inflammaging) begünstigen, die mit einer Vielzahl von Erkrankungen in Verbindung stehen. So weisen Studien darauf hin, dass Parodontitis nicht nur Herz-Kreislauf-Erkrankungen und Typ-2-Diabetes fördert, sondern auch das Risiko für neurodegenerative Erkrankungen wie Alzheimer erhöht. Pathogene aus der Mundhöhle können die Blut-Hirn-Schranke überwinden und Entzündungen im Gehirn auslösen. Frauen haben ein höheres Risiko für Alzheimer – das orale Mikrobiom könnte hier ein bislang unterschätzter Faktor sein. Die gute Nachricht ist, dass wir das orale Mikrobiom durch einfache, aber wirkungsvolle Maßnahmen unterstützen können.

So unterstützen Sie Ihr orales Mikrobiom

- **Ernährung:** Integrieren Sie präbiotische Lebensmittel wie Ballaststoffe und probiotische Lebensmittel wie fermentierte Produkte in Ihren Speiseplan. Reduzieren Sie den Konsum von Zucker und hochverarbeiteten Lebensmitteln.
- **Mundhygiene:** Achten Sie auf eine gute Mundhygiene und verwenden Sie Zahnseide, Zungenreiniger, probiotische Mundspülungen und Zahnpflegeprodukte, die nützliche Bakterien unterstützen. Gehen Sie zudem regelmäßig zur professionellen Zahnreinigung.
- **Hormonelle Gesundheit:** Behalten Sie Ihre hormonelle Gesundheit im Blick, da eine HRTauch positive Effekte auf das orale Mikrobiom haben könnte.

Vaginales Mikrobiom – Hüterin des Gleichgewichts

Seit über einem Jahrhundert ist bekannt, dass das vaginale Milieu überwiegend von Milchsäurebakterien (Lactobacillus-Arten) geprägt ist. Bereits 1892 beschrieb der Arzt Albert Döderlein deren zentrale Rolle für ein saures, gesundes Scheidenmilieu.

Heute wissen wir noch weit mehr über dieses faszinierende Ökosystem. Das groß angelegte »Isala«-Projekt an der Universität Antwerpen untersuchte das vaginale Mikrobiom von 3300 Frauen. Dabei wurden fünf gesunde Mikrobiom-Typen identifiziert – vier davon milchsäuredominant, einer gemischt besiedelt. Etwa 10 Prozent der Teilnehmerinnen wiesen jedoch individuelle Mikrobiom-Muster auf, die keiner Kategorie zugeordnet werden konnten.

Laktobazillen nutzen Glykogen aus der Vaginalschleimhaut als Energiequelle und produzieren Milchsäure – ein natürlicher Schutz gegen pathogene Keime. Das Mikrobiom ist jedoch dynamisch und wird von vielen Faktoren beeinflusst: Zyklus, Alter, Hormone, Ernährung, Stress, Sexualverhalten, Antibiotika und sogar Menstruationsprodukte können das Gleichgewicht stören.

Hormonelle Umbrüche – etwa in der Menopause – führen zu tiefgreifenden Veränderungen: Mit sinkendem Östrogenspiegel verringert sich das Glykogenangebot, der pH-Wert steigt, und die schützenden Laktobazillen werden seltener. Stattdessen nehmen potenziell pathogene Keime wie Streptococcus und Proteobacteria zu – mit erhöhtem Risiko für Infektionen und Entzündungen.

Studien deuten zudem auf Parallelen zwischen vaginalem und intestinalem Mikrobiom hin, etwa bei Östrogen- und Progesteronmangel, *leaky gut* oder einer Gewichtszunahme (Anstieg des Firmicutes-Bacteroidetes-Verhältnis) postmenopausal. Auch die Vaginalflora unterliegt mit den Jahren einem Wandel. Während sie in der prämenopausalen Phase hauptsächlich von Laktobazillen besiedelt ist, steigt mit der Menopause der pH-Wert leicht an. Gleichzeitig sinkt die Menge an Glykogen, wodurch sich wiederum die Lebensbedingungen für die Milchsäurebakterien verschlechtern.

Eine Dysbiose der vaginalen Flora und ein vermehrtes Auftreten von Proteobacteria, Streptococcus und Anaerococcus sind die Folge. Eine solche Dysbiose kann das Infektionsrisiko erhöhen und zu Entzündungen führen. Die gute Nachricht: Durch gezielte Maßnahmen – z. B. probiotische Therapien – lassen sich das vaginale Mikrobiom unterstützen und das mikrobielle Gleichgewicht fördern.

So unterstützen Sie Ihr vaginales Mikrobiom

Die Einnahme eines speziell aus Laktobazillen bestehenden Probiotikums kann dabei helfen, dass wichtige, natürlich in der Vaginalflora vorkommende Laktobazillen in die Vagina einwandern. Dies kann die natürliche Balance wiederherstellen und für eine gesunde Vaginalflora sorgen.

Was können wir Frauen tun, um das Mikrobiom jung zu halten?

Sie wissen nun, wie das Immunsystem und das Mikrobiom in Darm, Mundhöhle und Vagina bei Frauen altern. Komplett aufhalten können wir das Ganze nicht – dafür müssten wir wohl in den sprichwörtlichen Jungbrunnen fallen. Doch natürlich können wir an der einen oder anderen Stellschraube drehen, um den Prozess zumindest ein wenig zu verlangsamen. Die folgenden Empfehlungen sind darauf gerichtet, die Gesundheit Ihres Mikrobioms zu fördern, die mikrobielle Vielfalt zu erhalten, Entzündungen zu reduzieren und damit die Alterung des Immunsystems zu verlangsamen.

Vermeiden Sie entzündungsfördernde Lebensmittel

Wie wir gesehen haben, spielen stille, chronische Entzündungen – sogenannte *silent inflammations* – eine zentrale Rolle bei der Entstehung zahlreicher Erkrankungen: von Gefäßveränderungen über Krebs bis hin zu chronischen Darmleiden. Unser Lebensstil, insbesondere unsere Ernährung, beeinflusst diese Prozesse maßgeblich.

Zuckerreiche und stark verarbeitete Nahrungsmittel, raffinierte Kohlenhydrate sowie gesättigte Fette begünstigen entzündungsfördernde Darmbakterien, fördern eine ungünstige Mikrobiom-Zusammensetzung und belasten das Immunsystem dauerhaft. Damit schwächen sie die körpereigene Abwehr und beschleunigen Alterungsprozesse.

Diese Lebensmittel sollten deshalb deutlich reduziert – oder besser ganz vermieden – werden. Konkrete Empfehlungen für eine entzündungshemmende Ernährung finden Sie in Kapitel 7.

Ernähren Sie sich ballaststoffreich

Eine ballaststoffreiche Ernährung ist entscheidend für die Aufrechterhaltung eines gesunden Mikrobioms. Ballaststoffe fördern das Wachstum von nützlichen Bakterien, die entzündungshemmende Substanzen wie kurzkettige Fettsäuren (Butyrate) produzieren. Ich empfehle Ihnen, täglich Vollkornprodukte, Hülsenfrüchte, Obst, Gemüse, Nüsse und Samen auf Ihren Speiseplan zu setzen. Besonders präbiotische Ballaststoffe wie das in Zwiebeln, Knoblauch und Spargel enthaltene Inulin sind vorteilhaft, da sie die nützlichen Bakterien im Darm nähren.

Essen Sie Probiotika und fermentierte Lebensmittel

Probiotische Lebensmittel wie Joghurt, Kefir, Sauerkraut, Kimchi oder Kombucha enthalten lebende Mikroorganismen, die das Darmmikrobiom stärken und das Immunsystem unterstützen können. Besonders Laktobazillen sind für Frauen wichtig. Auch Nahrungsergänzungsmittel mit mehreren Bakterienstämmen können sinnvoll sein, um die mikrobielle Vielfalt gezielt zu fördern.

Nehmen Sie Omega-3-Fettsäuren zu sich

Omega-3-Fettsäuren haben entzündungshemmende Eigenschaften und können helfen, die entzündungsfördernde Wirkung von altersbedingten Veränderungen im Mikrobiom zu reduzieren. Besonders empfohlen werden hier fetter Fisch (wie Lachs, Makrele und Hering), Leinsamen, Chiasamen und Walnüsse. Diese Nahrungsmittel enthalten Omega-3-Fettsäuren, die die Darmgesundheit und die Entzündungsregulation unterstützen.

Vermeiden Sie die übermäßige Anwendung von Antibiotika und Antiinfektiva

Antibiotika können nützliche Bakterien im Darm zerstören und zu einem Ungleichgewicht im Mikrobiom führen. Daher sollte der Einsatz von Antibiotika nur bei tatsächlichem Bedarf erfolgen. Verzichten Sie auf Antibiotika, sofern die Einnahme nicht notwendig ist. Jede Einnahme kann das natürliche Gleichgewicht Ihrer Darmflora stören und die Abwehrkräfte schwächen. Besprechen Sie mit Ihrem Arzt oder Ihrer Ärztin, ob es Alternativen gibt – oft kann der Körper eine milde Infektion auch allein bekämpfen.

Achten Sie zudem während und nach einer Antibiotikakur verstärkt auf eine prä- und probiotische Ernährung: Fermentierte Lebensmittel, ballaststoffreiche Kost und gezielte Nahrungsergänzungsmittel können helfen, das Gleichgewicht des Mikrobioms wiederherzustellen.

Bewegen Sie sich regelmäßig

Regelmäßige körperliche Aktivität ist nicht nur gut für das Herz-Kreislauf-System, sondern hat auch einen positiven Einfluss auf das Mikrobiom, denn Bewegung fördert die mikrobielle Vielfalt und reduziert Entzündungen. Schon 30 Minuten moderate Bewegung am Tag, wie zügiges Gehen, Radfahren oder Schwimmen, können einen positiven Einfluss auf das Mikrobiom haben.

Entspannen Sie sich und bauen Sie Stress ab

Chronischer Stress wirkt sich nachweislich negativ auf das Mikrobiom aus und fördert entzündliche Prozesse im Körper. Langfristig kann er die Diversität der Darmflora verringern, die Barrierefunktion des Darms schwächen und die Immunregulation stören. Maßnahmen zur Stressreduktion sind daher essenziell, um das Gleichgewicht im Mikrobiom zu bewahren und stillen Entzündungen entgegenzuwirken.

Bewährte Methoden wie Meditation, Yoga, Atemtechniken, Achtsamkeitspraxis oder progressive Muskelentspannung können helfen, das vegetative Nervensystem zu beruhigen und die Stresshormone zu senken. Auch körperlich aktive Formen des Spannungsabbaus, wie etwa Tanzen, Schwimmen oder Kickboxen, können für viele Frauen eine befreiende und stärkende Wirkung entfalten. Schon wenige Minuten am Tag reichen aus, um das Stressniveau zu senken und dem Mikrobiom etwas Gutes zu tun. Finden Sie die Methode, die zu Ihnen passt – und machen Sie sie zu einem festen Bestandteil Ihres Alltags.

Schlafen Sie sich jung

Guter Schlaf bringt Sie nicht nur voller Energie durch den Tag, sondern ist ebenso wichtig für die Gesundheit des Immunsystems und des Mikrobioms. Schlafmangel und unregelmäßiger Schlaf können dagegen die Darmbakterien aus dem Gleichgewicht bringen und Entzündungen fördern. Zu guter Schlafhygiene gehören neben ausreichend Schlaf (idealerweise sieben bis acht Stunden pro Nacht) und einer entspannenden Schlafumgebung auch eine gute Schlafroutine (etwa feste Schlafzeiten, die Reduzierung von Bildschirmzeit vor dem Schlafengehen, entspannende Rituale). All das fördert ein gesundes Mikrobiom.

Unterstützen Sie Ihren Hormonhaushalt

Frauen erleben, insbesondere in und nach der Menopause, hormonelle Veränderungen, die das Mikrobiom beeinflussen. Eine ausgewogene Ernährung, die reich an pflanzlichen Östrogenen (Phytoöstrogenen) ist, kann das hormonelle Gleichgewicht unterstützen und sich positiv auf das Mikrobiom auswirken. Empfohlene Lebensmittel sind Sojaprodukte, Leinsamen, Hülsenfrüchte und Vollkornprodukte – sofern nichts gegen die Aufnahme spricht. Wichtig ist dabei auch, hormonell wirksame Umwelteinflüsse im Blick zu behalten: Viele Plastikverpackungen, Kosmetika oder UV-Filter in Sonnencremes können als endokrine Disruptoren wirken und den Hormonhaushalt ungewollt beeinflussen (mehr dazu in Kapitel 6).

Für einen gewissen Prozentsatz an Frauen kann eine Hormonersatztherapie (HRT) nach Rücksprache mit dem Arzt oder der Ärztin hilfreich sein, um subjektive Beschwerden zu lindern und den Rückgang von Östrogen beziehungsweise Progesteron nach der Menopause zu mildern. Diese Therapie kann auch das Mikrobiom positiv beeinflussen und die Immunfunktion unterstützen.

Ich selbst stehe der Hormonersatztherapie bei Patientinnen aus Herz-Kreislauf-Sicht etwas kritisch gegenüber, da sich die meisten Frauen im Hormonüberschuss befinden: sei es durch Östrogene aus der Umwelt, Ernährung oder chronischen Stress. Außerdem gibt es nicht selten Kontraindikationen. Dazu gehören stattgehabte Thrombosen, Herzinfarkte oder Schlaganfälle. Auch Meningeome zählen dazu. Wurden bereits hormonabhängige Tumoren diagnostiziert oder sogar behandelt, scheidet diese Option aus.

Wir gehören nicht zu den Säugetieren, die vom ersten bis zum letzten Tag ihres Lebens gleichermaßen mit Hormonen ausgestattet sind. Die Natur hat uns so angelegt, dass die Hormonproduktion der Frauen im mittleren Alter zurückgeht. Dies zieht eine natürliche Alterung nach sich – und die ist »gesund« beziehungsweise nicht krankhaft. Falls Sie zu den Leserinnen gehören, die sich mit Hormonen jünger, schöner und vitaler fühlen, lassen Sie sich individuell und fundiert beraten und besprechen Sie mit Ihrem Arzt oder Ihrer

Ärztin, ob eine HRT für Sie geeignet ist und keine Gründe dagegen sprechen, um die negativen Auswirkungen des Östrogenrückgangs auf das Immunsystem und das Mikrobiom zu verringern.

Das Wichtigste auf einen Blick

Das Mikrobiom ist ein entscheidender Teil der menschlichen Gesundheit, das viele Körperfunktionen unterstützt, von der Verdauung über die Immunabwehr bis hin zur Stoffwechselregulation und dem Einfluss auf das Gehirn. Ein gesundes Mikrobiom trägt wesentlich zur Aufrechterhaltung des allgemeinen Wohlbefindens bei, während eine Störung des Mikrobioms das Risiko für zahlreiche Erkrankungen erhöhen kann.

Mit zunehmendem Alter nimmt die mikrobielle Vielfalt ab, und das Mikrobiom wird anfälliger für Dysbiosen, die zu chronischen Entzündungen, einer geschwächten Immunabwehr und einem erhöhten Risiko für Autoimmunerkrankungen führen. Die hormonellen Veränderungen, insbesondere der Rückgang von Östrogen nach der Menopause, verschärfen diese Probleme, indem sie das Mikrobiom und damit das Immunsystem negativ beeinflussen. Ein gesundes Mikrobiom ist daher entscheidend für die Aufrechterhaltung eines funktionsfähigen Immunsystems und für den Schutz vor altersbedingten Immunstörungen bei Frauen. Frauen können durch gezielte Maßnahmen die Gesundheit ihres Mikrobioms unterstützen und die Alterung des Immunsystems verlangsamen. Diese Strategien tragen dazu bei, die mikrobielle Vielfalt zu fördern, Entzündungen zu reduzieren und die Immunfunktion zu erhalten, was zu einer besseren allgemeinen Gesundheit im Alter führt.

Porträt der Centenarian Margot Friedländer (1921–2025)

Geboren am 5. November 1921 in Berlin, wurde Margot Friedländer 103 Jahre alt. Sie war eine Holocaust-Überlebende, engagierte Zeitzeugin und Autorin, die ihr Leben der Erinnerungskultur und dem Kampf gegen das Vergessen widmete. Margot Friedländer gehört für mich zu den weisesten Frauen überhaupt. Ihre Geschichte steht exemplarisch für die Millionen von Schicksalen, die durch die Schrecken des Nationalsozialismus geprägt wurden.

Die Bernsteinkette war ihr Markenzeichen. Ich habe mich immer gefragt, ob sie ihr Talisman war.

Margot Friedländer wurde kurz nach dem Ersten Weltkrieg in eine jüdische Familie in Berlin geboren. Ihre Kindheit war von den kulturellen und sozialen Veränderungen der Weimarer Republik geprägt. Doch mit der Machtübernahme der Nationalsozialisten 1933 änderte sich ihr Leben dramatisch. Die Diskriminierung und Ausgrenzung von Jüdinnen und Juden nahmen stetig zu, und Margots Familie geriet zunehmend in Gefahr. Im Jahr 1943 wurden ihre Mutter und ihr Bruder von den Nationalsozialisten deportiert. »Versuche, dein Leben zu machen«, lautete die bewegende Botschaft, die ihr die Mutter hinterließ. Diese Worte prägten Margot Friedländer offensichtlich für den Rest ihres Lebens.

Nach der Deportation ihrer Familie lebte Margot Friedländer mehrere Monate im Untergrund in Berlin, bis auch sie im April 1944 von der Gestapo verhaftet und in das Konzentrationslager Theresienstadt gebracht wurde, wo sie bis zur Befreiung im Mai 1945 überlebte. Trotz der unmenschlichen Bedingungen bewahrte sie ihren Lebenswillen und entwickelte eine außergewöhnliche Resilienz.

Nach der Befreiung emigrierte Margot Friedländer 1946 in die USA. Dort baute sie sich ein neues Leben auf, heiratete und lebte fortan in New York. Über viele Jahre hinweg sprach sie kaum über ihre Erlebnisse während des Holocaust. Erst nach dem Tod ihres

Mannes begann sie, ihre Geschichte öffentlich zu erzählen und auf diese Weise zur Aufarbeitung der NS-Zeit beizutragen.

Im Jahr 2010, also im Alter von 88 Jahren, kehrte Margot Friedländer nach über 60 Jahren in ihre Heimatstadt Berlin zurück. Stellen Sie sich das vor: ein Umzug mit 88 Jahren! Von da an setzte sie sich unermüdlich dafür ein, junge Menschen über die Gräuel des Nationalsozialismus aufzuklären und die Erinnerung an die Opfer wachzuhalten. Ihre Lesungen und Gespräche mit Kindern und Jugendlichen waren geprägt von ihrer Hoffnung, dass zukünftige Generationen aus der Geschichte lernen und sich aktiv gegen Hass und Diskriminierung und für eine gerechtere und menschlichere Welt einsetzen.

Für ihr Engagement erhielt sie zahlreiche Auszeichnungen, unter anderem das Bundesverdienstkreuz (2011), den Verdienstorden des Landes Berlin (2016) und den Bambi in der Kategorie Mut (2024). Die deutsche *Vogue* bildete sie in ihrer Juli/August-Ausgabe 2024 auf dem Titelbild ab, in einem roten Miu-Miu-Mantel. Als junge Frau hatte sie davon geträumt, Schneiderin und Designerin zu werden, und sich deshalb 1936 an einer Berliner Kunstgewerbeschule eingeschrieben.

Margot Friedländer führte ihre Langlebigkeit auf mehrere Faktoren zurück, die sowohl in ihrem Lebensstil als auch in ihrer persönlichen Einstellung begründet lagen, etwa in ihrer psychischen Resilienz und ihrem Lebenswillen. Ihre Fähigkeit, das Leben trotz aller Rückschläge anzunehmen, deutet auf eine außergewöhnliche psychische Widerstandskraft hin, die bekanntlich einen positiven Einfluss auf Gesundheit und Lebensdauer hat. Offenbar war sie in der Lage, die Gräueltaten, die ihr widerfahren waren, auszublenden, wenn nicht sogar zu vergessen. Jedenfalls hat sie über viele ihrer Erlebnisse nie geschrieben oder gesprochen. Auch ihre Arbeit mit Jugendlichen und ihr Einsatz gegen das Vergessen wirkten sich positiv aus: Wissenschaftliche Studien zeigen, dass Sinnhaftigkeit im Leben, besonders im Alter, mit einer besseren Gesundheit und einer längeren Lebensdauer verbunden ist.

Zudem betonte Margot Friedländer stets die Bedeutung von menschlichen Verbindungen. Nach dem Krieg baute sie sich in den USA ein neues Leben auf und lebte über 60 Jahre in einer stabilen Partnerschaft. Die sichere Umgebung half ihr offenbar dabei, Frieden mit ihrer Vergangenheit zu schließen. Auch nach dem Tod ihres Mannes blieb sie einerseits familiär tief verwurzelt und knüpfte andererseits enge Beziehungen zu den Menschen, die ihre Botschaft unterstützten. All das könnte dazu beigetragen haben, langfristigen Stress abzubauen, der oft mit gesundheitlichen Problemen assoziiert ist. Soziale Unterstützung und positive Beziehungen gelten als wichtige Faktoren für ein langes und gesundes Leben.

In Interviews erwähnte Margot Friedländer, dass sie Wert auf ausgewogene Mahlzeiten legte und auch im hohen Alter immer noch mobil und aktiv war, insbesondere durch ihre Vortragsreisen. Typische Risikofaktoren für Herz-Kreislauf- und Krebserkrankungen wie Rauchen oder übermäßigen Alkoholgenuss scheint sie gemieden zu haben. Es ist außerdem möglich, dass sie von einer günstigen genetischen Veranlagung profitiert hat, die sie vor altersbedingten Erkrankungen bewahrt hat. Nicht zuletzt ist ihre positive Lebenseinstellung zu nennen. Sie sagte einmal, dass sie sich trotz der dunklen Zeiten im Leben immer an den schönen Dingen orientierte, etwa an der Natur, der Kunst oder der Musik. Eine solche optimistische Haltung hat nachweislich positive Effekte auf die körperliche und psychische Gesundheit.

4

DIE ALTERUNG DES HERZ-KREISLAUF-SYSTEMS DER FRAU

Unser Herz ist einzigartig und hält selbstständig unseren inneren Rhythmus aufrecht – ein Meisterwerk der Evolution. Während wir uns noch im Mutterleib befinden, beginnt es plötzlich von selbst zu schlagen, anfangs beeindruckende 150 Mal pro Minute und damit etwa doppelt so schnell wie bei einem Erwachsenen. Ab diesem Moment hält es uns unermüdlich am Leben, schlägt bis zu unserem Lebensende durchschnittlich 4200 Mal pro Stunde und damit rund drei Milliarden Mal in unserem gesamten Leben – und zwar ohne dass wir bewusst etwas dafür tun. Doch wie all unsere Organe altert auch unser Herz-Kreislauf-System durch eine Kombination aus strukturellen, funktionellen und molekularen Veränderungen, die sich über die Jahre entwickeln. Das Spannende dabei: Sowohl aufgrund von hormonellen Einflüssen als auch durch genetische und epigenetische Faktoren erleben Frauen und Männer diesen Prozess unterschiedlich.

HERZEN VON FRAUEN UND MÄNNERN ALTERN ANDERS

Frauen sind viele Jahre durch die weiblichen Geschlechtshormone gut vor Herz-Kreislauf-Erkrankungen geschützt. Sie erkranken seltener und im Schnitt zehn Jahre später als Männer. Doch ist ihre Sterblichkeit hierbei fast doppelt so hoch, denn im Alter verändert sich auch ihr Herz. So werden etwa die Wände der Blutgefäße, die sauerstoffreiches Blut fördern, steifer. Dies führt zu einer Erhöhung des systolischen Blutdrucks (der obere Blutdruckwert). Die Systole ist die Phase des Herzzyklus, in der sich der Herzmuskel zusammenzieht und Blut in die Arterien pumpt. In der Diastole hingegen entspannt sich das Herz und füllt sich wieder. Frauen sind im Vergleich zu Männern im Alter anfälliger für diese sogenannte isolierte systolische Hypertonie, die wiederum die Gefäße und das Herz stärker belastet und das Risiko für weitere Herz-Kreislauf-Erkrankungen erhöht. Gleichzeitig nimmt der diastolische Druck, also der Blutdruck während der Entspannungsphase des Herzens, ab, was einen größeren Pulsdruck erzeugt. In der Folge treten bei Frauen häufiger Erkrankungen der kleinen Gefäße (z. B. mikrovaskuläre Dysfunktion) auf, die schwerer zu diagnostizieren sind, wie ich im Verlauf dieses Kapitels noch genauer erklären werde.

Veränderungen des Herz-Kreislauf-Systems im Alter

1. Gefäße:
   - **Verlust der Elastizität:** Mit zunehmendem Alter werden die Gefäßwände steifer, insbesondere in großen Arterien wie der Aorta. Dies führt zu einer Erhöhung des systolischen Blutdrucks (isolierte systolische Hypertonie).
   - **Veränderung der Endothelfunktion:** Die Innenauskleidung der Gefäße, Endothel genannt, produziert weniger Stickstoffmonoxid (NO), was zu einer schlechteren Gefäßrelaxation und einer erhöhten Neigung zur Arteriosklerose führt.
   - **Verkalkung:** Calciumablagerungen in den Gefäßen (Arteriosklerose) beeinträchtigen die Durchblutung und erhöhen das Risiko für koronare Herzkrankheiten.
2. Herz:
   - **Myokardiale Fibrose:** Der Anteil an Kollagen im Herzen nimmt zu, was die Flexibilität des Herzmuskels verringert.

- **Linksventrikuläre Hypertrophie:** Als Reaktion auf den erhöhten Gefäßwiderstand verdickt sich die Wand der linken Herzkammer (Ventrikel), was zu einer diastolischen Dysfunktion führen kann, einer Schwäche während der Entspannungsphase des Herzens.
- **Abnahme der Beta-Rezeptor-Sensitivität:** Die in Muskeln, Leber und Fettgewebe vorkommenden Betarezeptoren vermitteln Veränderungen im Stoffwechsel, wie z. B. unter Stress. Während am Herzen Beta-1-(β1-)Rezeptoren lokalisiert sind, befinden sich an der glatten Muskulatur Beta-2-(β_2-)Rezeptoren. Wenn die Empfindlichkeit mit den Lebensjahren abnimmt, können sich Patienten nicht mehr an bestimmte Belastungssituationen anpassen und reagieren nicht mehr so gut auf Medikamente, die gegen Bluthochdruck und Herzrhythmuserkrankungen eingesetzt werden.
- **Verlangsamung der Erregungsleitung:** Altersbedingte Veränderungen in den Schrittmacherzellen können Arrhythmien wie Vorhofflimmern fördern.

3. Blutdruck:
   - Mit dem Alter steigt tendenziell der systolische Blutdruck, während der diastolische Druck oft abnimmt, was eine breitere Pulsdruckdifferenz erzeugt.
4. Mikrozirkulation:
   - Kapillaren verlieren an Dichte und Funktion, was die Versorgung des Gewebes mit Sauerstoff und Nährstoffen beeinträchtigt.

Mit zunehmendem Alter kommt es zu Kalkablagerungen in den Gefäßen. Dies nennt man Arteriosklerose. Die Durchblutung kann hierdurch beeinträchtigt werden, und das Risiko für die Herzkranzgefäßerkrankung steigt. Während Männer diese Krankheit typischerweise in jüngeren Jahren entwickeln (koronare Herzkrankheit [KHK], Herzinfarkt), erkranken Frauen meist nach der Menopause (etwa sieben bis zehn Jahre später als Männer). Vor der Menopause profitieren Frauen vom Östrogen: Es verbessert die Endothelfunktion und fördert die Produktion von Stickstoffmonoxid (NO). Entzündungen werden reduziert. Mit Eintritt in die Menopause verringert sich die schützende Wirkung des Östrogens. Damit produziert das Endothel weniger Stickstoffmonoxid. Die Elastizität und Entspannung der Gefäße nehmen ab; die Wahrscheinlichkeit, dass eine Arteriosklerose entsteht, steigt. Während bei Männern vorrangig die großen Herzkranzgefäße betroffen sind, stehen bei Frauen eher die kleinen Gefäßverzweigungen der Kranzgefäße im Vordergrund.

Die Herzmuskelzellen altern bei Männern wie Frauen. Der Zelltod ist vorprogrammiert. Als Gegenregulation setzt ein Umbau ein, die sogenannte reaktive Hypertrophie. Dadurch altern die Gefäße älter werdender Frauen möglicherweise schneller. Gefäßerkrankungen betreffen Männer eher in jüngeren Jahren; im höheren Lebensalter ist ihr Herz-Kreislauf-System nicht mehr so anfällig.

Altert das Herz, bilden sich mehr Kollagenfasern am Herzen. Eine abnehmende Flexibilität des Herzmuskels ist die Folge. Mit zunehmendem Alter reagiert das Herz weniger effizient auf Stress im Sinne der reduzierten Anpassungsfähigkeit an Belastungen. Bestimmte Alterungserscheinungen am Herzmuskel und an Gefäßen treten vor allem bei Frauen auf: Ab dem 50. Lebensjahr entwickeln Frauen am Herzen eine Wandverdickung des Herzmuskels. Die Konsequenz ist, dass der Herzmuskel steifer wird und größere Umbauprozesse des Herzens (kardiales Remodeling) stattfinden.

Im Vordergrund bei Frauen steht hierbei das sogenannte konzentrische Remodeling: Das bedeutet, der Herzmuskel verdickt sich »nach innen«, in Richtung Ventrikel (Herzkammer). Das kann zu einer gestörten Entspannung, der diastolischen Dysfunktion, führen. Bei Frauen bleibt die Pumpfunktion häufig gut erhalten, und trotzdem leiden sie unter Herzschwäche; sie neigen dabei eher zu einer

Herzinsuffizienz mit erhaltener Ejektionsfraktion (HFpEF), während Männer häufiger Herzinsuffizienz mit reduzierter Ejektionsfraktion entwickeln, das heißt, ihr Herz pumpt das Blut nun weniger effizient. Sowohl das konzentrische Remodeling als auch die diastolische Dysfunktion führen bei älteren Frauen selbst bei normaler Pumpfunktion öfter zu Herzschwäche als bei gleichaltrigen Männern:

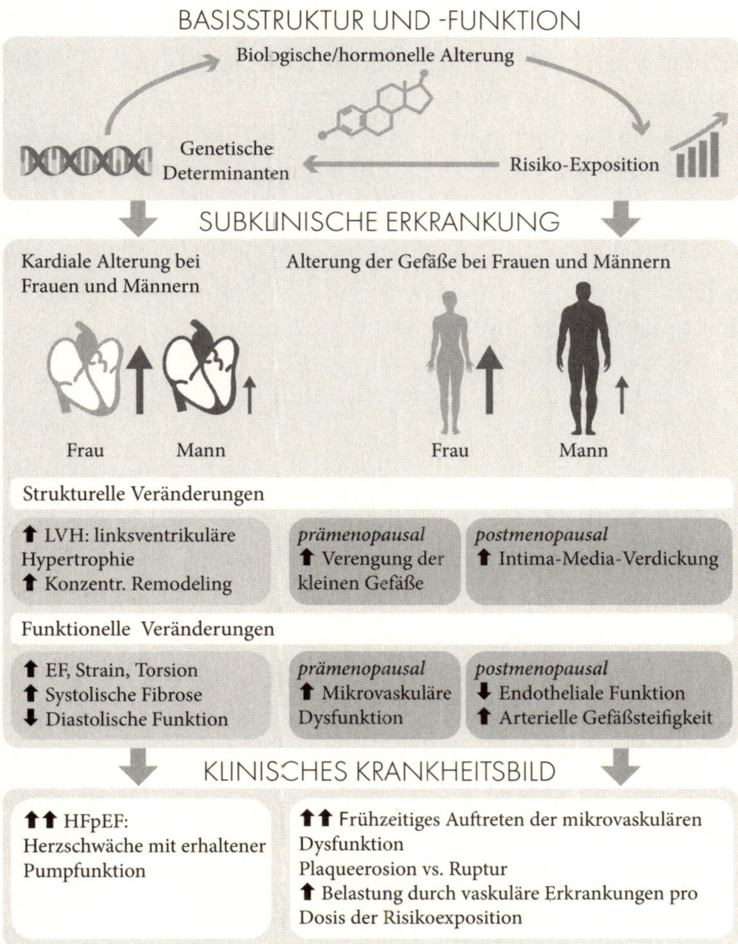

EF: Ejektionsfraktion, myokardialer Strain: Ausdruck der Verkürzung bzw. Verdickung eines Muskelsegments zwischen Enddiastole und Endsystole.

WENN DAS HERZ ALTERT – RISIKEN FÜR DAS HERZ UND SEINE GEFÄSSE BEI FRAUEN

Die klassischen Risikofaktoren für Herz-Kreislauf-Erkrankungen sind neben Bluthochdruck und Diabetes mellitus die Fettstoffwechselstörung und das Rauchen. Diese Risikofaktoren gelten zwar für Männer und Frauen gleichermaßen, spielen bei der Entwicklung der Arteriosklerose je nach Geschlecht jedoch eine unterschiedlich starke Rolle. So wirken bei Frauen Bluthochdruck und Zuckerkrankheit als Risikofaktor am stärksten.

Ist ein ungesunder Lebensstil über viele Jahre und Jahrzehnte zur Gewohnheit geworden, können sich Bluthochdruck und Diabetes entwickeln und fallen oft erst dann auf, wenn die Gefäße von Herz, Gehirn und Extremitäten bereits geschädigt sind. Die gute Nachricht ist: Durch eine Veränderung des Lebensstils kann solchen Erkrankungen vorgebeugt und damit das Herzinfarktrisiko gesenkt werden. Mit anderen Worten: Wir können es zum Teil mitgestalten und beeinflussen, wie viele gesunde Lebensjahre wir unserem Herzen und unseren Gefäßen schenken.

Unsere Geschlechtshormone und besonders das Östrogen erweisen uns über unsere Phase der Gebärfähigkeit einen außerordentlichen Dienst: Sie halten die Gefäße geschmeidig und frei von Ablagerungen, regulieren den Blutdruck und unseren Zucker- und Fettstoffwechsel. So sind Frauen viele Jahre gut vor Herz-Kreislauf-Erkrankungen geschützt. Ab dem 45. Lebensjahr nehmen die Hormonspiegel im Durchschnitt langsam ab, und dieser Schutz lässt nach. In der Folge büßen wir unseren biologischen Vorteil gegenüber den Männern ein, und Risikofaktoren und in der Folge Herz-Kreislauf-Erkrankungen können sich leichter entwickeln als zuvor.

Inzwischen sind geschlechtsspezifische und unterschätzte Risiken hinzugekommen:

RISIKOFAKTOREN FÜR DIE ENTWICKLUNG VON HERZ-KREISLAUF-ERKRANKUNGEN BEI DER FRAU

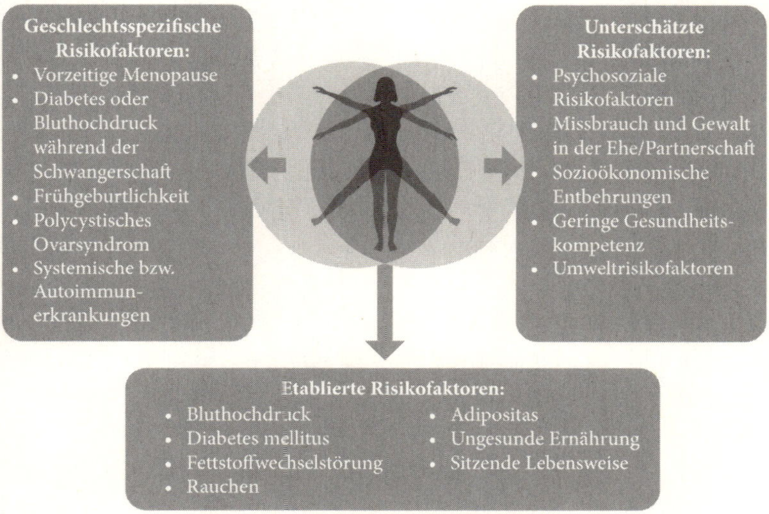

Vor allem Stress ist für Frauen ein relevanter Risikofaktor, denn sie reagieren viel stärker darauf als Männer.

Zucker: Wie süße Versuchung zur stillen Gefahr wird

Die Zahl der Männer und Frauen mit Diabetes hat allein von 2017 bis 2020 hierzulande um 25 Prozent zugenommen. Laut dem Deutschen Gesundheitsbericht Diabetes 2023 sind mehr als 8,5 Millionen Menschen in Deutschland zuckerkrank, die Dunkelziffer liegt vermutlich viel höher. An einer Vorstufe des Diabetes (Prädiabetes) leiden im europäischen Raum etwa 40 Prozent der älteren Bevölkerung.

Das weibliche Geschlechtshormon Östrogen bietet uns Frauen wie gesagt lange einen natürlichen Schutz gegenüber Diabetes. Es fördert nämlich die Freisetzung von Zucker aus den Speichern in der Leber und hemmt so die Fetteinlagerung in der Leber. Zudem beeinflusst es die Sekretion des Hormons Glucagon-like-Peptide 1 (GLP-1), jenes Hormons, das den Blutzuckerspiegel reguliert, und beschleunigt somit die Insulinfreisetzung. Neuere Zuckermedikamente hemmen dieses Hormon GLP-1. Sie wirken bei Frauen gut.

Bei Diabetikerinnen liegen oft ungünstigere Krankheitskombinationen vor wie Übergewicht, chronische Entzündung, Veränderungen im Gerinnungssystem und Gefäßveränderungen. Als kardiovaskulärer Risikofaktor ist die Zuckerkrankheit bei der Frau viel schwerwiegender im Hinblick auf die Entwicklung von Herz- und Gefäßerkrankungen als beim Mann: Das altersabhängige Risiko bei Diabetikern steigt um das Drei- bis Vierfache; bei Diabetikerinnen erhöht es sich um das Fünf- bis Siebenfache. Diabetikerinnen erkranken nicht nur häufiger, sondern auch stärker an Herz-Kreislauf-Beschwerden.

Übrigens entsteht Diabetes nicht nur durch »falsche« Ernährung. Mehrfachbelastung sowie Schlafmangel sind vertraute Begleiter im Leben einer berufstätigen Frau, die Kinder und unter Umständen weitere Familienangehörige betreut. Sie verursachen in bestimmten Lebensphasen Stress und begünstigen die Entstehung eines Diabetes.

Bei Frauen wird häufiger eine gestörte Glukosetoleranz beobachtet, bei Männern liegt eher ein erhöhter Nüchternblutzuckerspiegel vor. Wahrscheinlich spielen bei Frauen mit gestörter Glukosetoleranz die geringere Körpergröße sowie eine verlängerte Zuckeraufnahme aus dem Darm eine entscheidende Rolle.

Zu Beginn eines Prädiabetes ist der Nüchternblutzucker bei Frauen häufig im Normbereich und bleibt auch längerfristig auf diesem Niveau. Eine sogenannte postprandiale Messung, also zwei Stunden nach dem Essen, kann die gestörte Glukosetoleranz darum eher diagnostizieren als die Nüchternmessung. Frauen mit Schwangerschaftsdiabetes, Polyzystischem Ovarsyndrom (PCOS) oder höherem Androgenspiegel besitzen in späteren Lebensjahren ein deutlich höheres Risiko, an Typ-2-Diabetes zu erkranken.

Nun fragen Sie, liebe Leserin, sich wahrscheinlich: *Warum schreibt die Autorin das? Meine Schwangerschaften liegen so viele Jahre zurück.* An Diabetes im Alter denkt zum Zeitpunkt der Schwangerschaft natürlich niemand, und auch die Diagnosestellung liegt nicht sofort auf der Hand. Studien haben allerdings gezeigt, dass nach Schwangerschaftsdiabetes eine gestörte Glukosetoleranz meist ausschließlich durch den oralen Glukosetoleranztest gefunden wurde.

Des Weiteren zeigen diese Stoffwechselstudien, dass insbesondere bei Frauen im Rahmen der Behandlung seltener optimale Werte für Langzeit-Blutzucker (HbA1c-Wert), aber auch für LDL-Cholesterin (dazu kommen wir gleich) und Blutdruck erreicht werden. Die Ursachen sind unklar. All diese Aspekte zeigen jedoch, dass Diabetes bei Frauen als Risikofaktor für die Entwicklung verschiedener Herz-Kreislauf-Erkrankungen, wie Herzinfarkt, Herzinsuffizienz und Schlaganfall, schwerwiegender ist als bei Männern.

Cholesterin & Co.: Was Frauen in der Lebensmitte über ihre Blutfette wissen sollten

Fette, die über die Nahrung aufgenommen werden, liefern nicht nur Energie, sondern sind wichtige Bausteine, zum Beispiel für Zellen und die Hormonproduktion. Die beiden wichtigsten Blutfette sind Cholesterin und Triglyceride. Die kennen Sie! Das Cholesterin wird im Blut an spezielle Eiweiße, die sogenannten Lipoproteine, gebunden und damit im Körper verteilt. Man unterscheidet das »gute« Cholesterin, das High-Density-Lipoprotein (HDL) vom »schlechten« Cholesterin, dem Low-Density-Lipoprotein (LDL).

Die Messung der beiden Cholesterinwerte im Blut und ihr Verhältnis zueinander können das Risiko für Gefäßerkrankungen ausdrücken. Auch das Non-HDL-C, das Gesamtcholesterin ohne HDL-C, gilt als Prädiktor. Es erfasst zusätzlich Fettpartikel mit einer geringen Dichte, sogenannte Very-Low-Density-Lipoproteine

(VLDL). Sie transportieren Triglyceride, eine Verbindung aus Glycerin mit drei Fettsäuren. VLDL erhöhen ebenfalls das Risiko für Herz-Kreislauf-Erkrankungen. Dann gibt es noch das Lipoprotein (a). Da hohe Lp(a)-Werte insbesondere bei Frauen das Risiko für Herz-Kreislauf-Erkrankungen erhöhen können, ist eine gezielte Messung mindestens einmal im Leben wichtig, dazu später mehr. Sofern keine anderen Risikofaktoren bestehen, sind die folgenden Blutfettwerte normal.

Normalwerte der Blutfette

Gesamtcholesterin: < 200 mg/dl (< 5,2 mmol/l)
HDL: > 50 mg/dl (1,3 mmol/l) (Männer: 40 mg/dl; 1,0 mmol/l)
LDL: < 116 mg/dl (< 3,0 mmol/l)
Triglyceride: < 150 mg/dl (< 1,7 mmol/l)
Non-HDL-C: < 130 mg/dl
Lipoprotein (a): < 30 mg/dl, < 75 nmol/l

Als kardiovaskulärer Risikofaktor sind erhöhte Blutfette (Hyperlipidämie) für beide Geschlechter relevant. Die Veranlagung für erhöhte Blutfette kann vererbt werden, sodass schon junge Menschen unter 40 Jahren einem erhöhten Risiko für Arteriosklerose, Herzinfarkt und Schlaganfall ausgesetzt sind. Eine Ernährungsumstellung mit Verzicht auf tierisches Fett und Verzehr von pflanzlichen Fetten in Kombination mit Ausdauersport und Gewichtsreduktion kann bereits einen positiven Effekt haben. Die zusätzliche Einnahme von Cholesterinsenkern wirkt vorbeugend und schützt Herz und Gefäße.

Für Hochrisikopatienten, die nach einem Schlaganfall oder Herzinfarkt trotz cholesterinsenkender Medikation ein zweites kardiovaskuläres Ereignis erleiden, sollte der LDL-Wert laut aktualisierter Leitlinien der European Society of Cardiology (ESC) und

European Atherosclerosis Society (EAS) bei unter 55 mg/dl (1,4 mmol/l) liegen.

Schauen wir uns die einzelnen Blutfette und die geschlechtsspezifischen Unterschiede einmal im Detail an.

Das »böse« Cholesterin

Bei Frauen ändern sich die Blutfettwerte mit Eintritt in die Wechseljahre. Mit Abnahme der Geschlechtshormonspiegel steigen Gesamt- und LDL-Cholesterin (das ist der »schlechte« Cholesterinanteil) durchschnittlich um 10 Prozent. Circa 55 bis 60 Prozent der Erwachsenen in Deutschland weisen erhöhte Cholesterinwerte auf. Häufig handelt es sich um eine Mischung aus verschiedenen Faktoren, die dazu führen: Jüngere Frauen verfügen über mehr Muskulatur und treiben öfter und ausdauernder Sport. Das verbraucht viele Kalorien. Der Monatszyklus samt Eisprung verbraucht ebenfalls Kalorien (etwa ein Drittel unseres Gesamtkalorienverbrauches!). Das Gewicht bleibt damit stabil, die Blutfettspiegel werden (bei ausgewogener und gesunder Ernährung) konstant niedrig gehalten. Vor allem dem weiblichen Hormon Östrogen kommt hier große Bedeutung zu, wie Sie inzwischen wissen, denn es hat einen direkt positiven Einfluss auf das Cholesterin, und auch der Zuckerstoffwechsel wird durch Östrogene reguliert. Mit sinkendem Östrogenspiegel fällt dieser positive Einfluss und damit der Gefäßschutz weg.

Doch obwohl gerade bei Frauen cholesterinsenkende Medikamente in jedem Alter, auch noch über 70 Jahre, sehr gut wirken – sie senken das kardiovaskuläre Risiko um 46 Prozent, bei Männern nur um 20 Prozent –, werden Patientinnen seltener Cholesterinsenker verschrieben. Und selbst wenn sie Cholesterinsenker einnehmen, erreichen Frauen seltener die angestrebten Ziel-LDL-Werte. Dafür sorgt der Gender Bias, also die kognitive Verzerrung beziehungsweise das Vorurteil aufgrund des Geschlechts.

Frauen

- bekommen Cholesterinsenker seltener verschrieben,
- nehmen sie seltener und unregelmäßiger ein, weil die Nebenwirkungsquote größer ist und die Nebenwirkungen stärker sind,
- werden seltener in eine Spezialsprechstunde überwiesen.

Triglyceride

Besonders gefährlich für das Frauenherz ist ein erhöhter Triglyceridspiegel, der sich bei etwa 15 Prozent der deutschen Erwachsenen findet. Hohe Triglyceridwerte können auf ein erhöhtes Risiko für arteriosklerotische Erkrankungen wie Herzinfarkt oder Schlaganfall hindeuten.

Lipoprotein (a)

Lipoprotein (a) ist ein Fetttransportmolekül. Seine Menge im Blut ist zu circa 80 Prozent angeboren und kann bislang wenig bis gar nicht durch Ernährungsumstellung beeinflusst werden. Daher empfiehlt sich die Messung des Lp(a)-Werts einmal im Leben jedes Erwachsenen.

Frauen haben tendenziell ähnliche oder geringfügig höhere Lp(a)-Spiegel als Männer.

Allerdings steigt der Lp(a)-Spiegel bei ihnen häufig nach der Menopause an, was mit dem Verlust des östrogenbedingten Schutzes zusammenhängt. Daher sollte er in dieser Lebensphase oder später erneut gemessen werden, denn hohe Lp(a)-Werte über 180 mg/dl (> 430 nmol/l) beeinflussen vor allem bei Frauen kardiovaskuläre Erkrankungen negativ:

- **Atherosklerose:** Lp(a) verstärkt die LDL-Ablagerung in den Gefäßwänden. Es stimuliert proinflammatorische Prozesse und begünstigt die Bildung von Blutgerinnseln.
- **Herzinfarkt und Schlaganfall:** Frauen mit erhöhten Lp(a)-Spiegeln haben ein signifikant höheres Risiko für Herzinfarkt,

spontane Koronardissektionen sowie ischämischen Schlaganfall. Lp(a) fördert die Bildung von Blutgerinnseln und entzündlichen Prozessen, die die zerebrale Durchblutung beeinträchtigen. Das Besondere hierbei ist, dass Lp(a)-assoziierte Schlaganfälle oft bei jüngeren Patienten auftreten.

- **Periphere arterielle Verschlusskrankheit (pAVK):** Hohe Lp(a)-Spiegel fördern Verengungen in den Arterien der Extremitäten, die zu Schmerzen und Durchblutungsstörungen führen.
- **Klappenerkrankungen:** Erhöhte Lp(a)-Spiegel sind mit einer Aortenklappenverkalkung assoziiert, was im Alter besonders bei Frauen häufiger diagnostiziert wird.
- **Plötzlicher Herztod:** Lp(a) erhöht das Risiko für plötzlichen Herztod (PHT), insbesondere durch die Förderung von atherosklerotischen und thrombogenen Prozessen sowie durch die Beeinträchtigung der Herzfunktion über Arrhythmien und Klappenerkrankungen.
- **Thrombose und Embolien:** Lp(a) ist strukturell ähnlich zu Plasminogen, einem Molekül, das die Blutgerinnung reguliert. Es konkurriert mit Plasminogen und behindert so den Abbau von Blutgerinnseln. Betroffene haben dadurch ein erhöhtes Risiko für Venenthrombosen, also für Blutgerinnsel in den tiefen Venen, sowie für Thromboembolien, die Verschleppung von Blutgerinnseln, etwa in die Lunge (Lungenembolie).
- **Chronische Nierenerkrankungen (CKD):** Hohe Lp(a)-Spiegel sind mit einer schnelleren Progression chronischer Nierenerkrankungen sowie mit einem höheren Risiko für Nierenversagen assoziiert, denn Lp(a) verstärkt die Atherosklerose in den Nierenarterien, was die Durchblutung der Nieren verschlechtert.
- **Multiple Sklerose (MS):** Einige Studien zeigen, dass Lp(a) über entzündungsfördernde Prozesse mit der Progression von MS assoziiert sein könnte.
- **Vaskuläre Demenz:** Chronisch hohe Lp(a)-Spiegel können die

zerebrale Mikrozirkulation beeinträchtigen, was das Risiko für vaskuläre Demenz erhöht – nach der Alzheimer-Krankheit die zweithäufigste Demenzform.

- **Homozygote Hyperlipoproteinämie(a):** Dies ist eine selten vorkommende, genetisch bedingte Erkrankung, bei der extrem hohe Lp(a)-Spiegel vorliegen, die zu frühzeitiger Atherosklerose führen. Patienten entwickeln oft schon in jungen Jahren schwere Herz-Kreislauf-Erkrankungen.
- **Lipoprotein(a)-assoziierte Atherothrombose:** Auch diese Erkrankung, bei der extrem hohe Lp(a)-Spiegel wiederholte thrombotische Ereignisse verursachen, tritt nur selten auf.

Ich möchte Ihnen mit der Aufzählung der Erkrankungen und Beschwerden, die mit einem zu hohen Lp(a)-Spiegel einhergehen, keine Angst machen, liebe Leserin. Aber es erscheint mir sinnvoll, Sie darüber aufzuklären, dass dieses Fetttransportmolekül existiert und Einfluss auf unsere (Herz-)Gesundheit hat. Die Mehrheit der Bevölkerung weist Lp(a)-Werte im Normalbereich auf; lediglich 20 Prozent haben Lp(a)-Werte höher als 50 mg/dl. Ein Test kann Aufschluss darüber geben, ob die eigenen Lp(a)-Werte erhöht sind. Sie sollten Ihren Lp(a)-Spiegel messen lassen, wenn

- bei Ihnen eine Familienanamnese für vorzeitige kardiovaskuläre Erkrankungen vorliegt,
- Sie von einem zu hohen Cholesterinspiegel im Blut betroffen sind (Hypercholesterinämie), der auf Standardtherapien nicht anspricht, oder wenn
- Sie an Aortenklappenverkalkung oder ischämischen Schlaganfällen ohne klassische Risikofaktoren leiden.

Lp(a)-Spiegel > 30 mg/dl (> 75 nmol/l) gelten als erhöht und werden mit einem signifikanten kardiovaskulären Risiko assoziiert. Sind Sie davon betroffen, können Sie gezielte Therapiemöglichkeiten in Betracht ziehen. Da die Menge an Lp(a) im Blut wie erwähnt zu einem hohen Prozentteil genetisch bedingt ist, beeinflussen Lebensstiländerungen wie Ernährung, Bewegung oder Raucherentwöhnung den Lp(a)-Spiegel nicht signifikant; dennoch sind diese Maßnahmen für die allgemeine kardiovaskuläre Gesundheit wichtig. Führen Sie zudem regelmäßige ärztliche Kontrollen zur Früherkennung von Atherosklerose und Klappenerkrankungen durch. Es gibt keine spezifische, von Leitlinien empfohlene medikamentöse Therapie zur Senkung von Lp(a), aber folgende Ansätze können helfen:

Therapiemöglichkeiten zur Senkung von Lipoprotein (a) im Blut

- **lipidsenkende Therapien:** PCSK9-Inhibitoren (zum Beispiel Alirocumab, Evolocumab) können Lp(a)-Spiegel um etwa 20 bis 30 Prozent senken. Statine sind zwar Fettsenker und senken auch das Gesamt-LDL, haben aber kaum Einfluss auf Lp(a).
- **Hormonersatztherapie (HRT):** Östrogene können Lp(a)-Spiegel bei postmenopausalen Frauen senken, sollten jedoch nur bei spezifischen Indikationen eingesetzt werden (dazu mehr in Kapitel 6).
- **neue Medikamente:** Seit 2025 gibt es weitere medikamentöse Ansätze, um die Lp(a)-Spiegel zu senken, darunter Antisense-Oligonukleotide (beispielsweise Pelacarsen), Antikörpertherapie, Lp(a)-Synthesehemmer Muvalaplin (oral verfügbar). Ein weiteres Medikament in der Erprobung ist die small-interfering RNA (siRNA) Olpasiran.
- **antithrombotische Therapien:** Bei Frauen mit hohem Lp(a) und erhöhter Thromboseneigung könnten Thrombozytenaggregationshemmer (etwa ASS) hilfreich sein.

Rauchen und der Einfluss auf den weiblichen Körper

Laut den Ergebnissen des Mikrozensus 2021 des Statistischen Bundesamtes rauchen in Deutschland etwa 4,2 Prozent der Frauen im Alter von 65 bis unter 70 Jahren. In der Altersgruppe der 70- bis unter 75-Jährigen sind es 3,0 Prozent, und bei Frauen ab 75 Jahren sinkt der Anteil auf 1,3 Prozent.

Diese Daten zeigen, dass der Anteil rauchender Frauen mit zunehmendem Alter abnimmt. Ist das nicht wunderbar? Rauchen ist allerdings in jedem Alter gesundheitsschädigend und lässt das Risiko für zahlreiche Erkrankungen steigen. So verdoppelt bis verdreifacht sich bei Raucherinnen das Risiko für Herz-Kreislauf-Erkrankungen. Wissenschaftlich nachgewiesen ist zudem, dass Raucherinnen etwa drei Jahre früher in die Wechseljahre kommen.

Hören Sie bitte mit dem Rauchen auf! Der Körper dankt es einem sogar recht schnell: Das Risiko, eine Thrombose beziehungsweise eine Herz-Kreislauf-Erkrankung zu entwickeln, sinkt bereits nach einem Jahr Nikotinverzicht um die Hälfte. Ein Rauchstopp lohnt sich also immer – und in jedem Alter.

Autoimmunerkrankungen einschließlich Rheuma sind weiblich

Biologisch bedingt haben Frauen ein stärkeres Immunsystem als Männer (Sie erinnern sich an das doppelte X-Chromosom). Allerdings ändert sich der Immunschutz durch die hormonellen Veränderungen in den Wechseljahren. So sind Frauen nach der Menopause anfälliger für Autoimmunerkrankungen. Bei Autoimmunerkrankungen erkennt das körpereigene Immunsystem fälschlicherweise eigene Zellen und Gewebe nicht als eigen, sondern als fremd, und es werden Antikörper gegen eigenes Gewebe oder eigene Organe gebildet. Autoimmunerkrankungen gelten daher als typisch weibliche Erkrankungen. Mit circa 78 Prozent sind mehr als drei Viertel aller von einer Autoimmunerkrankung betroffenen Menschen Frauen.

Zu den Autoimmunerkrankungen gehören u. a. Hashimoto-Thyreoiditis, rheumatoide Arthritis, chronisch entzündliche Darmerkrankungen wie Morbus Crohn und Colitis ulcerosa, systemischer Lupus erythematodes und Multiple Sklerose.

Autoimmunerkrankungen gehen mit einem erhöhten Risiko für Herz-Kreislauf-Erkrankungen einher; für Schlaganfall und Herzinfarkt besteht sogar ein doppelt so hohes Risiko. Nach den US-amerikanischen Richtlinien erhalten Frauen mit rheumatischen und Autoimmunerkrankungen daher präventiv ab Diagnosestellung Aspirin und ein Statin (Fettsenker).

Aber warum sind Frauen so stark betroffen? Auch hier kommen wieder die weiblichen Hormone ins Spiel. Forschern fiel schon früh auf, dass Autoimmunerkrankungen bei Frauen vor allem in oder nach hormonellen Umstellungsphasen wie Pubertät, Schwangerschaft oder Menopause entweder vermehrt auftreten oder aber sich die Symptome abmildern. Östrogen kann Entzündungsmediatoren direkt beeinflussen. Es kämpft einerseits gegen Infektionen und verstärkt andererseits Autoimmunreaktionen. Das scheint evolutionsbiologisch in der Schwangerschaft wichtig zu sein, um das sich entwickelnde Lebewesen zu schützen.

Blicken wir auf einen weiteren Risikofaktor für Herz-Kreislauf-Erkrankungen: die Herkunftsfamilie.

Positive Familienanamnese

Bei der Familienanamnese ist es wichtig zu erfahren, ob Eltern oder Geschwister der Patientin an Herz-Kreislauf-Erkrankungen leiden oder litten. In diesen Fällen besteht nämlich auch für die Patientin ein erhöhtes Risiko, insbesondere dann, wenn männliche Verwandte ersten Grades, also Vater oder Brüder, im Alter von unter 55 Jahren an einer relevanten Herz-Kreislauf-Erkrankung erkrankt sind oder weibliche Verwandte ersten Grades, also Mutter oder Schwestern, im Alter von unter 65 Jahren.

Eine positive Familienanamnese in Verbindung mit typischen oder atypischen Symptomen sollte bei Frauen daher besonders ernst genommen werden, selbst wenn verschiedene Messwerte ein niedriges Risiko für Herzkrankheiten anzeigen. Auch geschlechtsspezifische genetische Ausprägungen (z. B. mitochondriale Vererbung, X-chromosomale Effekte) könnten relevant sein und sollten im Einzelfall untersucht werden.

ANTI-AGING: BLUTDRUCKREGULATION BEI DER FRAU

Millionen Menschen im deutschsprachigen Raum leiden an Bluthochdruck, Diabetes mellitus und sehr hohen Cholesterinspiegeln. Bluthochdruck ist unter den Herz-Kreislauf-Erkrankungen die Todesursache Nummer eins bei Frauen. Frauen haben bis zu den Wechseljahren im Vergleich zu Männern einen gesünderen und niedrigeren Blutdruck. Wenn die weiblichen Hormonspiegel ab Mitte 40 sinken, verdoppelt sich bei Frauen jedoch das Risiko für Bluthochdruck. Bei mehr als der Hälfte der Frauen gilt das schon kurz nach der Menopause. Bei Frauen, die unter Schwangerschaftskomplikationen litten, besteht ebenfalls ein erhöhtes Risiko für die Entwicklung von Bluthochdruck. Dieser kann darüber hinaus an die Tochter vererbt werden. Bluthochdruck ist damit der wichtigste Risikofaktor bei Frauen ab dem 35. Lebensjahr. Die optimale Einstellung des Blutdrucks ist daher essenziell. Der erste Wert sollte bei Frauen idealerweise unter 130 mmHg liegen, der zweite unter 90 mmHg. 77 Prozent der Frauen mit Bluthochdruck sind postmenopausal.

Von Bluthochdruck oder arterieller Hypertonie unter Frauen spricht man bei Blutdruckwerten anhaltend über 130/90 mmHg, bei Männern über 140/90 mmHg. Nach Angaben der Deutschen Hochdruckliga e. V. haben hierzulande 20 bis 30 Millionen Menschen

Bluthochdruck. Bei den Frauen nach der Menopause ist es mehr als die Hälfte der 60- bis 69-Jährigen. Jede dritte Frau über 35 Jahre, die die Pille nimmt und raucht, kann betroffen sein.

Diese hohen Werte sind ernst zu nehmen, denn die Gefahr besteht darin, dass wir Bluthochdruck jahrelang nicht spüren. Es bestehen keine Beschwerden, die Patientinnen fühlen sich sogar sehr gut. Die Diagnose Hypertonie wird häufig erst dann gestellt, wenn Patientinnen mit folgenden Beschwerden in die Praxis kommen:

- Kopfschmerzen (auch nachts)
- Schwindel
- Nasenbluten
- Herzklopfen
- allgemeines Unwohlsein
- Unruhe, Nervosität
- Schmerzen
- Müdigkeit

Ein rechtzeitig diagnostizierter chronisch zu hoher Blutdruck kann durch Veränderungen in der Lebensweise, mit Bewegung und/oder Medikamenten gut therapiert werden. Leider erhalten Frauen im Gegensatz zu Männern oft nicht die in den Leitlinien empfohlene Therapie. Das liegt unter anderem daran, dass zu wenige Frauen in Studien zum Bluthochdruck eingeschlossen sind. So waren etwa in der SPRINT-Studie (Systolic blood pressure intervention trial) von 2015 nur 36 Prozent Frauen, zudem wurde diese Gruppe auch nur kurz nachbeobachtet. Eine 2021 publizierte US-amerikanischer Studie stellte fest, dass Frauen bei einem Anstieg des systolischen Blutdruckwertes um 10 mmHg ein höheres Risiko für schwere Herz-Kreislauf-Erkrankungen haben als Männer mit dem gleichen Blutdruckanstieg. Doch wie genau reguliert der weibliche Körper den Blutdruck? Und warum gerät diese Regulation im Alter oft aus der Balance?

Warum der Blutdruck bei Frauen im Alter steigt und wie der Körper darauf reagiert

Ein neu auftretender Bluthochdruck in oder nach den Wechseljahren betrifft mehr als drei Viertel der Frauen: Bei 77 Prozent der in der BEFRI-Studie (Berliner Frauen-Risikoevaluation) untersuchten Frauen in postmenopausalem Alter liegt Bluthochdruck vor. Im Umkehrschluss heißt das, dass 23 Prozent der Frauen mit Bluthochdruck schon in jüngeren Jahren erkranken und frühzeitig gefährdet sind.

Die Untersuchungsergebnisse der BEFRI-Studie an 1000 Frauen im Alter zwischen 25 und 75 Jahren zeigten, dass bei 45 Prozent die arterielle Gefäßfunktion gestört war und/oder die Gefäßwände steifer waren. Diese Veränderungen treten oft schon viele Jahre vor einem manifesten Bluthochdruck auf und bleiben oft unerkannt. Bluthochdruck gilt als eine stille Krankheit, da er über viele Jahre hinweg keine Beschwerden verursacht und unbemerkt bleibt. Unbehandelt kann er das Risiko für Schlaganfall, Hirnblutung, Herzinfarkt, Nierenfunktionsstörung, Demenz oder Sehstörungen, insbesondere in Verbindung mit Diabetes, erhöhen.

Deshalb mein herzlicher Rat an Sie: Messen Sie regelmäßig Ihren Blutdruck! Je früher Veränderungen erkannt werden, desto früher kann eine effektive Gegenmaßnahme ergriffen werden.

Verantwortlich für den postmenopausalen Bluthochdruck ist in erster Linie der absinkende Östrogenspiegel. Bis zur Menopause sind Frauen gegen Herz-Kreislauf-Erkrankungen vor allem durch Östrogen gut geschützt. Zusätzlich können Übergewicht, Schlafstörungen oder Ängste während der Wechseljahre das Risiko für die arterielle Hypertonie steigern. Frauen werden in dieser Lebensphase stressanfälliger, oder anders ausgedrückt: Die Stressresistenz nimmt ab.

Bluthochdruck sollte immer konsequent behandelt werden, um die oben genannten Gefahren zu senken. Das ist umso wichtiger, als Frauen älter werden als Männer und darum auch länger mit den Folgen eines eventuellen Geschehens (Herzinfarkt, Schlaganfall) leben müssen – und das oft allein und ohne Hilfe. Das mögen Sie als Leserin vielleicht nicht gerne hören – und ich als Autorin nicht schreiben –, doch leider ist es die Realität. Und ich finde, es ist besser, der Realität ins Auge zu blicken, um rechtzeitig vorsorgen zu können.

Geschlechtsspezifische Unterschiede beim Blutdruck

Mit steigendem Lebensalter steigt der Blutdruck an, vor allem, wenn sich gleichzeitig eine Fettstoffwechselstörung oder ein Diabetes entwickelt. Eine Ursache besteht darin, dass die Blutgefäße der Frau generell elastischer sind im Vergleich zu denen der Männer, zumindest in jungen Jahren. Mit Abnahme des Östrogenspiegels nimmt die Elastizität ab, und die Gefäßsteifigkeit nimmt zu, und zwar schneller als bei Männern gleichen Alters. Dadurch steigt ab dem 45. Lebensjahr das Risiko für Bluthochdruck. Bis er manifest wird, sind viele Frauen aber bereits 65 Jahre alt. Männer leiden häufig schon vor dem 45. Lebensjahr darunter.

Frauen verfügen bei etwa gleicher Herzleistung über eine deutlich höhere Herzfrequenz in Ruhe. Darüber hinaus besteht bei Frauen eine übermäßige pulsatile Last (Pulsdruck), je älter sie sind beziehungsweise werden.

Aber was ist der Pulsdruck? Auf Basis unseres Herzschlags entstehen Pulswellen in den Blutgefäßen. Diese erzeugen den Blutdruck (Systole und Diastole). Wie das Lebensalter steigt, so erhöht sich auch der Blutdruck. Hingegen sinkt der diastolische Blutdruck ab dem 50. Lebensjahr. Es gibt bei über 75 Prozent der über 70-Jährigen die sogenannte isolierte systolische Hypertonie. Hierbei nimmt die Durchblutung in den Herzkranzgefäßen sowie in den kleinen Gefäßen in Gehirn und Nieren ab. Stress verstärkt diesen Effekt.

Die Blutdruckregulation verläuft bei Frauen und Männern unterschiedlich. Unter anderem beeinflussen hormonelle Unterschiede, wie die Blutdruckanpassung der Frau passiert und welche

Risiken für Bluthochdruck oder andere kardiovaskuläre Erkrankungen bestehen.

Östrogene haben wie bereits erwähnt eine gefäßprotektive Wirkung: Sie fördern die Produktion von Stickstoffmonoxid (NO), das die Gefäße entspannt und den Blutdruck senkt. Sie tragen also wesentlich dazu bei, die Gefäßsteifigkeit zu hemmen, und verringern dadurch oxidative Schäden in den Gefäßen. Frauen haben daher vor der Menopause elastischere Gefäße als Männer, was einen niedrigeren peripheren Widerstand und oft einen niedrigeren Blutdruck bedeutet.

Östrogene beeinflussen zudem das Renin-Angiotensin-Aldosteron-System (RAAS), ein wichtiges Kontrollsystem im Körper, das dabei hilft, den Blutdruck zu regulieren. Ist der Blutdruck zu niedrig, produzieren die Nieren das Enzym Renin. Renin sorgt dafür, dass Angiotensin I in seine aktivere Form Angiotensin II umgewandelt wird. Dieses zieht die Blutgefäße zusammen, sodass der Blutdruck steigt. Dadurch wiederum werden die Nebennieren angeregt, das Hormon Aldosteron freizusetzen, das hauptsächlich bewirkt, dass Natrium und Wasser in den Nieren zurückgehalten werden, wodurch der Blutdruck weiter steigen kann. Östrogen hemmt die Freisetzung von Aldosteron. Auch das trägt dazu bei, dass Frauen vor der Menopause einen geringeren Blutdruck haben als Männer.

Während der Lutealphase, also nach dem Eisprung, steigt der Progesteronspiegel im Körper der Frau, was eine leichte Erweiterung der Blutgefäße und damit eine Senkung des Blutdrucks bewirken kann. Männer haben hormonell bedingt tendenziell engere Gefäße, was den Blutdruck erhöhen kann.

Auch auf das sympathische Nervensystem haben Östrogene Einfluss. Es wird auch als Sympathikus bezeichnet und ist neben dem Parasympathikus und dem Darmnervensystem ein Teil des vegetativen Nervensystems. Wir nähern uns dem Thema im Detail in Kapitel 6. Frauen haben eine geringere sympathische Aktivität im Ruhezustand, was mit niedrigeren Blutdruckwerten vor der

Menopause verbunden ist. Männer haben generell eine stärkere sympathische Aktivität, was ihren Blutdruck reguliert, aber auch ein höheres Risiko für Hypertonie mit sich bringt.

Nach der Menopause nimmt die Elastizität der großen Gefäße wie der Aorta ab, die Gefäße werden steifer, das »Blutdruck-Kontrollsystem« RAAS wird wieder verstärkt aktiviert. Frauen entwickeln dadurch mit zunehmendem Alter häufiger eine isolierte systolische Hypertonie als Männer. Diese Form der Hypertonie (hoher systolischer, aber normaler diastolischer Blutdruck) ist bei älteren Frauen besonders häufig und resultiert einerseits aus der sich mit dem Alter entwickelnden Gefäßsteifigkeit und andererseits aus dem erhöhten peripheren Widerstand. Frauen im Alter neigen zudem zu stärkeren Blutdruckschwankungen (zum Beispiel morgendliche Blutdruckspitzen), die das Risiko für Herz-Kreislauf-Ereignisse erhöhen können.

Auch die Aldosteronproduktion und die sympathische Aktivität steigen nach der Menopause deutlich an, was zur Entwicklung von Hypertonie beiträgt.

Gesundheitsrisiken durch erhöhten Blutdruck im Alter

Ein nicht behandelter Bluthochdruck bringt weitere Gesundheitsrisiken mit sich, insbesondere Herz-Kreislauf-Erkrankungen – bei den Frauen bereits bei relativ niedrigen Blutdruckwerten. Frauen entwickeln häufiger Herzinsuffizienz mit erhaltener Ejektionsfraktion (HFpEF). Weiterhin ist hoher Blutdruck ein wesentlicher Risikofaktor für Schlaganfälle, insbesondere für Frauen nach der Menopause. Nicht zuletzt fördert Hypertonie die Arteriosklerose, was das Risiko für Angina pectoris und Herzinfarkt erhöht.

Auch das Risiko für kognitive Beeinträchtigungen und Demenz kann durch Bluthochdruck erhöht werden: Chronischer Bluthochdruck schädigt die Mikrozirkulation im Gehirn und kann zu vaskulärer Demenz führen. Studien legen nahe, dass Hypertonie zudem ein Risikofaktor für die Entwicklung von Alzheimer sein könnte.

Darüber hinaus belastet Hypertonie die Nierengefäße und kann zu einer chronischen Nierenerkrankung (CKD) führen, die im Alter häufiger auftritt.

Behandlung von Bluthochdruck

Frauen sollten ihren Blutdruck besonders peri- und postmenopausal regelmäßig überwachen, da Hypertonie häufig asymptomatisch verläuft. Eine regelmäßige Blutdruckmessung zu Hause, idealerweise mit validierten Geräten, kann eine ärztliche Behandlung unterstützen. Um Schwankungen oder nächtlichen Bluthochdruck zu erkennen, sollte die Messung über einen längeren Zeitraum (ein bis sieben Tage) durchgeführt werden. Frauen mit Risikofaktoren wie Diabetes, Übergewicht oder einer Vorgeschichte durch Schwangerschaftskomplikationen wie Präeklampsie benötigen ein engeres Monitoring. Laut aktuellen Leitlinien liegt der Zielblutdruck unter 140/90 mmHg für Frauen im Alter ohne spezifische Risikofaktoren. Bei hohem kardiovaskulärem Risiko sinkt der Zielblutdruck auf weniger als 130/80 mmHg. Die ärztliche Behandlung berücksichtigt die isolierte systolische Hypertonie. Diese ist bei älteren Frauen häufig und erfordert eine gezielte Therapie, da sie das Risiko für Schlaganfall und Herzinsuffizienz erhöht.

Neben den Blutdruckmessungen können Ultraschalluntersuchungen des Herzens und der Halsgefäße oder eine regelmäßige Messung der Pulswellengeschwindigkeit (PWV) helfen, Gefäßsteifigkeit und frühzeitige vaskuläre Schäden beziehungsweise eine Herzinsuffizienz zu erkennen: Eine niedrigere PWV weist auf eine höhere Gefäßelastizität hin und gilt als Indikator für die Gefäßgesundheit. Zudem werden eine regelmäßige Überprüfung von Kreatinin und Elektrolyten in den Nieren sowie Vorsorgeuntersuchungen bei kognitiven Veränderungen empfohlen. Wurde Bluthochdruck festgestellt, können folgende Therapiemöglichkeiten helfen.

Medikamentöse Therapie des Bluthochdrucks

Bei einer medikamentösen Therapie werden verschiedene Antihypertensiva eingesetzt. Calciumkanalblocker wie Amlodipin oder Lercanidipin erweitern die Blutgefäße, um den Blutdruck zu senken, und sind besonders wirksam bei isolierter systolischer Hypertonie und Gefäßsteifigkeit. Sie werden von Frauen gut vertragen, führen jedoch häufig zu Nebenwirkungen wie peripheren Ödemen, insbesondere an den Knöcheln.

Thiazid-Diuretika wie Hydrochlorothiazid oder Chlortalidon fördern die Ausscheidung von überschüssigem Wasser und Natrium über die Nieren. Sie senken das Risiko für Herzinsuffizienz und sind wirksam bei Salzempfindlichkeit, die bei Frauen häufiger ist. Allerdings entwickeln Frauen bei Einnahme häufiger Elektrolytstörungen. Vorsicht ist also bei bereits niedrigem Kalium- oder Natriumspiegel geboten, der bei Frauen schneller auftreten kann.

Angiotensin-II-Rezeptorblocker (ARBs) wie Losartan oder Valsartan sowie ACE-Hemmer wie Ramipril oder Enalapril entspannen die Blutgefäße und reduzieren die Flüssigkeitsansammlung im Körper. So schützen sie vor kardiovaskulären Ereignissen und Nierenschäden. Bei Frauen werden beim Einsatz von ACE-Hemmern jedoch häufiger Nebenwirkungen beobachtet als bei Männern, zum Beispiel trockener Husten. Besser vertragen werden Angiotensin-II-Rezeptorblocker. Männer reagieren tendenziell gut auf beide.

Auch Betablocker wie Bisoprolol oder Nebivolol werden eingesetzt, besonders bei gleichzeitiger Herzinsuffizienz oder Vorhofflimmern. Allerdings können sie bei Frauen Müdigkeit oder Gewichtszunahme verursachen. Aldosteron-Antagonisten wie Spironolacton sind wirksam bei resistentem Bluthochdruck, besonders bei Frauen nach der Menopause.

Im Vergleich zu Männern gibt es spezifische Herausforderungen bei der Behandlung von Bluthochdruck bei älteren Frauen. So sind ältere Frauen anfälliger für Blutdruckabfälle beim morgendlichen Aufstehen. Medikamente sollten daher vorsichtig eindosiert werden, um Nebenwirkungen und besonders Stürze zu vermeiden. Hinzu kommt, dass Frauen im Alter oft mehrere Medikamente einnehmen, was das Risiko für Wechselwirkungen erhöht. Eine regelmäßige Überprüfung der Medikation ist essenziell.

Das Wichtigste auf einen Blick

Der Blutdruck spielt im Alter eine entscheidende Rolle für die Gesundheit von Frauen. Frauen haben aufgrund der schützenden Wirkung von Östrogen vor der Menopause tendenziell niedrigere Blutdruckwerte und ein geringeres Risiko für Bluthochdruck als Männer. Nach der Menopause gleichen sich die Werte jedoch an, und das Risiko für Hypertonie steigt bei Frauen sogar über das der Männer hinaus. Regelmäßige Kontrollen und ein geschlechtssensibler Ansatz in der Therapie sind essenziell, um Herz-Kreislauf-Erkrankungen und andere Komplikationen zu vermeiden. Bluthochdruck belastet nicht nur die großen Gefäße, sondern hat auch direkte Auswirkungen auf die kleinen Gefäße, die unsere Organe mit Sauerstoff und Nährstoffen versorgen.

Schauen wir uns im Folgenden einmal an, welche Erkrankungen die Risikofaktoren bei der Frau am häufigsten verursachen.

HERZ- UND GEFÄSSERKRANKUNGEN DER FRAU

Frauen sind seltener von Gefäßerkrankungen wie Herzinfarkt oder Schlaganfall etc. betroffen. Klingt das nicht gut? Allerdings ist bei ihrem Auftreten der Krankheitsverlauf schwerwiegender, und die Sterblichkeit liegt höher als bei Männern. Daher liegt es mir am Herzen, Ihnen mögliche Risikofaktoren nahezubringen und wie man sie kontrolliert.

Mit zunehmendem Alter tritt Vorhofflimmern auf, bei Frauen seltener als bei Männern. Frauen leiden allerdings stärker darunter. Die Gefahr der Gerinnselbildung steigt. Das Risiko, einen Schlaganfall (Apoplex) zu erleiden, ist bei unbehandeltem Vorhofflimmern um das Fünffache erhöht, weshalb es sich unbedingt empfiehlt, gerinnungshemmende Medikamente einzusetzen. Denn ein Schlaganfall verläuft bei Frauen im Alter von 65 bis 75 Jahren meistens schwerer als bei Männern, das Geschehen führt häufiger zu bleibenden Schäden.

Bei älteren Frauen tritt häufig Herzstolpern auf. Die Frauen selbst bemerken diese »Extraschläge«, die aus der Kammer hervorgehen. Wir Ärzte nennen sie Extrasystolen. Der Puls fühlt sich dann unregelmäßig an. Diese Extraschläge können aus ganz unterschiedlichen Gründen auftreten: Manchmal sind es Emotionen oder Stress, aber auch Anstrengung, sportliche Aktivität oder große Hitze können sie auslösen. Meist sind sie harmlos.

Die koronare Herzkrankheit der Frau: Unterschiede zum Mann

Die koronare Herzkrankheit (KHK), bei der die Herzkranzgefäße erkrankt sind, die das Herz selbst mit Blut und Sauerstoff versorgen, stellt bei Frauen eine oft unterschätzte Erkrankung dar. Im Vergleich zu Männern zeigen sich bedeutsame Unterschiede in Pathophysiologie, klinischer Präsentation, Diagnostik und Therapie.

Pathophysiologisch ist bei Frauen häufiger die mikrovaskuläre Dysfunktion (coronary microvascular dysfunction, CMD) verantwortlich für ischämische Beschwerden. Anstelle fokaler hochgradiger Engstellen (Stenosen) großer epikardialer Gefäße, wie sie bei Männern dominieren, finden sich bei Frauen eher diffuse endotheliale Dysfunktionen der kleinen Koronargefäße. Auch vasospastische Mechanismen treten bei Frauen häufiger auf, vor allem zwischen dem 45. und 65. Lebensjahr.

Klinisch zeigen Frauen seltener klassische Symptome wie retrosternale Schmerzen oder Engegefühl. Stattdessen treten häufig unspezifische Beschwerden wie Atemnot, ausgeprägte Müdigkeit, Übelkeit, Rückenschmerzen oder ein Gefühl von innerer Unruhe auf. Besonders bei Diabetikerinnen sind stille Infarkte keine Seltenheit. Die Symptomatik kann zudem hormonell beeinflusst sein, etwa im Zusammenhang mit Menstruationszyklus oder Menopause.

FRAUEN	MÄNNER
Atypische Symptome häufig: Atemnot, Müdigkeit, Übelkeit, Rückenschmerzen, Angstgefühl	Klassische Angina pectoris (Brustschmerz, Druckgefühl)
Stiller Infarkt häufiger (besonders bei Diabetes)	Eher typische Warnsymptome
Symptome können zyklusabhängig oder hormonell beeinflusst sein (z. B. Menopause)	Weniger hormoneller Einfluss

Diagnostisch erfordert die KHK bei Frauen eine angepasste Herangehensweise. Belastungs-EKGs weisen bei Frauen eine niedrigere Sensitivität und Spezifität auf, sodass bildgebende Verfahren wie Stress-MRT, PET oder CT-Angiografie eine wichtigere Rolle spielen. Frauen erleiden zudem häufiger eine Ischämie ohne relevante Stenosen (INOCA – Ischemia with No Obstructive Coronary Artery Disease), was die Diagnosestellung zusätzlich erschwert.

Therapeutisch müssen neben der klassischen Basistherapie (z. B. Aspirin oder andere Thrombozytenaggregationshemmer, Statine, ACE-Hemmer) auch die Besonderheiten der mikrovaskulären Angina berücksichtigt werden. Eine Plättchenhemmung ist bei Herzkranzgefäßerkrankung essenziell. Die Fettsenker (Statine) werden einerseits verwendet, um die Konzentration des »bösen« Cholesterins zu verringern und um generell die entzündliche Aktivität im Körper zu reduzieren. Seit den im Sommer 2025 veröffentlichten Richtlinien der Europäischen Gesellschaft für Kardiologie gilt das auch für Schwangerschaftskomplikationen, rheumatische und Autoimmunerkrankungen. Das hat entscheidenden Einfluss, wie lange eine Patientin (und auch ein Patient) mit Herzkranzgefäßerkrankung lebt. Angiotensin-Rezeptorblocker und ACE-Hemmer dienen der Blutdruckkontrolle, dem Endothelschutz und der generellen Prognoseverbesserung. Betablocker sind neuesten Erkenntnissen der REBOOT-Studie zufolge nach einem Herzinfarkt ausschließlich bei verminderter Pumpfunktion einzusetzen, ansonsten erbringen sie bei Frauen keinen Vorteil beziehungsweise könnten sogar schädlich sein. Die relativ neue Klasse der SGLT2-Hemmer bietet einen Herzschutz bei Diabetikerinnen oder Herzinsuffizienz.

In Bezug auf die Mikroangiopathie, also die Erkrankung der feinen Äste der Herzkranzgefäße, haben Substanzen wie Ranolazin oder Calciumkanalblocker eine größere Bedeutung. Nitrate finden hier gelegentlich Einsatz.

Spezifische weibliche Risikofaktoren wie Schwangerschaftskomplikationen, Autoimmunerkrankungen oder eine frühe Menopause sollten in die Therapieplanung einfließen.

Prognostisch haben Frauen insbesondere nach einem Myokardinfarkt eine höhere kurzfristige Sterblichkeit als Männer, insbesondere bei jüngeren Patientinnen. Wird die Erkrankung jedoch früh erkannt und leitliniengerecht behandelt, ist die Langzeitprognose vergleichbar oder je nach Risikokonstellation sogar besser.

Insgesamt verdeutlichen diese Unterschiede, dass die koronare Herzkrankheit der Frau eine eigenständige Entität darstellt, die eine geschlechtsspezifisch angepasste Diagnostik und Therapie erfordert. Nur durch ein tieferes Verständnis dieser Besonderheiten kann der Gender Health Gap in der kardiovaskulären Medizin geschlossen werden.

Herzinsuffizienz bei Frauen: Wesentliche Unterschiede zum Mann

Die Herzinsuffizienz (HI; Herzschwäche) manifestiert sich bei Frauen in vielfacher Hinsicht anders als bei Männern. Diese geschlechtsspezifischen Unterschiede betreffen die Pathophysiologie, Risikofaktoren, klinische Präsentation, Diagnostik, Therapie und Prognose und haben entscheidenden Einfluss auf das Management der Erkrankung.

Pathophysiologisch entwickeln Frauen häufiger eine Herzinsuffizienz mit erhaltener Ejektionsfraktion (HFpEF, EF ≥ 50 Prozent). Die Grunderkrankung ist bei ihnen oft eine diastolische Funktionsstörung, bedingt durch eine erhöhte myokardiale Steifigkeit, mikrovaskuläre Entzündung und endotheliale Dysfunktion. Demgegenüber tritt bei Männern häufiger die Herzinsuffizienz mit reduzierter Ejektionsfraktion (HFrEF, EF < 40 Prozent) auf, meist als Folge eines Myokardinfarkts und nachfolgender systolischer Pumpfunktionsstörung.

Die Risikofaktoren unterscheiden sich ebenfalls deutlich: Bei Frauen stehen arterielle Hypertonie, Diabetes mellitus, Adipositas, Vorhofflimmern sowie Schwangerschaftskomplikationen wie Präeklampsie und eine frühe Menopause im Vordergrund. Auch Autoimmunerkrankungen wie systemischer Lupus erythematodes oder rheumatoide Arthritis, die bei Frauen häufiger auftreten, tragen zum Risiko bei. Bei Männern dominieren dagegen klassische atherosklerotische Risikofaktoren wie Rauchen, Hyperlipidämie und Alkoholabusus.

Klinisch zeigen sich bei Frauen häufig unspezifische Symptome: Dyspnoe, ausgeprägte Müdigkeit, Ödeme und orthopnoische Beschwerden sind typisch. Darüber hinaus treten bei ihnen häufiger depressive Symptome und Angststörungen auf, die die Symptomwahrnehmung und die Lebensqualität zusätzlich beeinträchtigen können. Im Gegensatz dazu werden Herzinsuffizienzsymptome bei Männern oft früher als schwerwiegend wahrgenommen.

Diagnostisch zeigen Frauen bei gleichem klinischem Schweregrad höhere NT-proBNP-Werte als Männer, was bei der Interpretation berücksichtigt werden muss. Echokardiografisch fallen bei Frauen seltener eine systolische Funktionsstörung auf, häufiger jedoch Zeichen einer diastolischen Dysfunktion, wie eine linksatriale Vergrößerung oder gestörte myokardiale Relaxationsparameter. Die kardiale MRT gewinnt insbesondere zur Beurteilung von Myokardfibrose zunehmend an Bedeutung.

Therapeutisch ist bei Frauen mit HFpEF bislang keine spezifische medikamentöse Therapie eindeutig etabliert. Die Behandlung fokussiert sich auf die Kontrolle von Risikofaktoren wie Hypertonie, Diabetes und Übergewicht. Neuere Studien wie die DELIVER-Studie konnten jedoch zeigen, dass Frauen auch bei HFpEF von SGLT2-Inhibitoren wie Dapagliflozin profitieren. Bei Frauen mit HFrEF gelten ähnliche Therapiestandards wie bei Männern (z. B. ACE-Hemmer/ARNI, Betablocker – sie sind hier indiziert und gut –, Mineralokortikoidrezeptor-Antagonisten, SGLT2-Hemmer), wobei Frauen eine höhere Sensitivität für Nebenwirkungen zeigen und die Dosierung individuell angepasst werden sollte.

Prognostisch ist das Bild differenziert: Frauen mit HFpEF haben insgesamt eine bessere Überlebensrate als Männer, leiden jedoch unter einer schlechteren Lebensqualität mit häufigeren Hospitalisationen und höherer Symptomlast. Bei HFrEF sind die Mortalitätsraten zwischen den Geschlechtern vergleichbar, allerdings treten bei Frauen häufiger therapieassoziierte Nebenwirkungen auf. Psychosoziale Faktoren wie Depression und soziale Isolation haben bei Frauen einen stärkeren Einfluss auf die Prognose.

Insgesamt zeigen die Daten, dass die Herzinsuffizienz bei Frauen eine eigenständige klinische Entität darstellt, die eine geschlechtersensible Diagnostik, eine differenzierte Risikofaktorbehandlung und eine individuell angepasste Therapie erfordert. Nur so kann eine adäquate Versorgung dieser Patientinnengruppe sichergestellt und der Gender Health Gap in der Herzinsuffizienztherapie verringert werden.

Übrigens, eine neue Studie gibt Hinweise, dass die Hormonersatztherapie bei Frauen mit Herzschwäche einen höchst positiven Effekt hat.

Herzklappenerkrankungen

Unsere Herzklappen sind wie automatische Uhrwerke: Sie öffnen und schließen wieder und öffnen und schließen – vom ersten bis zum letzten Herzschlag. Faszinierend, oder? Ist es dann ein Wunder, dass im Alter von über 65 Jahren Herzklappenerkrankungen zunehmen?
Defekte Herzklappen können die Herzkraft beeinträchtigen und kosten Energie. Herzklappenfehler können einerseits Verengungen sein, die zur Verminderung der Klappenöffnungsfläche führen, den sogenannten Klappenstenosen. Eine Schlussunfähigkeit, medizinisch als Klappeninsuffizienz bezeichnet, stellt das Gegenteil dar. Sie können angeboren oder erworben sein. Wird ein Klappenfehler diagnostiziert, dann sollte ein jährliches Check-up beim Kardiologen stattfinden.

Aortenklappenerkrankungen sind eine weit verbreitete Alterserkrankung der Frau. Bei der Aortenklappenstenose ist die Aortenklappe durch Kalkablagerungen verengt, was den Blutfluss aus dem Herzen erschwert. Typische Symptome sind starke Luftnot unter Belastung und Leistungsabfall. Die Patientinnen können ohnmächtig werden oder unter Schwindel leiden. Auch Angina pectoris kann sich entwickeln. Gehen Sie bei Beschwerden bitte sofort zum Arzt.

Nach den aktuellen europäischen Leitlinien empfiehlt sich für Patientinnen mit schwerer, symptomatischer Aortenklappenstenose bei gleichzeitig mittlerem bis hohem OP-Risiko die Transkatheter-Aortenklappenimplantation (TAVI). Insbesondere Patientinnen, die früher nicht mehr behandelbar waren, kommt die TAVI zugute. Frauen haben hierbei unter Umständen, vor allem bei reduzierter Pumpleistung des Herzens, einen Überlebensvorteil. Der chirurgische Ersatz der Aortenklappe (die verengte Aortenklappe wird entfernt und durch eine neue ersetzt) erfolgt in der Altersgruppe über 75 Jahre zumeist mit einer sogenannten biologischen Herzklappe, wenn die Gesamtkonstellation einen konventionellen chirurgischen Eingriff zulässt. Biologische Klappen bestehen aus Herzbeutelmaterial meist vom Rind oder Schwein. Die Haltbarkeit liegt bei etwa 10 bis 20 Jahren.

Der Aortenklappenersatz kann minimalinvasiv, also über einen kleinen Schnitt, oder über die vollständige Eröffnung des Brustbeins, durchgeführt werden. Der Einsatz der Herz-Lungen-Maschine ist immer erforderlich. Die Gabe eines Medikamentes zur Hemmung der Blutgerinnung dagegen ist meist nicht notwendig.

Die Mitralklappeninsuffizienz gilt als die zweithäufigste Herzklappenerkrankung im Erwachsenenalter. Sie ist wie oben erwähnt durch eine unzureichende Schließfunktion beziehungsweise Undichtigkeit der Mitralklappen gekennzeichnet. Häufig werden Symptome wie Luftnot – meist unter Belastung, später auch in Ruhe bei gleichzeitiger Einschränkung der Leistungsfähigkeit – berichtet. Kraftlosigkeit, Müdigkeit und Konzentrationsschwäche können auftreten, außerdem Angina pectoris. Teilweise – vor allem bei lang bestehender Mitralklappeninsuffizienz – kommt es auch zu Herzrhythmusstörungen (Vorhofflimmern). Begleitet wird diese Klappenerkrankung nicht selten von Beinschwellungen (Ödeme).

Eine Mitralklappeninsuffizienz wird zunächst medikamentös behandelt, etwa durch Angiotensin-Rezeptorblocker, ACE-Hemmer und entwässernde Medikamente. Dadurch wird das Herz entlastet, und es fließt weniger Blut »rückwärts«. Wenn die Mitralklappe trotz medikamentöser Behandlung sehr undicht bleibt, stehen chirurgische Verfahren zur Verfügung: die Reparatur der eigenen Mitralklappe (am besten, falls möglich) und der Ersatz durch eine biologische (oder mechanische) Herzklappe. Die Operationen können minimalinvasiv (über einen Schnitt unter der rechten Brust) oder über eine vollständige Eröffnung des Brustbeins durchgeführt werden.

Eine Mitralklappeninsuffizienz findet sich bei Frauen und Männern etwa gleichmäßig verteilt. Eine Stenose der Mitralklappe, bei der die Öffnung der Mitralklappe durch eine »Verklebung« der Mitralklappensegel eingeengt ist, wird allerdings häufiger bei Frauen diagnostiziert. Dafür ist u. a. der sich verändernde Knochenstoffwechsel bei Frauen – besonders nach der Menopause – verantwortlich. Deshalb benötigen Frauen häufiger einen Mitralklappenersatz.

Die Frau und das Schlaganfallrisiko

Ein Schlaganfall kann das Leben von einem Moment auf den anderen verändern. Besonders ältere Frauen sind betroffen – nicht nur, weil sie im Durchschnitt länger leben, sondern auch, weil ihr Risiko durch hormonelle und vaskuläre Veränderungen steigt. Doch es gibt gute Nachrichten: Viele Schlaganfälle lassen sich vermeiden, wenn man die Risikofaktoren kennt und frühzeitig gegensteuert. Dennoch ist der Schlaganfall noch immer eine der häufigsten Ursachen für Behinderung und Mortalität bei älteren Frauen. Frauen haben im Vergleich zu Männern ein höheres Risiko, schwerere Verläufe und eine schlechtere Erholung nach einem Schlaganfall. Warum sind ältere Frauen besonders gefährdet?

80 Prozent aller Schlaganfälle betreffen Menschen über 60 Jahre, und ein großer Teil davon sind Frauen. Das liegt einerseits daran, dass Frauen durchschnittlich älter werden als Männer. Andererseits spielen erneut unsere Hormone eine große Rolle. Wie Sie bereits wissen, bieten Östrogene einen gewissen Schutz für die Blutgefäße. Nach der Menopause steigt das Risiko für Arteriosklerose, Bluthochdruck und Gefäßveränderungen. Frauen mit einer frühen Menopause (vor dem Alter von 45 Jahren) oder einer Hormontherapie nach der Menopause haben möglicherweise ein erhöhtes Risiko. Hinzu kommt, dass Frauen häufiger als Männer einen späten Bluthochdruck entwickeln, der oft unbemerkt bleibt. Vorhofflimmern – eine häufige Ursache für Schlaganfälle – tritt bei älteren Frauen ebenfalls viel

häufiger auf als bei Männern. Viele Frauen haben Mikroinfarkte, die ohne offensichtliche Symptome verlaufen, aber zur stillen (vaskulären) Demenz beitragen, die bei Frauen, wie oben bereits beschrieben, häufiger auftritt als bei Männern.

Woran erkennt man einen Schlaganfall bei Frauen?

Neben den bekannten Symptomen wie Lähmungen oder Sprachstörungen treten bei Frauen oft unspezifische oder atypische Symptome auf, die zu Fehldiagnosen führen können:

- Schwindel und Stürze (oft das einzige Anzeichen eines Schlaganfalls bei älteren Frauen!)
- Übelkeit und Erbrechen
- Verwirrtheit und Desorientierung
- plötzliche starke Kopfschmerzen (bei Hirnblutung)
- Bewusstseinsveränderungen (Benommenheit, plötzliche Müdigkeit)
- Schluckstörungen

Wichtig: Diese Symptome werden oft als Alterserscheinung oder beginnende Demenz missverstanden.

Frauen sind nach einem Schlaganfall häufiger schwerbehindert, benötigen mehr Zeit für die Rehabilitation und sind eher pflegebedürftig. Oft erhalten sie weniger intensive Therapien als Männer, was die Erholung zusätzlich erschwert. Zudem sind sie stärker von Depressionen betroffen und leben häufiger allein, was die Versorgung nach einem Schlaganfall komplizierter macht. Wiederholte kleine Schlaganfälle führen oft zu einer schleichenden kognitiven Beeinträchtigung, ebenfalls ein Grund, weshalb Frauen stärker von vaskulärer Demenz betroffen sind als Männer.

Typische Schlaganfallformen bei älteren Frauen

Ischämischer Schlaganfall
Diese Schlaganfallform macht 80 bis 85 Prozent der Fälle aus. Verursacht wird sie durch ein Blutgerinnsel, das ein Hirngefäß verstopft und das häufig durch Vorhofflimmern, Arteriosklerose oder Bluthochdruck entsteht. Frauen erleiden häufiger großflächige Infarkte mit schwereren Folgen.

Hämorrhagischer Schlaganfall
Der hämorrhagische Schlaganfall, eine Hirnblutung durch ein geplatztes Gefäß, tritt bei 15 bis 20 Prozent der Fälle auf. Die Ursachen sind oft unbehandelter Bluthochdruck oder Gefäßmissbildungen. Frauen, die blutverdünnende Medikamente einnehmen (etwa Marcumar), haben hier ein erhöhtes Risiko.

Transitorische ischämische Attacke (TIA)
Die TIA ist eine kurzzeitige Durchblutungsstörung mit vorübergehenden Symptomen und ein ernst zu nehmendes Warnsignal für einen drohenden großen Schlaganfall. Da die Symptome leider unspezifisch sein können, wird die TIA bei Frauen oft übersehen.

Prävention

Frauen, insbesondere nach der Menopause, haben ein höheres Risiko für einen Schlaganfall. Schlaganfälle bei Frauen sind zudem oft schwerwiegender und werden aufgrund der atypischen Symptome schwerer und später erkannt. Ein wachsames Auge, frühzeitige Vorsorge und eine gesunde Lebensweise sind entscheidend, um langfristige Folgen zu vermeiden. Es gibt vieles, das Sie tun können, um Ihr Schlaganfallrisiko zu reduzieren:

- Blutdruck und Herzrhythmus (Vorhofflimmern) regelmäßig kontrollieren
- Cholesterinspiegel und Blutzucker (Diabetes) im Blick behalten
- Herzgesundheit stärken (mediterrane Ernährung, regelmäßige Bewegung und Omega-3-Fettsäuren können helfen)
- auf Warnsignale und TIAS-Symptome wie kurzzeitige Schwindelanfälle oder Verwirrtheit achten und diese ernst nehmen
- auf Rauchen verzichten, Alkohol reduzieren, Stress aktiv abbauen
- Medikamente überprüfen (Blutverdünner und Blutdrucksenker sollten richtig eingestellt sein)

Es gibt auch kleine Gefäße, die eine Durchblutungsstörung verursachen können. Bei den Frauen sind es mehrheitlich die feineren Gefäße. Ihnen widme ich das nächste Unterkapitel.

FINE THINGS – WEIBLICHE MIKROZIRKULATIONSSTÖRUNGEN

Die Mikrozirkulation umfasst die kleinen Blutgefäße, also die Arteriolen, Kapillaren und Venolen, die sowohl für die Sauerstoff- und Nährstoffversorgung des Gewebes als auch den Abtransport metabolischer Abfallprodukte und des Kohlendioxids entscheidend sind. Wenn diese Gefäße nicht mehr richtig funktionieren, entstehen Mikrozirkulationsstörungen: Die Durchblutung und damit die Versorgung der Organe wird beeinträchtigt. Die Mikrozirkulation reguliert die Körpertemperatur, die Abwehr (oder eben chronische Entzündung) und die Zellhydratation.

Entstehung, Diagnose und Therapie

Frauen, insbesondere nach der Menopause, haben häufiger Mikrozirkulationsstörungen als Männer. Die Dysfunktion kann auch in jüngeren Jahren auftreten, vor allem bei Frauen mit hormonellen Veränderungen wie nach einer Schwangerschaft oder bei polyzystischem Ovarsyndrom. Mikrozirkulationsstörungen äußern sich oft durch unspezifische Symptome, die schwer zu diagnostizieren sind. Dazu gehören:

- Brustschmerzen eher in Ruhe und nach der Belastung als währenddessen (oft als mikrovaskuläre Angina bezeichnet)
- Atemnot bei Belastung
- Müdigkeit oder Erschöpfung, auch ohne erfassbaren Grund
- Kältegefühl in den Extremitäten

Da Mikrozirkulationsstörungen die Anfälligkeit für Herz-Kreislauf-Erkrankungen, Demenz und Nierenversagen erhöhen können, ist es wichtig, sie im Blick zu behalten. Verschiedene Faktoren erhöhen das Risiko für Mikrozirkulationsstörungen:

- **Hormonelle Veränderungen:** Der Rückgang von Östrogen nach der Menopause beeinträchtigt die endotheliale Funktion und die Gefäßelastizität. Konkret bedeutet es, dass das Endothel, also die innere Zellschicht der Blutgefäße, weniger Stickstoffmonoxid (NO) produziert, wodurch die Gefäße an Flexibilität verlieren. Mit dem Alter steigt dadurch die Steifigkeit der Arteriolen, was den Blutfluss verringert.
- **Rheumatische und Autoimmunerkrankungen:** Frauen mit Autoimmunerkrankungen wie Lupus, rheumatoide Arthritis oder Sjögren-Syndrom sind anfälliger für Mikrozirkulationsstörungen.
- **Schwangerschaftskomplikationen:** Präeklampsie, Gestationsdiabetes oder Bluthochdruck erhöhen das Risiko ebenfalls.

- **Metabolisches Syndrom:** Insulinresistenz und viszerales Fett wirken sich negativ auf die Mikrozirkulation aus.
- Allen genannten Faktoren ist gemeinsam, dass sie entzündliche Prozesse darstellen und initiieren.

Mikrovaskuläre Dysfunktionen bei Frauen werden durch verschiedene Mechanismen verursacht:

Pathophysiologie der Mikrozirkulationsstörung

1. Endotheliale Dysfunktion:
   - Das Endothel (innere Zellschicht der Blutgefäße) produziert weniger Stickstoffmonoxid (NO), was die Gefäße weniger flexibel macht.
   - Bei Frauen wirkt sich der Verlust von Östrogen negativ auf die NO-Produktion aus.
2. Entzündliche Prozesse:
   - Chronische niedriggradige Entzündungen führen zu Schädigungen der kleinen Gefäße, die mit Alterung und metabolischen Erkrankungen zunehmen.
3. Gestörte Autoregulation:
   - Die Fähigkeit der kleinen Gefäße, die Durchblutung an die Gewebeanforderungen anzupassen, ist beeinträchtigt.
4. Vaskuläre Steifigkeit:
   - Mit dem Alter steigt die Steifigkeit der Arteriolen, was den Blutfluss verringert.

Am weiblichen Herzen beobachtet man häufiger eine Sonderform der Minderdurchblutung, die sogenannte mikrovaskuläre koronare Dysfunktion (CMD = coronary microvascular dysfunction) oder Mikroangiopathie. Sie gehört zu den nichtobstruktiven koronaren Herzkrankheiten. Bei der CMD sind nicht die »großen« Herzkranzgefäße selbst betroffen, sondern ausschließlich die kleinen Verästelungen sind verengt. Diese Erkrankungsform wird häufig unterschätzt. In den Leitlinien hat sie inzwischen partiell Einzug gehalten.

Die Diagnose von Mikrozirkulationsstörungen ist nicht einfach. Wichtig ist eine Untersuchung unter körperlicher Belastung, da Untersuchungen in Ruhe das Problem häufig nicht erfassen. Es gibt spezifische diagnostische Methoden, die gut geeignet sind, um Mikrozirkulationsstörungen festzustellen. Dazu gehören funktionelle Tests wie die Stress-Echokardiografie; sie kann Ischämien aufzeigen, die durch die Mikrozirkulation verursacht werden. Das kardiale MRT (Magnetresonanztomografie des Herzens) zeigt Perfusionsdefizite. Die Messung der Koronarflussreserve (CFR) ermittelt die Fähigkeit der kleinen Gefäße, die Durchblutung bei erhöhtem Bedarf zu steigern. Weitere Diagnosetools sind Endothelfunktionstests, bei denen die Blutgefäßerweiterung unter der Gabe gefäßerweiternder Substanzen wie Acetylcholin oder Adenosin gemessen wird. Auch Biomarker können untersucht werden: Erhöhte Werte von Entzündungsmarkern wie hs-CRP oder endothelialen Dysfunktionsmarkern wie Endothelin-1 können Hinweise auf Mikrozirkulationsstörungen geben. Wir nehmen diese Tests in der Frauensprechstunde regelhaft vor.

Ich möchte Ihnen mit all diesen Informationen keine Angst machen. Zwar gibt es eine hohe Prävalenz von Mikrozirkulationsstörungen insbesondere bei Frauen ab dem 50. Lebensjahr. Aber da sie noch immer unterdiagnostiziert werden, erleben Patientinnen einen teilweise langen Leidensweg. Wird eine Mikrozirkulationsstörung jedoch früh diagnostiziert, greifen durchaus verschiedene Therapieansätze, von denen ich Ihnen einige hier vorstellen möchte. Schauen wir uns zunächst nichtmedikamentöse Maßnahmen an, die sowohl präventiv als auch im therapeutischen Sinne eingesetzt werden können. Wenn die Lebensstiländerungen nicht ausreichen, kann man medikamentös vorgehen, um sowohl die Symptome als auch die Auswirkungen einer Mikrozirkulationsstörung zu verbessern.

Präventive und therapeutische Maßnahmen bei Mikrozirkulationsstörungen

Nichtmedikamentöse Maßnahmen

- **Lebensstiländerungen:** Regelmäßige Bewegung (zum Beispiel moderates Ausdauertraining) verbessert die endotheliale Funktion. Mediterrane Ernährung mit Fokus auf Antioxidantien (Vitamin C, E) unterstützt die Gefäßgesundheit.
- **Stressmanagement:** Bei Stress werden Hormone wie Noradrenalin, Adrenalin und Cortisol ausgeschüttet. Langfristig führt dies zu erhöhtem Blutdruck und zu Fettablagerungen an den Gefäßen – beides Risikofaktoren für Mikrozirkulationsstörungen. Achtsamkeitstechniken und Stressreduktion (Parasympathikusaktivierung) können die mikrovaskuläre Funktion verbessern.

Medikamentöse Therapiemöglichkeiten

- **ACE-Hemmer oder Angiotensin-II-Rezeptorblocker (ARBs)** verbessern die Gefäßfunktion und senken Entzündungen. Erstere bewirken bei Frauen jedoch häufig Nebenwirkungen wie trockenen Husten.
- **Statine** reduzieren entzündliche Prozesse und fördern die Endothelfunktion.
- **NO-Donatoren** unterstützen den Körper dabei, Stickstoffmonoxid (NO) freizusetzen, und verbessern die mikrovaskuläre Dilatation.
- **Calciumantagonisten** fördern die Dilatation, also die Erweiterung der kleinen Gefäße.
- **Betablocker** sind einer aktuellen Studie zufolge nach Herzinfarkt schlecht für Frauen. Sie sind ausschließlich dann indiziert, wenn nach dem Herzinfarkt die Pumpfunktion eingeschränkt ist (unter 50 %). Bei normaler

Herzfunktion (über 50 %) werden sie nicht mehr empfohlen, da ein deutlich höheres Risiko für einen weiteren Herzinfarkt bzw. für einen Krankenhausaufenthalt wegen Herzschwäche besteht. Darüber hinaus ist das Risiko zu sterben dreifach erhöht. Dies galt insbesondere für Frauen, die hohe Dosen von Betablockern erhielten.

Innovative Ansätze

- **Ranolazin** ist ein Mittel, das spezifisch zur Behandlung von mikrovaskulärer Angina zugelassen ist.
- **Verquvo** (Vericiguat) stimuliert das Enzym »lösliche Guanylatcyclase« (sGC) in den Blutgefäßen und bewirkt so, dass sich die Blutgefäße entspannen und erweitern.
- **Antioxidantien** sind potenziell hilfreich bei entzündlich bedingter Dysfunktion der kleinen Gefäße.
- **Hormonersatztherapie** kann, wenn sie gut abgestimmt ist, bei postmenopausalen Frauen die Gefäßfunktion unterstützen, allerdings nur unter strenger Abwägung der Risiken.

Aus Kapitel 3 wissen Sie bereits, welch große Rolle unsere Darmgesundheit spielt. Das zeigt sich auch bei den Mikrozirkulationsstörungen. Kommt es im Darm zu Fehlbildungen oder Störungen der kleinen Gefäße, können sogenannte Angiodysplasien entstehen – eine häufige, aber oft übersehene Ursache für Blutungen und Beschwerden.

Angiodysplasien im Darm

Angiodysplasien im Darm sind eine spezielle Form von Gefäßanomalien, die zu Mikrozirkulationsstörungen führen können. Sie sind eine häufige Ursache für gastrointestinale Blutungen, insbesondere bei älteren Menschen, und stehen im Zusammenhang mit der gestörten Regulierung der Mikrozirkulation im Darm. Sie treten häufig im Colon, dem Dickdarm, auf, besonders im Bereich des Blinddarms und des aufsteigenden Colons, können jedoch den gesamten Gastrointestinaltrakt betreffen.

Angiodysplasien sind eine der häufigsten Ursachen für okkulte gastrointestinale Blutungen bei Menschen, die älter als 60 Jahre sind.

Bei Frauen gibt es in Bezug auf Angiodysplasien im Darm einige Besonderheiten, die auf hormonelle, vaskuläre und geschlechtsspezifische Unterschiede zurückzuführen sind. Diese Unterschiede betreffen die Pathophysiologie, Symptomatik, Diagnose und Therapie.

Eine mechanische Belastung über wiederholte Dehnung und Kontraktion des Darms kann zu einer chronischen Belastung der Gefäße und deren Strukturschwächung führen. Gefolgt wird diese Ursache von Minderdurchblutung und Sauerstoffmangel. Diese kann durch chronische oder intermittierende Minderperfusion, etwa durch arterielle Verkalkungen oder veränderten Blutdruck, verursacht werden und führt zu einer Entzündungsreaktion und zur Bildung neuer, abnormaler Gefäße. Meiner klinischen Erfahrung nach kommt dem Blutdruck im Alter hier eine Sonderrolle zu. Da mit dem Alterungsprozess die Gefäßelastizität abnimmt, wird der normale Kapillaraufbau durch pathologische Prozesse ersetzt, was ebenfalls Angiodysplasien fördern kann. Die hormonelle und vaskuläre Dysregulation des Gefäßtonus durch bestimmte gefäßaktive Substanzen wie Stickstoffmonoxid (NO) oder Endothelin kann die Bildung der Angiodysplasien fördern. Ein erhöhter Venendruck kann ebenfalls ursächlich sein.

Begünstigend wirken verschiedene Risikofaktoren. Die Prävalenz steigt mit dem Alter, besonders ab dem 60. Lebensjahr. Patientinnen mit Gerinnungsstörungen, etwa durch Antikoagulanzien oder Thrombozytenaggregationshemmer, haben ein höheres Blutungsrisiko. Alle Patienten, bei denen ein Strömungshindernis im Kreislaufsystem vorliegt, entwickeln ein sogenanntes erworbenes Von-Willebrand-Syndrom. Sie neigen zu verstärkten Blutungen, beispielsweise Patientinnen mit Aortenstenose (Heyde-Syndrom), oder einer Verengung der Halsschlagader und koronarer Herzkrankheit. Die chronische Niereninsuffizienz und Erkrankungen wie Herzinsuffizienz oder periphere arterielle Verschlusskrankheit fördern ebenfalls die Entwicklung von Angiodysplasien.

Geschlechtsspezifische Diagnosemöglichkeiten

Bei Frauen gibt es in Bezug auf Angiodysplasien im Darm einige Besonderheiten, die auf unterschiedliche Faktoren zurückzuführen sind. Die schützende Wirkung des Östrogens habe ich schon im vorherigen Unterkapitel beschrieben. Der Rückgang des Östrogens nach der Menopause verringert die endotheliale Funktion und führt zu Gefäßveränderungen, die die Entstehung von Angiodysplasien begünstigen können. Es gibt Hinweise, dass die postmenopausale Hormonersatztherapie das Auftreten von Angiodysplasien beeinflussen kann, allerdings wird dies kontrovers diskutiert.

Ein weiterer geschlechtsspezifischer Risikofaktor sind schwangerschaftsbedingte Gefäßveränderungen. Während der Schwangerschaft erhöht sich das Blutvolumen; die Gefäße stehen unter erhöhter Spannung. Dies kann bei prädisponierten Frauen langfristig die Entwicklung von Gefäßanomalien fördern. Schwangerschaftskomplikationen wie Präeklampsie oder Gestationshypertonie können das Risiko für spätere Mikrozirkulationsstörungen erhöhen. Dies gilt ebenfalls für rheumatische und Autoimmunerkrankungen.

Doch nicht nur in Bezug auf die Prädisposition unterscheiden wir Frauen uns von den männlichen Geschöpfen. Wie am Herzen gibt es auch hier große Unterschiede in Bezug auf die Symptomatik. Beiden Geschlechtern gemein sind Blutung und Anämie. Tatsächlich bleiben Angiodysplasien meist asymptomatisch, bis sie bluten. Die Blutungen können akut in Form von sichtbarem, frischem Blut im Stuhl (Hämatochezie) oder in Form von schwarzem Stuhl

(Meläna) sein. Werden solche Blutverluste chronisch, können sie zu einer Eisenmangelanämie führen – die übrigens auch oft ohne klare klinische Hinweise auf Blut im Stuhl auftreten kann.

Frauen präsentieren sich oft mit unspezifischen oder weniger akuten Symptomen wie Müdigkeit (durch chronische Anämie), diffusen Bauchbeschwerden oder Unwohlsein sowie einer langsamen Entwicklung von Eisenmangel ohne offensichtliche Blutung. Tatsächlich sind die Blutungen bei Frauen häufig okkult, das heißt nicht sichtbar im Stuhl. Das kann die Diagnose verzögern. Angiodysplasien werden bei Frauen demnach oft erst entdeckt, wenn Blutungen oder Eisenmangelanämie auftreten. Und oft können andere Ursachen für Eisenmangelanämie bei Frauen, wie Menstruationsblutungen oder gastrointestinale Erkrankungen (Zöliakie), die Diagnose von Angiodysplasien überlagern. Eine gründliche Anamnese inklusive der Menstruations- und Schwangerschaftshistorie ist wirklich essenziell und kann bei genauer Betrachtung Differentialdiagnosen ausschließen.

Die wichtigsten diagnostischen Verfahren sind die Endoskopie, inklusive Videokapselendoskopie, wobei die Darmspiegelung (Koloskopie) die Standardmethode zur Erkennung von Angiodysplasien im Kolon darstellt. Die Läsionen erscheinen als rote, spinnennetzartige Gefäßformationen. Bei der Ösophago-Gastro-Duodenoskopie (ÖGD) wird der obere Gastrointestinaltrakt bei Verdacht auf Läsionen im Magen oder Zwölffingerdarm untersucht. Die Videokapselendoskopie ist besonders hilfreich zur Untersuchung des Dünndarms, wo endoskopische Verfahren oft nicht zugänglich sind. Insbesondere bei Frauen mit unklarer Anämie ist dieses Verfahren hilfreich, da es schwer zugängliche Angiodysplasien im Dünndarm aufdecken kann.

CT- oder MR-gestützte Angiografien können darüber hinaus vaskuläre Anomalien und aktive Blutungsquellen sichtbar machen. Nicht zuletzt kann mittels Laboruntersuchungen die Diagnose gestellt werden.

Geschlechtsspezifische Therapie

Nicht nur in der Diagnostik gibt es geschlechtsspezifische Unterschiede, auch bei der Therapie. Ich möchte Ihnen die verschiedenen Therapiemöglichkeiten vorstellen, die sich bei Angiodysplasien im Darm bei Frauen bewährt haben.

Angiodysplasien können endoskopisch behandelt werden. Man unterscheidet zwischen der thermischen Koagulation und Clipping. Bei Ersterer wird Hochfrequenzstrom oder Argon-Plasma-Koagulation (APC) verwendet, um blutende Gefäße zu verschließen. Bei Letzterem werden mechanische Clips bei sichtbaren Blutungen gesetzt. Frauen sprechen gut auf thermische Koagulation an, allerdings könnte bei postmenopausalen Frauen eine erhöhte Fragilität der Gefäße zu Rückfällen führen.

Bei ausgeprägter Anämie beziehungsweise massiven Blutverlusten werden als Therapie der ersten Wahl Bluttransfusionen durchgeführt. Bei akuten Blutungen kann eine gezielte Embolisation über die Angiografie erfolgen. Hierbei werden Blutgefäße künstlich verschlossen. Bei schweren, zum Teil lebensbedrohlichen Blutungen ist eine Operation notwendig. Je nach Ausdehnung und Lokalisation wird der betroffene Darmabschnitt reseziert.

Eine zusätzliche medikamentöse Therapie wird häufig genutzt: Antifibrinolytika, Tranexamsäure oder Angiogenesehemmer finden Einsatz. Auch das Wachstumshormon Somatostatin wird genutzt. Das Ziel besteht darin, die Gefäßneubildung zu reduzieren. Bei Frauen kann darüber die Blutungsfrequenz reduziert werden. Mir sind diese Verfahren aus der Kunstherztherapie wohlbekannt. Sie erfordern jedoch eine sorgfältige Überwachung.

Eiseninfusionen werden vielfach gegeben. Vorsicht ist bei Patientinnen geboten, die Antikoagulanzien, also Medikamente zur Hemmung der Blutgerinnung, einnehmen. Frauen mit gleichzeitigen Herz-Kreislauf-Erkrankungen (zum Beispiel Vorhofflimmern) und Angiodysplasien stellen daher eine große Herausforderung in der Therapie dar.

In seltenen Fällen wird eine Hormonersatztherapie, vornehmlich eine Östrogen-Gestagen-Therapie, verwendet, da sie die Gefäßneubildung hemmen und die Stabilität der Kapillarwände fördern kann.

Da Angiodysplasien zu wiederholten Blutungen neigen, benötigen Patientinnen regelmäßige endoskopische Kontrollen und eine Überprüfung der Anämie-Parameter. Gleichzeitig sollten zugrunde liegende Erkrankungen (etwa eine Herzinsuffizienz) behandelt werden.

So beugen Sie Angiodysplasien vor

Regelmäßige Kontrolluntersuchungen: Frauen mit geschlechtsspezifischen Risikofaktoren sollten frühzeitig auf Angiodysplasien untersucht werden. Hier kann eine regelmäßige laborchemische Kontrolle Aufschluss geben. Bei menstruierenden Frauen ist eine frühzeitige Differenzierung zwischen gynäkologischen und gastrointestinalen Ursachen essenziell. Da der Blutdruck bei Frauen oft nach der Menopause ansteigt, sollte dieser engmaschig überwacht werden. Kardiale Grunderkrankungen sollten therapiert werden, da sich die Angiodysplasien anschließend ebenfalls bessern.

Lebensstil: Vorbeugend kann ein die vaskuläre Gesundheit fördernder Lebensstil wirken. Dazu gehören regelmäßige Bewegung und eine antioxidative Ernährung, die reich an Vitamin C, Vitamin E und Polyphenolen ist.

Makuladegeneration – wenn die Sehkraft nachlässt

Ähnlich wie bei Angiodysplasien im Darm spielt eine gestörte Mikrozirkulation auch bei der altersbedingten Makuladegeneration (AMD), eine der häufigsten Ursachen für Sehverlust im Alter, eine zentrale Rolle. Sie tritt aufgrund eines komplexen Zusammenspiels von altersbedingten, genetischen, umweltbedingten und systemischen Faktoren auf. Die Prozesse, die zur AMD führen, betreffen die Mikrozirkulation, den Stoffwechsel der Netzhaut und die Gefäßgesundheit. Doch wie entstehen die altersbedingten Veränderungen in der Netzhaut konkret?

Zum einen verliert das retinale Pigmentepithel (RPE) an Funktion. Das RPE ist eine Zellschicht unter der Netzhaut, die für die Ernährung und den Abfalltransport der Photorezeptoren (Lichtrezeptorzellen) essenziell ist. Dieser nimmt mit dem Alter ab. Es kommt zu einer Ansammlung von Stoffwechselprodukten wie Lipofuszin. Zudem ist das RPE ständig oxidativem Stress ausgesetzt: Mit zunehmendem Alter nimmt die Fähigkeit des Körpers, freie Radikale zu neutralisieren, jedoch ab. Dies führt zu einer zusätzlichen Schädigung.

Zum anderen kommt es zu einer Ansammlung von Drusen. Drusen sind Ablagerungen aus Proteinen und Lipiden, die sich zwischen dem RPE und der darunterliegenden Bruch-Membran bilden, weil diese mit dem Alter dünner und weniger durchlässig wird. Die Ablagerungen behindern den Nährstoff- und Sauerstoffaustausch zwischen der Netzhaut und der Aderhaut (Choroidea), was die Funktion der Netzhaut weiter einschränkt. Mit zunehmendem Alter nimmt zudem die Durchblutung der Choroidea ab, wodurch die Versorgung der Makula mit Sauerstoff und Nährstoffen eingeschränkt wird.

Auch die chronische niedriggradige Entzündung spielt eine zentrale Rolle bei der AMD, da sie zu einem überaktiven Immunsystem führen und so zur Zerstörung von Gewebe beitragen kann.

Interessanterweise sind Frauen häufiger von AMD betroffen als Männer. Gründe dafür sind zum einen die längere Lebenserwartung von Frauen, die sie einem höheren Risiko für altersbedingte Erkrankungen aussetzt. Zum anderen spielen hormonelle Veränderungen eine Rolle, denn Östrogen fördert auch hier die endotheliale Funktion und schützt vor oxidativem Stress. Nach der Menopause entfällt der vaskuläre Schutz durch Östrogene. Zudem haben Frauen häufiger Anämien oder Osteoporose, was auf Nährstoffmängel (Zink, Eisen) hindeuten könnte, die auch für die AMD-Pathogenese relevant sind. Regelmäßige augenärztliche Kontrollen, besonders bei postmenopausalen Frauen oder positiver Familienanamnese, ermöglichen es, eine AMD frühzeitig zu erkennen und gezielt zu behandeln. Frauen neigen auch hierbei dazu, weniger beziehungsweise andere Symptome zu zeigen als Männer. Sie berichten zum Beispiel oft von allmählichem Sehverlust oder unscharfem Sehen, was zu einer verzögerten Diagnose führen kann.

Die AMD wird in zwei Formen unterteilt: die trockene AMD, bei der keine Blutbestandteile austreten, und die feuchte AMD, bei der Blutbestandteile aus den Kapillaren in umliegendes Gewebe austreten können. Beide Formen haben spezifische Mechanismen, die jedoch auf gemeinsamen altersbedingten Veränderungen basieren. 90 Prozent der Betroffenen leiden unter der trockenen AMD. Hierbei führt die Ansammlung von Drusen zu einem Schwund des RPE und der darunterliegenden Gewebe; fortschreitender Zellverlust der zentralen Photorezeptoren in der Makula verursacht einen langsamen, schleichenden Sehverlust.

Auch die genetische Veranlagung kann bei der Entstehung der AMD eine Rolle spielen. So sind Mutationen in bestimmten Genen, die die Entzündungsregulation und die Abwehrmechanismen gegen oxidativen Stress beeinflussen, stark mit AMD assoziiert.

Therapie

Geheilt werden kann der so entstandene Sehverlust nicht, aber Antioxidantien können das Fortschreiten verlangsamen. Bei der feuchten AMD, die 10 Prozent der Fälle ausmacht, treten pathologische Gefäßneubildungen (choroidale Neovaskularisation, CNV) auf. Diese Gefäße sind brüchig und führen zu Blutungen, Flüssigkeitsansammlungen und Narbenbildung. Die Gefäßneubildungen werden durch die Überexpression von VEGF (vascular endothelial growth factor) gefördert, einem Signalprotein, das die Gefäßbildung bei Sauerstoffmangel induziert. Therapiemöglichkeiten sind Anti-VEGF-Injektionen (zum Beispiel Ranibizumab, Aflibercept), die die pathologische Gefäßneubildung hemmen, sowie die photodynamische Therapie (PDT) zur Zerstörung abnormaler Gefäße.

Der Lebensstil beeinflusst ebenfalls die Entwicklung einer AMD. Einer der stärksten vermeidbaren Risikofaktoren ist Rauchen, da es oxidativen Stress und Entzündungen fördert. Das Risiko für AMD kann also schon allein durch den Verzicht auf Rauchen signifikant gesenkt werden. Ein Mangel an Antioxidantien wie Vitamin C, Vitamin E, Beta-Carotin und Zink erhöht ebenfalls das Risiko einer AMD. Daher ist eine antioxidative Ernährung, die reich an Lutein und Zeaxanthin (für die Retina) ist, essenziell. Diese Carotinoide reichern sich in der Makula an und wirken schützend. Enthalten sind sie in dunkelgrünem Blattgemüse wie Kohl und Spinat, zudem sind auch Brokkoli, Mais und Kaki eine gute Quelle. Omega-3-Fettsäuren wirken zusätzlich entzündungshemmend.

Nicht zuletzt kann chronische Lichtexposition die Netzhaut schädigen. Sorgen Sie daher stets für ausreichenden Schutz der Augen vor UV-Strahlen durch Sonnenbrillen mit UV-Filter. Übrigens: Regelmäßige körperliche Aktivität verbessert die Durchblutung im gesamten Körper, auch in der Netzhaut.

Was hat der Darm mit der Makuladegeneration zu tun?

Die Makuladegeneration und Angiodysplasien im Darm können über gemeinsame vaskuläre und altersbedingte Mechanismen miteinander in Verbindung stehen. Beide Erkrankungen betreffen die Mikrozirkulation und sind durch vaskuläre Dysfunktionen charakterisiert, obwohl sie unterschiedliche Organsysteme betreffen (Auge vs. Darm).

Studien deuten darauf hin, dass Patientinnen und Patienten mit altersbedingter Makuladegeneration (AMD) ein erhöhtes Risiko für Gefäßerkrankungen wie Angiodysplasien haben könnten. Patientinnen und Patienten mit Makuladegeneration sollten daher auch immer auf gastrointestinale Symptome (etwa Anämie) untersucht werden. Umgekehrt könnten Patientinnen und Patienten mit Angiodysplasien von einer Untersuchung der Retina profitieren. Auch die Behandlung sollte interdisziplinär erfolgen, da kardiovaskuläre, gastrointestinale und ophthalmologische Aspekte oft miteinander verbunden sind.

Das Wichtigste auf einen Blick

Mikrozirkulationsstörungen am Herzen, Angiodysplasien im Darm und Makuladegeneration sind bei Frauen ein häufig übersehenes, aber kritisches Thema. Eine frühzeitige geschlechtsspezifische Diagnostik und ein interdisziplinärer Ansatz aus Kardiologie, Gastroenterologie, Gynäkologie und Rheumatologie sowie Augenheilkunde sind essenziell. Mit einer Kombination aus Lebensstilinterventionen und gezielter medikamentöser Therapie lassen sich Symptome lindern und kardiovaskuläre Komplikationen vermeiden.

Sie wissen nun, dass Mikrozirkulationsstörungen ein wesentlicher Risikofaktor für die Gesundheit des Herz-Kreislauf-Systems sind und zahlreiche Erkrankungen beeinflussen, insbesondere bei Frauen. Sie wissen auch, dass es viele Risikofaktoren gibt, die Herz-Kreislauf-Erkrankungen begünstigen. Um die Zusammenhänge noch besser zu verstehen und zu veranschaulichen, bietet die LiVicordia-Studie wertvolle Einblicke.

Exkurs: LiVicordia-Studie – neue Erkenntnisse für die Herzgesundheit

Die LiVicordia-Studie (Lithuanian-Swedish Coronary Risk and Psychosocial Factors Study) ist eine bedeutende wissenschaftliche Untersuchung, die sich mit den Unterschieden in den Risikofaktoren für koronare Herzkrankheiten zwischen verschiedenen sozioökonomischen Gruppen in Litauen und Schweden befasst.

Die in den 1990er-Jahren durchgeführte Studie untersuchte die Herzgesundheit von männlichen Probanden, nachdem Folgendes bekannt wurde: In Schweden starben Männer etwa mit 67 Jahren an einem Herzinfarkt; in Litauen bereits mit 57 Jahren. Die Lebensbedingungen der Menschen erschienen in beiden Ländern mehr oder weniger gleich; daher wurde die Studie initiiert. Insbesondere sollten die Zusammenhänge zwischen psychosozialem Stress, sozioökonomischen Faktoren und dem Risiko für koronare Herzkrankheiten in diesen beiden Ländern analysiert werden. Untersucht wurden ausschließlich Männer im Alter von 50 Jahren.

Obwohl traditionelle Risikofaktoren wie Rauchen und Bluthochdruck berücksichtigt wurden, konnten die Unterschiede in den kardiovaskulären Sterblichkeitsraten nicht vollständig erklärt werden. Stattdessen zeigten die Ergebnisse, dass psychosoziale Faktoren eine entscheidende Rolle spielten: So zeigten litauische Männer im Vergleich zu schwedischen höhere Level an psychosozialem Stress. Bei standardisierten Stresstests wurde bei litauischen Männern eine abgeschwächte Cortisolantwort beobachtet, was auf eine mögliche chronische Stressbelastung hindeutet.

Die LiVicordia-Studie unterstreicht daher die Bedeutung von psychosozialem Stress und sozioökonomischen Faktoren als wesentliche Determinanten für das Risiko von koronaren Herzkrankheiten. Die Ergebnisse legen nahe, dass Interventionen zur Reduzierung von Stress und zur Verbesserung der sozioökonomischen Bedingungen in der Prävention von Herz-Kreislauf-Erkrankungen besonders in Hochrisikogruppen von entscheidender Bedeutung sein könnten.

Erinnern Sie sich an Kapitel 2: Epigenetische Mechanismen bieten eine plausible Erklärung dafür, wie Umwelt- und Lebensstilfaktoren auf molekularer Ebene langfristige Auswirkungen auf die Gesundheit haben können. Chronischer Stress und sozioökonomische Benachteiligung führen zu epigenetischen Veränderungen, die Entzündungen fördern, die Gefäßgesundheit beeinträchtigen und die kardiovaskuläre Anfälligkeit erhöhen. Hier sind die wichtigsten Punkte im Detail.

Psychosozialer Stress und Epigenetik

Chronischer Stress, wie er bei litauischen Männern in der LiVicordia-Studie beobachtet wurde, kann unter anderem DNA-Methylierungsmuster verändern (und so die Genexpression unterdrücken), und zwar besonders in Genen, die für die Hypothalamus-Hypophysen-Nebennierenrinden-Achse (HPA-Achse) relevant sind – einen Teil jenes Hormonsystems, das unsere Reaktionen auf Stress kontrolliert. Es kommt zu einer epigenetisch bedingten verminderten Cortisolantwort, die Stressreaktion wird gedämpft. Dies könnte erklären, warum litauische Männer weniger auf akuten Stress reagieren, aber gleichzeitig eine chronische Stressbelastung zeigen. Gleichzeitig können epigenetische Modifikationen die Expression proinflammatorischer Zytokine erhöhen, was das Risiko für kardiovaskuläre Erkrankungen steigert.

Frauen zeigen oft eine stärkere epigenetische Reaktion auf psychosoziale Belastungen, was möglicherweise die geschlechtsspezifischen Unterschiede bei Stress und kardiovaskulären Erkrankungen erklärt.

Sozioökonomische Faktoren und Epigenetik

Epigenetische Veränderungen durch sozioökonomischen Stress können schon in der Kindheit entstehen und sich im Laufe des Lebens manifestieren. Sie beeinflussen Gene, die mit Entzündungsprozessen,

Gefäßgesundheit und Stoffwechselregulation verbunden sind, und werden häufig an die nächste Generation weitergegeben, was den intergenerationalen Kreislauf von Armut und Krankheit erklären könnte.

Epigenetik und kardiovaskuläre Erkrankungen

Epigenetische Veränderungen etwa in Genen, die für endotheliale Funktionen verantwortlich sind, können den Lipidstoffwechsel und die Gefäßgesundheit beeinflussen, etwa indem sie zur Plaquebildung beitragen. Das Risiko, an Atherosklerose zu erkranken, steigt, und die Blutdruckregulation kann gestört werden. Man spricht in dem Fall von stressbedingter Hypertonie.

Kann das epigenetische Risiko modifiziert werden?

Studien zeigen, dass körperliche Aktivität, eine gesunde Ernährung und Stressbewältigung epigenetische Veränderungen positiv beeinflussen können. Die Methylierung in Genen, die mit Entzündungen assoziiert sind, geht zurück; die Expression schützender Gene wird gefördert. Interventionen, die psychosozialen Stress reduzieren, zum Beispiel soziale Unterstützung oder Bildung, könnten epigenetische Mechanismen also modulieren und so das Risiko für kardiovaskuläre Erkrankungen senken.

Auch pharmakologische Ansätze werden untersucht. So werden in der Forschung Hemmstoffe der DNA-Methylierung getestet, die möglicherweise entzündungsfördernde und stressinduzierte epigenetische Veränderungen rückgängig machen könnten.

Gibt es vergleichbare Studien mit Frauen?

Die LiVicordia-Studie konzentrierte sich in erster Linie auf Männer aus Litauen und Schweden. Frauen wurden in dieser speziellen Studie nicht explizit untersucht, was mit der Forschungsfrage zusammenhängt, die auf Geschlechterunterschiede in der Sterblichkeitsrate und spezifische psychosoziale und biologische

Mechanismen bei Männern fokussiert war, denn in Litauen war die kardiovaskuläre Sterblichkeitsrate bei Männern signifikant höher als bei Frauen und auch höher als bei Männern in Schweden. Männer hatten zudem eine höhere Prävalenz traditioneller Risikofaktoren wie Rauchen und Alkoholmissbrauch, was die Studiengestaltung beeinflusste.

Obwohl die LiVicordia-Studie selbst also Frauen ausschloss, gibt es zahlreiche andere Studien, die geschlechtsspezifische Unterschiede in den Mechanismen aus psychosozialem Stress und kardiovaskulären Erkrankungen bei Frauen untersucht haben. Ergebnisse aus diesen Studien zeigen, dass Frauen oft stärker auf chronischen Stress reagieren, was mit einer verstärkten Aktivierung der Hypothalamus-Hypophysen-Nebennierenrinden-Achse (HPA-Achse) und erhöhten Entzündungsmarkern verbunden ist. Außerdem leiden Frauen mehr unter sogenanntem Caregiving-Stress als Männer, da zum Beispiel die Pflege Angehöriger oft eher den Frauen obliegt. Dadurch haben Frauen oft höhere Cortisolspiegel und eine stärkere Beeinflussung der Immunantwort.

Studien zeigen auch, dass psychosozialer Stress und niedriger sozioökonomischer Status bei Frauen stärker mit mikrovaskulären Dysfunktionen wie der mikrovaskulären Angina assoziiert sind als bei Männern. Frauen entwickeln auch häufiger Herzinsuffizienz mit erhaltener Ejektionsfraktion (HFpEF) als Folge von Stress und Hypertonie.

YOUNG AT HEART – WIE KÖNNEN FRAUEN DIE ALTERUNG IHRES HERZ-KREISLAUF-SYSTEMS LIEBEVOLL AUFHALTEN?

Unser Herz trägt uns durch jede Phase unseres Lebens. Es schlägt für uns in jeder Minute, 60 Minuten pro Stunde, 24 Stunden an jedem einzelnen Tag: ohne dass wir etwas dafür tun. Doch wie jedes Wunderwerk der Natur verdient auch unser Herz Fürsorge, besonders wenn es um die Herausforderungen des Älterwerdens geht. Die gute Nachricht: Frauen können mit kleinen, liebevollen Schritten viel tun, um die Alterung ihres Herz-Kreislauf-Systems zu verlangsamen – und so die Lebensfreude bewahren, die ein gesundes Herz schenkt.

Präventionsstrategien für Frauen

Alles beginnt mit der Vorsorge. Die hat bei Frauen einige spezifische Schwerpunkte, da sie im Hinblick auf Herz-Kreislauf-Erkrankungen geschlechtsspezifische Risiken und Symptome haben, die oft weniger offensichtlich oder anders als bei Männern sind. Besonders wichtig ist es, auf die hormonellen Veränderungen, das unterschiedliche Erkrankungsmuster und die spezifischen Symptome einzugehen. Hier sind die wesentlichen Aspekte, die in der Vorsorge für Frauen besonders wichtig sind.

Berücksichtigung hormoneller Faktoren

Frauen mit vorzeitiger Menopause (jünger als 40 Jahre) haben ein deutlich höheres kardiovaskuläres Risiko und sollten intensiver überwacht werden. Eine Hormonersatztherapie (HRT) mit Fokus auf individuelle Risiken ist nicht primär kardioprotektiv, kann aber in spezifischen Fällen eine Rolle spielen.

Überwachung geschlechtsspezifischer Risikofaktoren

Frauen mit einer Vorgeschichte von Schwangerschaftskomplikationen wie Präeklampsie, Gestationsdiabetes/-bluthochdruck oder Frühgeburten haben ein erhöhtes Risiko für Bluthochdruck, Diabetes und Herz-Kreislauf-Erkrankungen im späteren Leben. Diese Frauen sollten nach der Schwangerschaft regelmäßig überwacht werden. Auch Endometriose und das Polyzystische Ovarsyndrom können Einfluss haben.

Frauen haben außerdem häufiger Autoimmunerkrankungen wie Lupus oder rheumatoide Arthritis, die das Herz-Kreislauf-Risiko ebenfalls erhöhen. Eine interdisziplinäre Betreuung, die sowohl kardiologische als auch rheumatologische Untersuchungen umfasst, ist daher wichtig.

Atypische Symptome ernst nehmen

Herzinfarktsymptome äußern sich bei Frauen oft anders als bei Männern. Brustschmerzen können fehlen oder als diffuse Beschwerden auftreten. Stattdessen sind Symptome wie Atemnot, Übelkeit, Rückenschmerzen, Kiefer- oder Nackenschmerzen oder extreme Müdigkeit häufiger. Um eine schnellere Diagnose und Behandlung zu ermöglichen, sollten sowohl Ärztinnen und Ärzte als auch die Patientinnen selbst für diese Unterschiede sensibilisiert werden.

Psychosoziale Aspekte beachten

Chronischer Stress durch Mehrfachbelastungen aus Beruf, Familie und Pflege ist bei Frauen ein häufiger Risikofaktor. Hinzu kommt, dass Frauen häufiger Depressionen haben, die ein eigenständiger Risikofaktor für Herz-Kreislauf-Erkrankungen sind. Ein Screening auf psychische Belastungen sollte daher in die Vorsorge einbezogen werden.

Schlechter Schlaf gilt ebenfalls als Risikofaktor für Bluthochdruck und Herz-Kreislauf-Erkrankungen. Techniken wie Yoga, Meditation und Achtsamkeit können helfen, das Stressempfinden zu senken. Achten Sie zudem auf ausreichend Schlaf.

Fokus auf spezifische Krankheitsbilder

Frauen sind anfälliger für Erkrankungen der kleinen Gefäße (zum Beispiel mikrovaskuläre Angina), die sich nicht in typischen Koronarangiografien zeigen. Funktionelle Tests wie Stress-Echokardiografie oder spezielle Mikrozirkulationsuntersuchungen sind daher wichtig.

Auch die Herzinsuffizienz mit erhaltener Ejektionsfraktion (HFpEF) ist bei Frauen häufiger, besonders bei älteren Frauen, die gleichzeitig unter Bluthochdruck oder Diabetes leiden. Die Symptome sind oft unspezifisch und umfassen zum Beispiel Müdigkeit oder Atemnot.

Anpassung von Lebensstilfaktoren

An erster Stelle steht das Einstellen der klassischen Risikofaktoren, wie zum Beispiel des Rauchens. Frauen sollten auch auf eine ausreichende Zufuhr von Omega-3-Fettsäuren, Antioxidantien und Calcium (zur Osteoporose-Prävention) achten. Da zudem Bewegung das Risiko für Herz-Kreislauf-Erkrankungen deutlich senkt, sollten Frauen mit eingeschränkter körperlicher Aktivität gezielt motiviert werden. Planen Sie mindestens 150 Minuten moderate Ausdaueraktivität (beispielsweise zügiges Gehen, Radfahren) oder 75 Minuten intensive Aktivität pro Woche ein. Kombiniert mit zusätzlichem Krafttraining, trägt Bewegung nämlich maßgeblich zur Förderung der Gefäßgesundheit bei. Und achten Sie auf Ihr Gewicht: Halten Sie einen gesunden BMI zwischen 18,5 und 24,9 ein und vermeiden Sie die Ansammlung von viszeralem Fett (Bauchfett). Kochen Sie möglichst viel selbst und frisch. Verwenden Sie bei Fettstoffwechselstörungen fettarme Milchprodukte, achten Sie auf Transfette!

Regelmäßige Vorsorgeuntersuchungen

Zusätzlich zu den Standardtests (Blutdruck, Lipidprofil, Blutzucker) sollte bei Frauen gezielt auf geschlechtsspezifische Faktoren geachtet werden. So sollten Zyklusstörungen, Menopausealter und Schwangerschaftskomplikationen aktiv erfragt werden. Bei unspezifischen Symptomen oder geschlechtsspezifischen Risikofaktoren sollten funktionelle Tests (zum Beispiel Belastungs-EKG, Stress-Echokardiografie) erwogen werden.

Das Wichtigste auf einen Blick

Die Vorsorge bei Frauen erfordert eine geschlechtssensible Herangehensweise, die sowohl biologische Unterschiede wie Hormonstatus oder Krankheitsmuster als auch psychosoziale Aspekte berücksichtigt. Durch frühzeitige Risikofaktorerkennung, maßgeschneiderte Prävention und eine erhöhte Sensibilität für atypische Symptome können viele kardiovaskuläre Erkrankungen bei Frauen verhindert oder frühzeitig erkannt werden.

Zum Abschluss dieses Kapitels möchte ich Sie gern noch an einer herzerwärmenden Begegnung mit einer meiner Patientinnen teilhaben lassen.

Aus meiner Sprechstunde: Das Huhn mit dem goldenen Herzen

Die 65-jährige Frau S. hatte vor Kurzem eine Bypass-Operation. Diese führt man aus, wenn eine schwere Herzkranzgefäßerkrankung, meist an mehreren Gefäßen, vorliegt und die interventionelle Behandlung nicht ausreicht oder möglich ist. Die Patientin hatte bereits die Rehabilitation hinter sich und kam noch einmal zur Nachuntersuchung in meine Sprechstunde, da ihre Herzfunktion beeinträchtigt war. Das störte sie weniger. Sie war vielmehr damit beschäftigt, dass sie sich »wie ein aufgeschnittenes Huhn« fühlte. Sie erklärte: »Man hat mich auseinandergenommen, repariert und wieder zusammengenäht – aber glauben Sie ja nicht, dass ich mich schon wieder wie ein Mensch fühle!«

Wir beide lachten sanft, und ich fragte: »Und, was für ein Huhn wären Sie denn gern?«

Frau S. überlegte kurz und antwortete mit einem Augenzwinkern: »Na, eines von diesen Freilandhühnern, die sich wenigstens noch wehren, bevor sie in den Topf kommen!« Sie beschrieb, wie sie sich nicht nur körperlich schwach, sondern auch emotional verwundbar fühlte: »Ich habe das Gefühl, dass ich nicht mehr die Frau bin, die ich vorher war. Jemand hat in mein Innerstes geschaut, und das macht mich nervös. Ich möchte mein altes Leben zurück – und meinen Körper!«

»Sie sind ein Huhn mit einem goldenen Herzen – stärker, repariert und bereit für neue Abenteuer«, versuchte ich ihr etwas Leichtigkeit zu vermitteln.

Die Patientin schmunzelte und sagte: »Na gut, vielleicht bin ich nicht nur ein aufgeschnittenes Huhn. Vielleicht bin ich jetzt so eine von diesen teuren Delikatessen. Aber bis ich das genießen kann, brauche ich noch ein bisschen Zeit.«

In den folgenden Wochen begann Frau S., ihre Perspektive zu ändern. Sie sprach in den weiteren Nachuntersuchungen darüber, wie sie Schritt für Schritt ihre alte Stärke und Lebensfreude wiederfand. Am Ende sagte sie mit einem Augenzwinkern: »Also gut, ich bin kein Huhn mehr. Jetzt bin ich ein stolzer Pfau mit einem Herzen aus Gold!«

Porträt der Supercentenarian Sarah Knauss (1880–1999)

Sarah Knauss ist eine der bekanntesten Supercentenarians und wird oft für ihre außergewöhnliche Lebensdauer bewundert. Mit 119 Jahren und 97 Tagen gehört sie zu den ältesten Menschen, die je gelebt haben. Zeitweise galt sie als älteste lebende Person der Welt.

Sarah wurde am 24. September 1880 in Hollywood, Pennsylvania, USA, geboren – in eine Welt ohne Elektrizität, Autos oder moderne Technologie. 1901 heiratete sie Abraham Lincoln Knauss, mit dem sie eine Tochter, Kathryn, bekam. Sarah war, wie zu dieser Zeit üblich, Hausfrau und unterstützte ihren Mann, der als Versicherungsmakler arbeitete. Ab etwa ihrem 111. Lebensjahr lebte sie in einem Pflegeheim in Allentown, Pennsylvania, blieb aber bis kurz vor ihrem Tod gesund und geistig rege.

Sarah wird oft zitiert mit den Worten: »Ich kümmere mich nicht um Dinge, die mich nichts angehen.« Ihre bemerkenswerte Ruhe und Gelassenheit, ihre allseits entspannte Haltung und ihre humorvolle Lebenseinstellung waren vielleicht ihr größter Trumpf im Spiel des Lebens. Diese Eigenschaften halfen ihr, Herausforderungen zu meistern und das Leben zu genießen. Eine optimistische Haltung wird in der Medizin oft mit geringerer Stressanfälligkeit und besserer Gesundheit assoziiert.

Sarah ernährte sich schlicht und ausgewogen, wobei sie keine strikten Diäten befolgte. Sie rauchte nicht und trank selten Alkohol; Schokolade und andere Leckereien genoss sie, wenn auch in Maßen, was darauf hindeutet, dass sie ihr Leben ohne übermäßige Einschränkungen führte.

Schwere Erkrankungen traten bei Sarah nur selten auf, und Hinweise auf chronische Leiden fehlen gänzlich. Zudem zeigte sie keine Anzeichen für rasche Alterung oder alterungsbedingte Krankheiten. Dass ihre Tochter Kathryn ebenfalls ein stolzes Alter von 101 Jahren erreichte, lässt vermuten, dass die Familie nicht nur ein ruhiges

Gemüt, sondern auch ausgezeichnete Gene besaß. In ihrem Pflegeheim erhielt Sarah im hohen Alter eine gute medizinische Versorgung und Betreuung, was zu ihrer bis zum Schluss andauernden Lebensqualität und ihrer Langlebigkeit beitrug.

Sarah unterhielt enge Beziehungen zu ihrer Familie, insbesondere zu ihrer Tochter Kathryn, die sie emotional unterstützte und ihr eine stabile Lebensgrundlage gab. Ein solches soziales Umfeld wirkt sich erwiesenermaßen förderlich auf die mentale und physische Gesundheit aus. Dazu kommt das berühmte Quäntchen Glück – denn ein so hohes Alter zu erreichen, hängt auch davon ab, dass Sarah im Laufe ihres Lebens von tödlichen Krankheiten und Unfällen verschont blieb und daher nie ihre positive Lebenseinstellung verlor. Und so zeigt uns Sarah Knauss, dass Langlebigkeit nicht nur eine Frage der Gene oder des Lebensstils ist, sondern auch davon abhängt, wie man durchs Leben geht. Ihre Geschichte erinnert uns daran, dass Gelassenheit, eine Prise Humor und liebevolle Menschen an unserer Seite wahre Jungbrunnen sein können.

5

DAS RISIKO (ANDERER) CHRONISCHER ERKRANKUNGEN BEI DER FRAU

Dieses Kapitel möchte ich mit einem Bild beginnen. Stellen Sie sich Ihren Körper als einen lebendigen Sommergarten vor. Ein Garten, der über viele Jahre hinweg gewachsen ist – mit üppigen Blüten, alten Bäumen, zarten Kräutern und manchmal auch wuchernden Ranken. Manche Pflanzen haben wir liebevoll gepflegt, andere durften einfach wachsen, ohne dass wir ihnen Beachtung geschenkt hätten. Einige blühen jedes Jahr aufs Neue, andere zeigen erste Zeichen des Verblühens – ein welkes Blatt hier, ein kahler Zweig dort.

Vielleicht hat sich die Beschaffenheit des Bodens unmerklich verändert – ein Mangel an bestimmten Nährstoffen, zu viel Schatten durch größere Pflanzen, eine Trockenperiode. Und so beginnt das Gleichgewicht im Garten zu kippen, ganz leise, fast unbemerkt.

Genau so verändern sich mit den Jahren die Prozesse in unserem Körper. Kleine Dysbalancen, die lange kompensiert werden konnten, machen sich allmählich bemerkbar. Der Organismus, der über Jahre vital und anpassungsfähig war, zeigt mit der Zeit andere, zum Teil neue Bedürfnisse.

Der Garten unseres Lebens verlangt jetzt nach besonderer Aufmerksamkeit – mit Feingefühl, Wissen und Zuwendung können wir ihn weiter zum Blühen bringen, auch wenn die Jahreszeiten sich verändern.

WARUM FRAUEN IM ALTER HÄUFIGER KRANK WERDEN

Ich habe das Bild des Gartens gewählt, da sich mit der Menopause auch die Zusammensetzung der Wirkstoffe in unserem Körper verändert. Der Östrogenspiegel sinkt, wodurch wir nicht mehr so gut vor Entzündungen geschützt sind. Frauen haben ab diesem Zeitpunkt in ihrem Leben dadurch ein höheres Risiko für entzündungsbedingte Krankheiten wie Herzinfarkt, Osteoporose und Arthritis. Mit dem Alter sammeln sich zudem nicht mehr teilungsfähige (seneszente) Zellen im Gewebe an, die proinflammatorische Moleküle freisetzen und so Entzündungen fördern. Und auch geschädigte Mitochondrien treiben Entzündungen an.

Inflammaging als Ursache allen Übels

In Kapitel 3 habe ich Ihnen das Konzept des Inflammagings vorgestellt, das eine chronische, niedriggradige Entzündung bezeichnet, die mit dem Alter auftritt. Diese unterschwellige Entzündungsreaktion wird als treibende Kraft vieler altersbedingter Krankheiten gesehen, darunter Herz-Kreislauf-Erkrankungen, Diabetes, Tumorerkrankungen und neurodegenerative Erkrankungen wie Alzheimer oder auch Osteoporose. Inflammaging wird durch eine Kombination von Zellschäden, Immunalterung und metabolischen Veränderungen angetrieben. Frauen erleben Inflammaging auf eine spezifische Weise, die von hormonellen Schwankungen, genetischen Unterschieden und Umweltfaktoren beeinflusst wird.

Neben dem sinkenden Östrogenspiegel und den seneszenten Zellen spielt hier auch das aktivere weibliche Immunsystem eine Rolle, das uns zwar besser gegen Infektionen schützt, aber gleichzeitig ein höheres Risiko für Autoimmunerkrankungen und überschießende Entzündungsreaktionen im Alter mit sich bringt. Erklärt werden könnte diese stärkere Immunaktivität mit unseren zwei

X-Chromosomen, die die Gene für die Immunregulation tragen. Die veränderte Körperzusammensetzung und der verlangsamte Stoffwechsel kommen hinzu. Nach der Menopause verlagert sich Fett von einer gynoiden (hüftbetonten) zu einer androideren, viszeralen (bauchbetonten) Verteilung. Viszerales Fettgewebe gilt als proinflammatorisch (entzündungsfördernd). Daher entwickeln Frauen nach der Menopause häufiger Insulinresistenz und Dyslipidämien, die Inflammaging Vorschub leisten.

So macht sich Inflammaging bemerkbar:

- **Kardiovaskuläre Erkrankungen:** Östrogenmangel und chronische Entzündung fördern Arteriosklerose. Dies führt zu einem höheren kardiovaskulären Risiko, das bei Frauen nach der Menopause sogar das von Männern übersteigt.
- **Neurodegeneration:** Inflammaging trägt zu kognitivem Verfall und Alzheimer bei, wobei Frauen aufgrund der hormonellen Veränderungen ein höheres Risiko haben.
- **Autoimmunerkrankungen:** Frauen sind generell anfälliger für Autoimmunerkrankungen; Inflammaging kann bestehende Erkrankungen verschlimmern. Autoimmunerkrankungen gehen mit einem doppelt so hohen Risiko für Herz-Kreislauf-Erkrankungen und einem vierfach erhöhten Risiko für Krebs einher.
- **Osteoporose:** Chronische Entzündungen stimulieren Knochenabbauzellen, wodurch die Knochenmasse reduziert wird. Es kommt zu Osteoporose.

Ceramide fördern Inflammaging

Eine weitere Theorie, wie Krankheitsprozesse entstehen, ist in den Ceramiden begründet. Ende der 1990er-Jahre wurde ich erstmals mit diesem Thema vertraut gemacht, als ich einen kurzen Forschungsaufenthalt am Memorial Sloan Kettering Cancer Center absolvierte, einem renommierten Krebsforschungszentrum der USA. Dort war ich in einem Labor, in dem man sich mit den Sphingolipiden und deren Signalwegen beschäftigte. Ceramide sind eine Klasse von (Sphingo-)Lipiden, die eine zentrale Rolle in der Zellmembranstruktur spielen, insbesondere bei der Regulation von Apoptose (Zelltod), Entzündungen und Signalübertragung. Bei älteren Frauen spielen Ceramide eine zunehmend wichtige Rolle, da sie mit altersbedingten Veränderungen und Erkrankungen in Verbindung stehen und den Zellstoffwechsel, Entzündungsprozesse, die Gefäßgesundheit, die Hautalterung und andere altersbedingte Pathologien beeinflussen. Der Östrogenmangel nach der Menopause trägt wesentlich zu einem veränderten Ceramidstoffwechsel bei und verstärkt deren pathologische Wirkungen.

Mit zunehmendem Alter steigt die Konzentration von Ceramiden im Körper an. Dieser Anstieg fördert Inflammaging und verstärkt chronische Entzündungen und das Risiko für Autoimmunerkrankungen wie rheumatoide Arthritis und Lupus erythematodes sowie für Insulinresistenz und Typ-2-Diabetes, fördert Arteriosklerose und Endothelschäden und trägt zu neurodegenerativen Erkrankungen bei.

Gleichzeitig sind Ceramide ein wertvoller Bestandteil der Haut, um die Barrierefunktion zu erhalten, Feuchtigkeitsverlust zu verhindern und die Haut gesund zu halten. Ceramidverlust in der Haut führt zu Trockenheit und Hautalterung. Deshalb sind Ceramide häufig in Hautpflegeprodukten enthalten.

So schützen Sie sich vor Inflammaging

Auf einige (chronische) Erkrankungen gehe ich im weiteren Verlauf dieses Kapitels ein. Zuvor möchte ich Ihnen noch ein paar Strategien mitgeben, was Sie präventiv tun können, um die Auswirkungen von Inflammaging und Ceramiden zu minimieren.

- **Ernährung:** Eine antientzündliche Ernährung wie in der Mittelmeerdiät, die reich an Obst, Gemüse, Omega-3-Fettsäuren, Polyphenolen und Antioxidantien ist, kann Ceramid-induzierte Entzündungen reduzieren.
- **Bewegung:** Moderate körperliche Aktivität senkt den Ceramidspiegel und reduziert systemische Entzündungen.
- **Stressmanagement:** Chronischer Stress kann Inflammaging verstärken. Integrieren Sie daher Achtsamkeitsmethoden in Ihren Alltag und achten Sie darauf, den Alltagsstress so gering wie möglich zu halten.
- **Neue medikamentöse Ansätze:** In der frühen Menopause kann eine Hormontherapie entzündungsbedingte Effekte mildern. Auch Statine oder selektive Entzündungsmodulatoren hemmen Entzündungen. Nicht zuletzt zeigt die Forschung zu Sphingomyelinase-Hemmern und Ceramid-Mimetika, die die Ceramidproduktion regulieren, vielversprechende Ergebnisse.
- **Topische Anwendungen:** Ceramidhaltige Cremes können zur Verbesserung der Hautgesundheit eingesetzt werden. Ceramide in Hautpflegeprodukten unterstützen gezielt die Feuchtigkeitsversorgung und Barrierefunktion der Haut, ohne die systemischen Ceramidspiegel zu beeinflussen.
- **Nahrungsergänzung:** Vitamin D, Omega-3-Fettsäuren und Polyphenole wie Kurkumin können hierfür eingenommen werden.
- **Gesundheitschecks:** Regelmäßige ärztliche Untersuchungen können bei der Früherkennung von entzündungsassoziierten Krankheiten wie Diabetes oder Herz-Kreislauf-Erkrankungen helfen. Kardiovaskuläre, metabolische und neurologische Parameter sollten regelmäßig kontrolliert werden.

Die entzündlichen Prozesse des Inflammagings und der Anstieg der Ceramide wirken nicht nur auf die inneren Organe, sondern auch auf das Gehirn. Das Thema »Vergessen und Erinnern« bei älteren Frauen ist vielschichtig und verbindet biologische, psychologische und soziale Aspekte. Es geht dabei nicht nur um pathologische Prozesse wie Demenz, sondern auch um die nicht pathologischen Veränderungen des Gedächtnisses im Alter und die Bewältigung dieser Veränderungen.

VERGESSEN UND ERINNERN

Aktuell leben in Deutschland etwa 1,2 Millionen Frauen mit Demenz. Die große Mehrheit von ihnen ist älter als 65 Jahre. Die Prävalenz, an Demenz zu erkranken, steigt mit zunehmendem Alter. Liegt sie beispielsweise bei den 65- bis 69-Jährigen noch unter 2 Prozent, so steigt sie bei den über 90-Jährigen bereits auf mehr als 36 Prozent.

Es geht bei Vergessen und Erinnern aber nicht nur um pathologische Prozesse wie Demenz, sondern auch um die »normalen« Veränderungen des Gedächtnisses im Alter und deren Bewältigung. Bevor wir diese Erkrankung als erste der typischen Alterserkrankungen betrachten wollen, komme ich zunächst zum natürlichen Alterungsprozess des Gedächtnisses.

Im Alter lässt die Geschwindigkeit der Informationsverarbeitung nach. Das kann zu Schwierigkeiten bei der Erinnerung an neue Informationen führen. Das Langzeitgedächtnis bleibt oft länger intakt als das Kurzzeit- oder Arbeitsgedächtnis. Frauen zeigen häufig eine höhere kognitive Reserve, die durch Bildung, soziale Interaktion und intellektuelle Aktivitäten aufgebaut wird. Diese kann dazu beitragen, altersbedingte Gedächtnisprobleme zu kompensieren.

Neurobiologisch passiert Folgendes: Im Alter kann die Plastizität des Gehirns abnehmen. Das erschwert die Fähigkeit zur Erinnerung. Frauen können durch geschlechtsspezifische Neurotransmittermechanismen besonders betroffen sein. Es gibt viele Möglichkeiten, die geistige Fitness zu unterstützen und das Erinnern gezielt zu fördern. Hierbei zählt vor allem Regelmäßigkeit: Zwei -bis dreimal pro Woche über mehrere Monate hinweg das Gedächtnis bewusst zu trainieren, bringt laut wissenschaftlichen Studien signifikante Effekte. Wie man das macht, ist natürlich sehr individuell; grundsätzlich gilt aber: Übungen, die Freude machen, werden nachhaltiger ausgeführt. Auch die soziale Komponente ist wichtig: Gruppenangebote (z. B. Tanz, Spielgruppen) fördern zusätzlich Wohlbefinden und Resilienz.

Aufgrund des demografischen Wandels wird es in Zukunft immer mehr Menschen mit Demenz geben. Im Jahr 2040 werden über 70 Prozent der in Deutschland ansässigen Bevölkerung älter als 65 Jahre sein! Daher ist es wichtig, sein Gehirn zu trainieren. Das verhindert zwar Demenz nicht, aber es kann ihre Entwicklung verzögern, Symptome lindern und die Lebensqualität spürbar verbessern – besonders bei früher Anwendung.

Strategien zur Förderung des Erinnerns

- **Kognitive Stimulation:** Aktivitäten wie Lesen, Schreiben, Lernen neuer Fähigkeiten und soziale Interaktion fördern das Gedächtnis.
  Beispiele:
  - **Tanzen**
    - Kombiniert motorische, kognitive und soziale Stimulation – mit signifikanten Effekten auf die Neuroplastizität.
    - Fördert Gedächtnis, Koordination, Gleichgewicht und Exekutivfunktionen.
    - Studien zeigen z. B. bei älteren Erwachsenen eine Verbesserung der Verarbeitungsgeschwindigkeit, des episodischen Gedächtnisses und der Plastizität des Hippocampus.

  - **Exergaming**
    - Zum Beispiel Nintendo Wii, Xbox Kinect – Bewegung + Reaktionsfähigkeit + Entscheidungen.
    - Besonders wirksam bei älteren Menschen mit milden kognitiven Einschränkungen (MCI).
- **Gedächtnistraining:** Spezifische Übungen können die Gedächtnisleistung und den Umgang mit altersbedingten Veränderungen verbessern.
  Beispiele:
  - **Spaced Retrieval:** Informationen in wachsendem Zeitabstand abrufen (z. B. Namen, Vokabeln).
  - **Chunking-Techniken:** Gruppenbildung von Informationen, um das Arbeitsgedächtnis zu entlasten.
  - **Paired-Association Tasks:** Verbindung von Wörtern/Bildern (z. B. Baum – Schokolade).
  - **Dual-Task-Training (eine Kombinationsübung):** Gehen + Sprechen/Rechnen gleichzeitig. Beispiel: »Zähle rückwärts in 7er-Schritten beim Spazierengehen«; fördert geteilte Aufmerksamkeit und kognitive Kontrolle.
  - **Memory-Walks:** Beim Gehen durch vertraute Orte autobiografische Erinnerungen abrufen; fördert das episodische Gedächtnis.
- **Gesunde Lebensweise:** Eine ausgewogene Ernährung (zum Beispiel die mediterrane Diät), regelmäßige Bewegung und guter Schlaf sind entscheidend.

»Vergessen« als Chance

In einigen Kulturen wird das Vergessen im Alter nicht nur als Verlust gesehen, sondern auch als ein Prozess, der es ermöglicht, sich auf das Wesentliche zu konzentrieren. Dieser Prozess kann

Heilung bedeuten. Indem weniger Raum für Details bleibt, wird die Möglichkeit geschaffen, sich stärker auf bedeutende Aspekte des Lebens zu konzentrieren.

Für viele ältere Frauen kann das Akzeptieren von Vergessen und des Verlusts der Fähigkeit, sich zu erinnern, ein wichtiger Teil der Lebensbewältigung sein.

Ich möchte das noch ein wenig erläutern: Vergessen bedeutet die teilweise oder vollständige Unfähigkeit, zuvor gespeicherte Informationen abzurufen. Es handelt sich hierbei nicht um einen Fehler, sondern eine notwendige Funktion des Gehirns: Irrelevante Inhalte werden gefiltert. So werden wir vor kognitiver Überlastung geschützt und sind zu emotionaler Regulation (z. B. bei Trauma) in der Lage. Das Vergessen kann durch Synapsenabbau, Neuroinflammation (eine Entzündung des Nervengewebes), Stress, Alterung oder mangelnde Wiederholung entstehen.

Beide Prozesse sind Teil eines dynamischen Gleichgewichts der Neuroplastizität.

Erinnern hingegen ist ein aktiver Prozess des Abrufs gespeicherter Informationen im Gehirn und basiert auf der Stabilität synaptischer Verbindungen (Langzeitpotenzierung).

Das Erinnern ist das Wiedererschaffen, Vergessen das aktive Filtern. Erinnern verleiht Identität: »Ich erinnere mich, also bin ich ich.« Darüber hinaus sind Erinnerungen oft emotional codiert (riechbar, fühlbar, mit Stimmungen assoziiert). Erinnern bedeutet daher oft auch ein Wieder-Fühlen – und stellt nicht nur ein kognitives Abrufen dar.

Verschiedene Demenzarten als Formen der Neurodegeneration

Aktuell leben in Deutschland etwa 1,8 Millionen Menschen mit einer Demenzerkrankung, der Großteil von ihnen ist älter als 65 Jahre – und weiblich, etwa zwei Drittel der Demenzerkrankten sind Frauen. Zum einen leben Frauen im Durchschnitt länger als Männer, was das Risiko für altersbedingte Erkrankungen wie Demenz erhöht. Zudem kann der Rückgang von Östrogen nach der Menopause neuroprotektive Mechanismen schwächen.

Doch auch das Apolipoprotein APOE-ε4-Gen, ein genetischer Risikofaktor für Alzheimer, scheint bei Frauen stärker als bei Männern mit einem erhöhten Demenzrisiko assoziiert zu sein. Ebenso ist das Risiko für mitochondriale Dysfunktion, die mit Alzheimer und anderen Demenzarten in Verbindung gebracht wird, bei Frauen höher als bei Männern. Und auch die stärkere Immunantwort, die Sie in Kapitel 3 kennengelernt haben, kann bei Frauen zu chronischen Entzündungen und neuronalen Schäden beitragen.

Abgesehen von der genetischen Prädisposition sind Frauen oft stärker von sozialer Isolation, Depression und Pflegebelastungen betroffen, die das Risiko einer Demenz ebenfalls erhöhen können.

Folgende Arten von Demenz sind bei Frauen verbreitet:

Alzheimer-Krankheit

Die häufigste Form der Demenz, die etwa 60 bis 70 Prozent aller Fälle ausmacht, ist die Alzheimer-Krankheit. Frauen sind deutlich häufiger betroffen von ihr als Männer. Die Ansammlung von Beta-Amyloid-Plaques und Tau-Protein-Tangles führt zu Synapsenverlust und neuronaler Degeneration. Frauen zeigen oft eine stärkere Amyloid-Belastung bei vergleichbarem kognitivem Verfall. Die Erkrankung beginnt mit Gedächtnisverlust, gefolgt von Orientierungsverlust, Sprachproblemen und späterem Verlust grundlegender Fähigkeiten. Die folgende Grafik zeigt, was konkret im Gehirn passiert.

ALZHEIMER – KRANKHEIT DES VERGESSENS

Bei Alzheimer sterben im Gehirn nach und nach Nervenzellen ab.

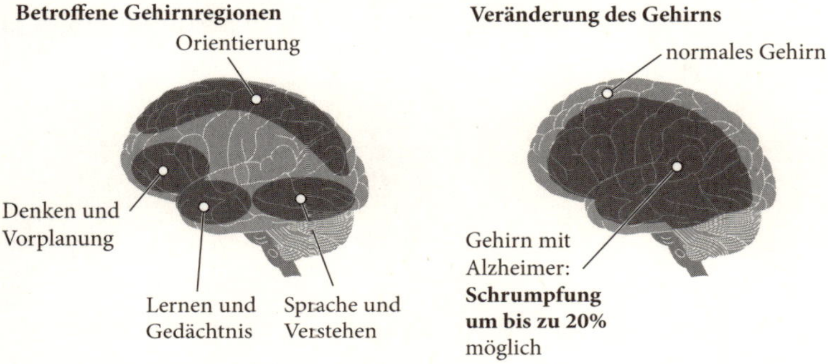

KRANKHEITSVERLAUF

Frühes Stadium: Vergesslichkeit	Mittleres Stadium: Deutliche Ausfälle	Spätes Stadium: Kontrollverlust

Die Schäden an den Nervenzellen entstehen u. a. durch Ablagerung von Eiweißen, Abbau des Zellskeletts und Entzündungsreaktionen:

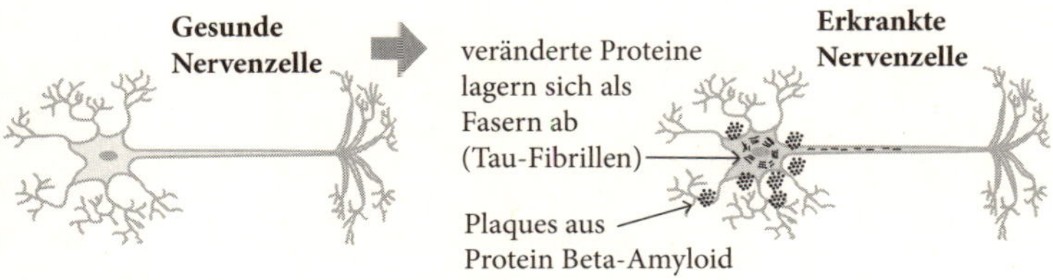

Medikament mit Wirkstoff Lecanemab: Antikörper gegen Beta-Amyloid

Vaskuläre Demenz

Die zweithäufigste Form der Demenz ist die vaskuläre Demenz. Sie wird durch Durchblutungsstörungen im Gehirn verursacht. Mikroinfarkte, Ischämien oder andere vaskuläre Schädigungen bewirken neuronale Defizite. Auch hier gibt es geschlechtsspezifische Risikofaktoren. Frauen mit Bluthochdruck in der Menopause sind besonders gefährdet. Symptomatisch äußert sich die Erkrankung durch den Verlust grundlegender Fähigkeiten. Betroffene haben Probleme mit Planung, Aufmerksamkeit und motorischen Fähigkeiten; Gedächtnisprobleme stehen weniger im Vordergrund. Studien deuten darauf hin, dass Frauen in den frühen Stadien eine bessere kognitive Reserve haben könnten, was eine spätere Diagnose erschwert.

Lewy-Körper-Demenz

Die Lewy-Körper-Demenz ist weniger häufig als die Alzheimer-Erkrankung und die vaskuläre Demenz. Sie tritt bei etwa 5 Prozent aller Demenzkranken auf und betrifft Männer und Frauen gleichermaßen. In den Neuronen sammeln sich abnormale Alpha-Synuclein-Proteine an, was die Zellfunktion stören kann. Es kommt zu wechselnder Aufmerksamkeit, visuellen Halluzinationen und Parkinson-ähnlichen Symptomen. Bei Frauen schreiten diese Symptome möglicherweise langsamer voran. In vielen Fällen wird die Diagnose spät gestellt, da Symptome wie Halluzinationen oft fehlinterpretiert werden.

Frontotemporale Demenz (FTD)

Diese Art der Demenz ist eher selten, meist sind es Menschen zwischen 40 und 60 Jahren, die an ihr erkranken. Eine Degeneration der Stirn- und Schläfenlappen führt zu Persönlichkeitsveränderungen, dem Verlust sozialer Hemmungen und Sprachproblemen, wobei Frauen im Vergleich zu Männern häufigere Verhaltenssymptome zeigen. Allerdings sind die geschlechtsspezifischen Unterschiede bei dieser seltenen Demenzart bislang wenig erforscht.

Hydrozephalus der alten Frau

Oft verwechselt mit Demenz oder auch übersehen wird das Krankheitsbild des Normaldruckhydrozephalus (NPH). Es handelt sich dabei um eine Störung des Liquorflusses, bei der sich Gehirn-Rückenmarks-Flüssigkeit (Liquor) in den Ventrikeln des Gehirns ansammelt. Anders als bei anderen Formen des Hydrozephalus bleibt der intrakranielle Druck jedoch oft normal (daher der Name). Dieses Krankheitsbild tritt überwiegend bei älteren

Frauen und Männern ab 60 Jahren auf; aktuell sind in Deutschland etwa 60 000 Menschen davon betroffen. Folgende Symptome können auf einen NPH deuten:

Symptome des NPH (»Hakim-Trias«)

- **Gangstörung:** Betroffene zeigen einen »magnetischen« oder kleinschrittigen, instabilen Gang, der unsicher und oft breitbeinig ist. Sie haben Schwierigkeiten beim Starten und Stoppen der Bewegung und stürzen wiederholt ohne ersichtlichen Grund.
- **Kognitive Beeinträchtigung:** Auch wenn keine Symptome einer klassischen Alzheimer-Demenz vorliegen (Patientinnen erkennen beispielsweise meist ihre Umgebung), leiden Betroffene unter verlangsamtem Denken und demenzähnlichen Symptomen wie Vergesslichkeit oder Aufmerksamkeitsstörungen.
- **Harninkontinenz:** Später im Verlauf der Erkrankung tritt zunächst häufiger Harndrang und schließlich unkontrollierter Urinverlust auf.

Achtung: Diese Symptome entwickeln sich schleichend und werden oft als »normale Alterserscheinungen« fehlinterpretiert.

Da der NPH oft mit anderen neurodegenerativen Erkrankungen verwechselt wird, ist eine präzise Diagnose entscheidend. Bildgebende Verfahren wie MRT oder CT können erweiterte Ventrikel aufzeigen, die als typisches Merkmal eines NPH gelten. Bessern sich die Symptome nach einer Lumbalpunktion, also nach Ableitung von Liquor, so spricht das für einen NPH. Auch eine Ganganalyse oder neuropsychologische Tests können vorhandene Symptome von Demenz abgrenzen.

Zur Behandlung des NPH haben sich zwei Methoden etabliert: Beim ventrikulo-peritonealen Shunt (VP-Shunt) wird operativ überschüssiger Liquor über einen kleinen Schlauch in die Bauchhöhle abgeleitet. Patientinnen und Patienten, bei denen ein Shunt ungeeignet ist, können sich alternativ seriellen Lumbalpunktionen unterziehen.

Die gute Nachricht ist, dass der NPH eine der wenigen demenzähnlichen Erkrankungen ist, die mit einer gezielten Behandlung gut therapierbar sind. Eine rechtzeitige Diagnose kann die Symptome deutlich verbessern oder sogar rückgängig machen.

Prävention der Demenz der Frau

Viele klinische Studien zu Demenz waren bislang geschlechtsspezifisch unausgewogen, sodass Frauen unterrepräsentiert waren. Wie bei den Herz-Kreislauf-Erkrankungen führt auch der gesamte Verlauf einer dementiellen Krankheit von den Risikofaktoren bis zur Diagnostik dazu, dass Frauen wahrscheinlich anders therapiert werden müssten, vor allem weil sie überproportional häufig von Demenz betroffen sind. Besondere Bedeutung kommt der Früherkennung zu: KI-basierte Analysen von Gehirnscans und Biomarkern (beispielsweise Beta-Amyloid und Tau im Liquor) können helfen, Demenz bei Frauen früher zu diagnostizieren.

In der Prävention der Demenz spielt der Lebensstil eine entscheidende Rolle: Körperliche Aktivität, kognitive Stimulation, ausgewogene Ernährung und Stressreduktion können das Risiko senken. Auch ein potenzieller Nutzen der Hormonersatztherapie in der Prävention von Alzheimer wird untersucht, wobei Timing und individuelle Risikofaktoren entscheidend sind.

Spezifische Herausforderungen bestehen bei Frauen darin, dass sie in vielen Fällen eine höhere kognitive Reserve zeigen. Das bedeutet, dass sie trotz neurodegenerativer Schäden länger funktional bleiben können. Dies kann jedoch zu späteren Diagnosen führen. Darüber hinaus sind Frauen stärker von sozialer Isolation,

Depression und Pflegebelastungen betroffen, die das Risiko einer Demenz erhöhen können.

Ein zunehmendes Bewusstsein für geschlechtsspezifische Unterschiede führt inzwischen zu neuen Studien und Behandlungsansätzen, die auf Frauen mit Demenz ausgelegt sind. Geschlechtsspezifische Biomarker könnten zukünftig die Diagnose und Behandlung von Frauen mit Demenz verbessern. Auch KI-gestützte Therapien, personalisierte Medizin und innovative Technologien könnten den Krankheitsverlauf von Demenzen positiv beeinflussen.

AUTONOMES WACHSTUM – DER KREBS DER REIFEN FRAU

Insgesamt gilt: Je älter man wird, umso höher wird die Krebswahrscheinlichkeit. Das bedeutet, dass Kinder statistisch gesehen nur selten an Krebs erkranken, während ältere Menschen deutlich häufiger betroffen sind. Fast zwei Drittel der an Krebs Erkrankten waren 2014 über 64 Jahre alt.

Woher kommen diese Unterschiede? Nun, Krebs entsteht nicht von heute auf morgen. In der Regel vergehen Jahre, bis sich aus gesunden Zellen schließlich ein Tumor entwickelt. Das ist ein wesentlicher Grund dafür, dass die meisten Betroffenen im höheren Alter sind.

Welche Krebsarten in welchem Alter bevorzugt auftreten, hängt vermutlich mit der Entstehungsweise der verschiedenen Tumorarten zusammen. Krebserkrankungen im Kindesalter entstehen häufig »zufällig« – als Fehler im Erbmaterial oder aufgrund genetischer Veranlagung. Im Gegensatz dazu spielen bei Tumorarten im Erwachsenenalter die bekannten Risikofaktoren eine wachsende Rolle. Dazu gehören Rauchen, Übergewicht und Bewegungsmangel, aber auch zufällige Fehler im Erbmaterial, die sich im Laufe des Lebens anhäufen.

Die Unterschiede zwischen Frauen und Männern beruhen nicht allein darauf, dass Organe wie Gebärmutter oder Prostata nur beim jeweiligen Geschlecht zu finden sind. Zusätzlich gibt es Unterschiede im Lebensstil: Am Beispiel Lungenkrebs ist erkennbar, dass in den letzten Jahrzehnten mehr Männer als Frauen geraucht haben.

Wenn bei Frauen zwischen 20 und 29 Jahren eine Krebserkrankung diagnostiziert wird, dann ist es meist Hautkrebs. Bei Frauen ab 30 Jahren überwiegt Brustkrebs. Die Wahrscheinlichkeit steigt im mittleren Alter, also zwischen 45 bis etwa 64 Jahren weiter an, und auch ältere Frauen über 65 Jahre sind am ehesten von Brustkrebs betroffen. Bei Frauen mittleren Alters ist Gebärmutterhalskrebs außerdem eine häufigere Krebsart. Allerdings nimmt das Risiko mit den Jahren wieder ab. Bei älteren Frauen liegen neben Brustkrebs oft auch Darm- oder Lungenkrebs vor. Im mittleren Alter sind Frauen insgesamt häufiger von onkologischen Erkrankungen betroffen als Männer. Ab etwa 55 Jahren tragen dagegen Männer ein höheres Tumorrisiko.

Sehen Sie hier die häufigsten Tumorerkrankungen bei Frauen und ihre Risikofaktoren im Überblick:

Häufigste Tumorerkrankungen bei Frauen

1. **Brustkrebs** (Mammakarzinom)
   - häufigste Krebserkrankung bei Frauen, insbesondere zwischen 50 und 70 Jahren
   - Risikofaktoren: hormonelle Einflüsse, genetische Veranlagung (etwa BRCA1/BRCA2-Mutationen), späte Menopause, Adipositas, Hormonersatztherapie
2. **Darmkrebs** (Kolorektales Karzinom)
   - tritt häufig ab dem 60. Lebensjahr auf
   - Risikofaktoren: Ernährung, Bewegungsmangel, familiäre Belastung, chronisch entzündliche Darmerkrankungen

3. **Lungenkrebs** (Bronchialkarzinom)
   - Häufigkeit bei Frauen steigt, vor allem aufgrund von Rauchen
   - Risikofaktoren: Alter, Rauchexposition
4. **Gebärmutterkrebs** (Endometriumkarzinom)
   - typisch für postmenopausale Frauen
   - Risikofaktoren: langjährige Östrogenexposition, Diabetes, Adipositas
5. **Eierstockkrebs** (Ovarialkarzinom)
   - häufig bei Frauen ab 60 Jahren
   - Risikofaktoren: familiäre Belastung, BRCA-Mutationen, späte Schwangerschaft oder Kinderlosigkeit
6. **Hautkrebs** (insbesondere Basalzellkarzinom und Melanom)
   - Häufigkeit steigt mit zunehmendem Alter
   - Risikofaktoren: helle Haut, hohe UV-Exposition

Prävention und Früherkennung

Wichtig sind für Sie regelmäßige Vorsorgeuntersuchungen beim Frauenarzt, beim Gastroenterologen und beim Hautarzt. Diagnostische Untersuchungen wie die Mammografie oder die Tomosynthese der Brust sowie die Sonografie der weiblichen Organe sind essenziell, darüber hinaus die Koloskopie, um Tumoren frühzeitig zu erkennen. Führen Sie einen gesunden Lebensstil. Rauchen Sie nicht! Wenn Sie es nicht allein schaffen aufzuhören, nehmen Sie an einer Raucherentwöhnung teil. Wie man sich gesund und ausgewogen ernährt, ist ein Thema, das in den Medien sehr präsent ist; auch in Kapitel 7 finden Sie Impulse dafür. Bewegung und UV-Schutz können das Risiko an Hautkrebs deutlich reduzieren. Bei manchen Tumorerkrankungen ist eine genetische Beratung sinnvoll; vor allem bei familiärer Belastung können Gentests durchgeführt werden. Präventive Maßnahmen sind generell sinnvoll.

WENN DER DRUCK ZU GROSS WIRD – NIERENFUNKTION UND WEIBLICHE INKONTINENZ

Die Niere ist neben Herz und Leber ein weiteres wichtiges Organsystem. Natürlicherweise lässt die Funktion in den höheren Lebensjahren nach. Insbesondere der Zusammenhang zwischen intraabdominellem Druck (also dem atemabhängigen Druck in der Bauchhöhle), Nierenfunktion und weiblicher Inkontinenz hat erhebliche Auswirkungen auf die Gesundheit und Langlebigkeit älterer Frauen. Diese Faktoren beeinflussen sich gegenseitig und können zu einer Kaskade von gesundheitlichen Herausforderungen führen.

Nierenfunktion

Die Nieren haben vielfältige, extrem wichtige Funktionen in unserem Körper. Sie reinigen das Blut, regulieren den Blutdruck, den Salz- und Wasserhaushalt und produzieren wichtige Hormone. Ihre Arbeit verrichten sie unbemerkt, sodass eine Schwäche nicht sofort auffällt. Eine chronische Nierenerkrankung ist mit einem erhöhten Risiko für Herz-Kreislauf-Erkrankungen, Anämie und Knochenstoffwechselstörungen verbunden. Frauen mit Inkontinenz, die häufig wiederkehrende Harnwegsinfekte (HWI) haben, sind anfälliger für Nierenkomplikationen, zum Beispiel Nierenbeckenentzündung, die Pyelonephritis, die die Nierenfunktion weiter beeinträchtigen kann. Ein chronischer Harnrückstau durch Überlaufinkontinenz oder eine nicht vollständig entleerte Blase kann zu Schäden der oberen Harnwege führen, einschließlich Hydronephrose (Harnstauung) und einer irreversiblen Nierenschädigung.

Inkontinenz

Harninkontinenz hat neben ihren direkten physischen Auswirkungen auch indirekte Konsequenzen, die die Lebensdauer und -qualität älterer Frauen beeinflussen. So ist der Harndrang, insbesondere nachts (Nykturie), eine häufige Ursache für Stürze und Brüche wie Hüftfrakturen, die mit erhöhter Mortalität im Alter assoziiert sind. Die chronische Feuchtigkeit durch Inkontinenz kann zu Dekubitus (chronisches Hautgeschwür durch Wundliegen) und Hautinfektionen führen. Frauen mit Inkontinenz neigen außerdem dazu, sich von sozialen Aktivitäten zurückzuziehen; das kann Depressionen und kognitive Beeinträchtigungen nach sich ziehen. Zudem bedeutet Inkontinenz Stress, und chronischer psychischer Stress durch Inkontinenz kann Herz-Kreislauf-Erkrankungen begünstigen.

Intraabdomineller Druck und Beckenbodenschwäche

Ein chronisch erhöhter intraabdomineller Druck, beispielsweise durch Adipositas, chronischen Husten (COPD) oder Stuhlverstopfung, fachsprachlich Obstipation, schwächt den Beckenboden. Dies führt zu Stressinkontinenz und kann die Blasenfunktion sowie die Nieren belasten. Gleichzeitig wird die Lebensqualität durch die körperlichen Belastungen und Begleiterkrankungen reduziert, was die Langlebigkeit beeinflusst.

Einfluss auf die Langlebigkeit älterer Frauen

Inkontinenz hat eine nicht zu unterschätzende Bedeutung für die Langlebigkeit älterer Frauen, denn die Kombination aus eingeschränkter Nierenfunktion und Inkontinenz kann einen Teufelskreis erzeugen. Sie kann zu einer erhöhten Krankheitslast (Frailty, auf die ich im folgenden Abschnitt eingehe) führen. Ältere Frauen mit Inkontinenz und/oder chronischer Nierenerkrankung zeigen oft eine schnellere Zunahme von Gebrechlichkeit, die mit verminderter Langlebigkeit korreliert.

Aufgrund der eingeschränkten Nierenfunktion und der damit verbundenen Elektrolytstörungen sowie Entzündungsprozessen steigt das Risiko für kardiovaskuläre Ereignisse. Die Wahrscheinlichkeit für Multimorbidität, das gleichzeitige Vorliegen mehrerer chronischer Krankheiten, steigt.

Prävention und Gesundheitsförderung

Um Langlebigkeit und Lebensqualität zu fördern, ist ein multimodaler Ansatz notwendig: Früherkennung und Prävention der eingeschränkten Nierenfunktion und Inkontinenz können nicht nur die Lebensqualität verbessern, sondern zahlen auch auf ein längeres Leben ein. Lassen Sie sich auf eine chronische Nierenerkrankung untersuchen und überwachen Sie Ihre Nierenfunktion. Eine frühzeitige Behandlung der Harninkontinenz oder anderer Risikofaktoren für erhöhten intraabdominalen Druck ist essenziell. Als Faustregel gilt hier: Je früher Sie die Symptome behandeln lassen, umso besser. Es ist nie zu spät.

Tragen Sie selbst aktiv und regelmäßig zur Gesundheitsförderung bei, indem Sie Ihren Beckenboden zur Prävention und Behandlung von Inkontinenz trainieren. Hilfreich kann auch eine Anpassung der Ernährung zur Optimierung der Nierenfunktion und Vermeidung von Übergewicht sein. Langfristig ist es wichtig, Harnwegsinfekte durch regelmäßige Blasenentleerung und gute Hygiene zu vermeiden. Sprechen Sie zudem mit einer Person Ihres Vertrauens über Ihre Beschwerden und Sorgen, um die soziale Teilhabe zu fördern.

Das Wichtigste auf einen Blick

Die Kombination aus beeinträchtigter Nierenfunktion, Harninkontinenz und erhöhtem Druck auf die Harnwege stellt ein signifikantes Gesundheitsrisiko für ältere Frauen dar. Neben direkten physiologischen Auswirkungen, wie erhöhtem Risiko für Nierenschäden und Stürze, führt auch die psychosoziale Belastung zu verminderter Lebensqualität. Eine systematische Früherkennung und Prävention können jedoch nicht nur die Lebensqualität verbessern, sondern auch die Langlebigkeit fördern.

FRAILTY UND OSTEOPOROSE – FORMEN VON GEBRECHLICHKEIT

Gebrechlichkeit (Frailty) und Osteoporose sind zwei altersbedingte Gesundheitsprobleme, die Frauen besonders häufig betreffen und ihre Lebensqualität stark beeinträchtigen können.

Frailty (englisch für Gebrechlichkeit) ist ein zentrales Konzept in der Altersmedizin und spielt bei älteren Frauen eine entscheidende Rolle. Es handelt sich um ein klinisches Syndrom, das durch einen Zustand erhöhter Vulnerabilität gekennzeichnet ist, der die Fähigkeit des Körpers zur Bewältigung von Stressoren wie Krankheiten, Verletzungen oder Operationen vermindert.

Frailty ist durch physische, psychologische und soziale Aspekte geprägt. Der US-amerikanischen Geriaterin Linda Fried zufolge kann von Frailty ausgegangen werden, wenn mehrere der folgenden Symptome vorhanden sind:

- **Fatigue (Müdigkeit):** Sind Sie meist müde oder körperlich und emotional erschöpft?

- **Resistance (Muskelkraft):** Ist es Ihnen kaum möglich eine Etage auf der Treppe zu bewältigen? Gelingt es Ihnen nicht, ein schweres Buch mit nur einer Hand hochzuheben?
- **Ambulation (Gehfähigkeit):** Haben Sie Probleme, 100 Meter weit zu gehen?
- **Illness (Krankheiten):** Leiden Sie an mehr als fünf Erkrankungen?
- **Loss of Weight (Gewichtsverlust):** Haben Sie im vergangenen halben Jahr ungewollt mehr als fünf Kilogramm abgenommen?

Liegen mindestens zwei Symptome vor, spricht man von Pre-Frailty, bei einem voll ausgeprägten Syndrom von Frailty.

Warum Frauen häufiger von Frailty betroffen sind

Eine Studie zur Gesundheit Erwachsener kommt zu dem Schluss, dass 2,8 Prozent der Frauen und 2,3 Prozent der Männer im Alter von 65 bis 79 Jahren gebrechlich sind. Die Prävalenz der Vorstufe der Gebrechlichkeit, die Pre-Frailty, liegt bei 38,8 Prozent. Doch warum sind Frauen häufiger von Frailty betroffen? Frauen leben im Durchschnitt länger als Männer, wodurch die Wahrscheinlichkeit von Frailty steigt. Zudem beschleunigt der Östrogenverlust nach der Menopause Muskelabbau (Sarkopenie) und Knochenschwund (Osteoporose), beides wichtige Faktoren für Frailty. Frauen haben oft weniger Muskelmasse als Männer, was sie anfälliger für Sarkopenie macht. Frauen leiden außerdem häufiger an Multimorbidität (zum Beispiel Arthrose, Herzinsuffizienz), was Frailty begünstigen kann. Nicht zuletzt sind Frauen häufiger sozial isoliert oder emotional belastet; auch das kann Frailty verstärken.

Frailty stellt einen bedeutenden Risikofaktor für verschiedene gesundheitliche und soziale Herausforderungen dar:

- **Stürze und Verletzungen:** Besonders bei Frauen ist das Risiko, sich bei Stürzen zu verletzen, aufgrund der hohen Osteoporose-Inzidenz stark erhöht.
- **Kognitive Beeinträchtigungen:** Frailty steht in direktem Zusammenhang mit einem erhöhten Risiko für Demenz und andere kognitive Einschränkungen.
- **Abhängigkeit und Pflegebedarf:** Durch die funktionellen Einschränkungen, die Frailty mit sich bringt, steigt der Bedarf an Unterstützung im Alltag, was die Selbstständigkeit und damit die Lebensqualität deutlich einschränken kann.
- **Krankenhausaufenthalte:** Menschen mit Frailty haben ein höheres Risiko für Komplikationen und benötigen oft längere Genesungszeiten nach medizinischen Eingriffen oder Erkrankungen.
- **Sterblichkeit:** Frailty gilt als unabhängiger Prädiktor für eine erhöhte Mortalität und zeigt die Dringlichkeit präventiver und therapeutischer Maßnahmen auf.

Diese Risiken verdeutlichen, wie wichtig es ist, frühzeitig etwas zu tun, um auch im hohen Alter die Lebensqualität zu wahren. Mit gezielter Prävention und rechtzeitiger Unterstützung können Frauen (und Männer) selbst dazu beitragen, die Folgen von Frailty abzumildern – und so möglichst lange aktiv, unabhängig und voller Lebensfreude bleiben.

Prävention und Management von Frailty

Die gute Nachricht lautet: Frailty ist keine unvermeidliche Folge des Alterns und kann teilweise verhindert oder gemildert werden. Physische Maßnahmen umfassen Krafttraining und Bewegung; regelmäßige körperliche Aktivität kann die Muskelmasse und Muskelkraft verbessern. Programme wie leichtes Gewichtheben, Yoga oder Tai Chi sind besonders geeignet. Die Ernährung spielt eine große Rolle in der Prävention. Eine proteinreiche Ernährung unterstützt den Erhalt der Muskelmasse, Vitamin-D- und Calcium-Supplementierung kann Osteoporose vorbeugen. Omega-3-Fettsäuren können entzündungshemmend wirken und die Muskelgesundheit fördern.

Bei den medizinischen Interventionen steht die Behandlung der Sarkopenie im Vordergrund. Medikamente wie Myostatin-Inhibitoren befinden sich in der Entwicklung. Das multimodale Management, insbesondere die gezielte Behandlung chronischer Erkrankungen wie Diabetes, Bluthochdruck oder Depression, ist entscheidend, um den Gesundheitszustand zu stabilisieren. In bestimmten Fällen kann eine Östrogentherapie den altersbedingten Muskelabbau verlangsamen.

Meiden Sie Isolation! Nehmen Sie an Gemeinschaftsprogrammen teil, übernehmen Sie Ehrenämter, und pflegen Sie Ihre Kontakte. Suchen Sie sich psychologische Unterstützung bei Depression oder Angst. Gesprächstherapien, Achtsamkeitstraining oder Entspannungstechniken zur Stressbewältigung helfen Frauen, besser mit derartigen Belastungen umzugehen, und fördern das emotionale Gleichgewicht.

Regelmäßige Frailty-Assessments können dabei helfen, erste Anzeichen frühzeitig zu erkennen und rechtzeitig Maßnahmen zu ergreifen. Als Ärztin möchte ich Ihnen ans Herz legen: Nehmen Sie an Studien teil! Dies bietet Ihnen nicht nur die Möglichkeit, regelmäßig untersucht zu werden, sondern trägt auch dazu bei, das Verständnis und die Behandlung von Frailty weiter zu verbessern.

In einer zunehmend digitalisierten Welt eröffnen innovative Technologien neue Wege, um Frailty und neurokognitive Störungen frühzeitig zu erkennen und individuell darauf zu reagieren. Besonders im Bereich der Prävention und Überwachung zeigen sich spannende Ansätze. So könnten Wearables und KI-gestützte Tools dazu beitragen, das Monitoring von Frailty zu personalisieren und individuelle Maßnahmen zu ergreifen.

Das Wichtigste auf einen Blick

Frailty ist bei älteren Frauen ein häufiges und wichtiges Syndrom, das zu einem Verlust an Lebensqualität und Unabhängigkeit führen kann. Präventive und rehabilitative Maßnahmen können die Auswirkungen jedoch erheblich reduzieren. Ein geschlechtsspezifischer, interdisziplinärer Ansatz ist entscheidend, um die Bedürfnisse älterer Frauen optimal zu adressieren.

Frauen mit Osteoporose

Ein zentrales Thema für die Gesundheit der Frauen – meist im höheren Alter – ist Osteoporose, insbesondere nach der Menopause. Diese systemische Skeletterkrankung zeichnet sich durch eine reduzierte Knochendichte und -qualität aus, wodurch das Risiko für Knochenbrüche stark erhöht wird. Frauen sind dabei häufiger betroffen als Männer (circa jede vierte Frau und jeder fünfte Mann in Deutschland), eine Folge des Zusammenspiels von biologischen, hormonellen und sozialen Einflüssen.

Nach der Menopause sinkt der Östrogenspiegel, was den Knochenabbau beschleunigt. Östrogen hat eine schützende Wirkung auf die Knochen, indem es die Osteoklasten (knochenabbauende Zellen) hemmt. Frauen erleben während der Menopause eine rapide Knochendichteabnahme, die bei Männern im gleichen Alter nicht in diesem Ausmaß auftritt. Dazu kommt, dass Frauen per se von Natur aus eine geringere maximale Knochendichte haben als Männer, was das Risiko einer Osteoporose erhöht.

Das Frakturrisiko steigt also. Typische Frakturen an der Wirbelsäule (vertebrale Frakturen) können zu chronischen Rückenschmerzen, Kyphose (»Witwenbuckel«) und Größenverlust führen. Hüftfrakturen sind besonders schwerwiegend, da sie häufig Operationen und lange Rehabilitationszeiten erfordern und mit erhöhter

Sterblichkeit assoziiert sind – vor allem innerhalb des ersten Jahres nach der Fraktur. Handgelenksfrakturen sind meist der erste Hinweis auf eine bestehende Osteoporose. Weltweit erleidet etwa jede dritte Frau über 50 Jahre eine osteoporotische Fraktur. Die Folgen: Die Lebensqualität sinkt; chronische Schmerzen, eingeschränkte Mobilität und Abhängigkeit von Pflege führen zu einem Verlust der Selbstständigkeit und Lebensfreude.

Prävention und multimodales Management

Es verwundert nicht, dass Osteoporose laut der Weltgesundheitsorganisation (WHO) zu den zehn häufigsten Erkrankungen weltweit gehört. Weniger als ein Viertel aller Fälle werden frühzeitig medizinisch diagnostiziert und behandelt.

Die richtige Ernährung und Bewegung spielen bei der Prävention eine große Rolle. Calcium ist entscheidend für die Knochengesundheit. Eine ausreichende Zufuhr in Höhe von 1000 bis 1200 Milligramm pro Tag kann daher vorbeugend wirken. Gute Quellen sind Milchprodukte, grünes Gemüse wie Brokkoli und Grünkohl sowie Calciumpräparate.

In Kombination mit Vitamin D fördert die Calciumaufnahme die Knochenmineralisation. Eine Supplementierung in Höhe von 800 bis 1000 Internationale Einheiten (IE) wird empfohlen, insbesondere in den Wintermonaten und bei Frauen mit wenig Sonnenexposition. Übrigens, viel hilft hier nicht unbedingt viel: Neuere Studien haben überraschend ergeben, dass die Verabreichung einer hohen Einzeldosis (300 000–500 000 IE) zur Substitution beim älteren Menschen die Häufigkeit an Stürzen und Frakturen erhöhen kann.

Weniger bekannt ist in diesem Zusammenhang die Bedeutung von Vitamin K. Eine ausreichende Versorgung mit diesem Vitamin ist essenziell, ebenso wie der Gehalt an B-Vitaminen und Folsäure, wie sie auch in den Leitlinien des Dachverbands Osteoporose (DVO) festgehalten sind. Die empfohlene tägliche Zufuhr beträgt 1 Mikrogramm pro Kilogramm Körpergewicht (µg/kg KG). Ein Mangel an Vitamin K betrifft bis zu 30 Prozent der Bevölkerung und bis zu 50 Prozent der chronisch Kranken mit Diabetes, Rheuma oder Bluthochdruck.

Interessanterweise konnte in einer 2019 publizierten Metaanalyse ein bestimmtes Lebensmittel in Bezug auf die positive Beeinflussung der Knochendichte besonders überzeugen. Die Rede ist von grünem Tee. Xiang et al. zeigten, dass regelmäßiger Konsum von grünem Tee das Frakturrisiko verringert. Wie grüner Tee darüber hinaus die Langlebigkeit der Frau positiv beeinflussen kann, steht in Kapitel 7.

Eine weitere wesentliche Säule, mit der Frauen Osteoporose vorbeugen können, ist Bewegung. Belastungsübungen wie Hanteltraining oder Krafttraining allgemein können die Knochen stärken, und auch gewichtsbelastende Aktivitäten wie Wandern, Tanzen oder Joggen fördern die Knochengesundheit.

Ich möchte an dieser Stelle auch die Hormonersatztherapie (HRT) als präventive Option nennen, denn sie kann bei Frauen in der frühen Menopause durchaus die Knochendichte erhalten. Der Nutzen sollte allerdings gegen potenzielle Risiken wie Brustkrebs und Thrombosen abgewogen werden.

Östrogene sind zur Prävention einer Osteoporose bei postmenopausalen Frauen mit hohem Frakturrisiko zugelassen, sofern eine Unverträglichkeit der anderen verfügbaren Osteoporose-Präparate vorliegt. Eine von Gartlehner et al. geleitete Metaanalyse von 18 Studien zu Vor- und Nachteilen der Hormonersatztherapie zeigte, dass die Verwendung von konjugierten equinen Östrogenen (CEE, auch Stutenöstrogen genannt) zwar die Frakturhäufigkeit senken kann, jedoch mit einem erhöhten Risiko für andere Erkrankungen wie Thrombose, Schlaganfall, Gallensteinleiden oder Inkontinenz verbunden ist. Eine Hormontherapie, die aus einer anderen Indikation heraus begonnen wurde (wie der Behandlung von vasomotorischen Symptomen etwa von Hitzewallungen und Rhythmusstörungen) und bei vorhandener Gebärmutter Östrogene in Kombination mit Gestagenen umfasst, kann gleichzeitig als Osteoporosetherapie angesehen werden, die das Risiko von Frakturen senkt. In der Regel ist dann keine weitere spezifische Osteoporosetherapie erforderlich. Wird aufgrund postmenopausaler Beschwerden Tibolon eingenommen, ein synthetisches Steroid, das wie eine Hormonersatztherapie wirkt, so ist auch hier ein Schutz vor Frakturen nachgewiesen.

Die Minimierung oder noch besser der Verzicht auf Alkohol und Nikotin ist absolut zu empfehlen. Tabakkonsum beeinträchtigt die Knochengesundheit und schwächt die Stabilität des Skeletts. Ein hoher Alkoholkonsum erhöht das Risiko für Stürze und damit auch für Frakturen. Die langfristige Einnahme bestimmter Arzneimittel, wie Kortikosteroide, Immunsuppressiva oder Protonenpumpenhemmer (zur Reduzierung der Produktion von Magensäure), kann die Knochendichte verringern und somit das Risiko für Osteoporose und Frakturen ebenfalls erhöhen.

Weitere Therapieansätze

Um eine medikamentöse Therapie bei Osteoporose zu verordnen, muss das Frakturrisiko oberhalb berechneter Therapieschwellen für Wirbelkörper- und Schenkelhalsfrakturen liegen. Wirbelkörper- und Oberschenkelfrakturen sind mit einem hohen Folgefrakturrisiko verbunden. Dies gilt über alle Altersgrenzen hinweg. Daher kann in diesen Fällen – wenn die Fraktur eher auf eine bestehende Osteoporose als auf andere Ursachen zurückzuführen ist – auf eine Knochendichtemessung verzichtet und eine medikamentöse Therapie ohne Vorliegen eines Knochendichteergebnisses eingeleitet werden. Auch die Glucocorticoid-Therapie mit ≥ 7,5 mg Prednisolonäquivalent pro Tag ist mit einem hohen Frakturrisiko innerhalb der ersten zwölf Monate verbunden. Bei vielen Erkrankungen kann die empfohlene Tagesdosis darüber liegen.

So wird inzwischen explizit das Drei-Jahres-Frakturrisiko herangezogen, um allgemeine Empfehlungen zur Diagnostik und Therapie von Osteoporose zu formulieren. Eine spezifische Therapieoption, selbst ohne weitere Risikofaktoren, wird dabei für Frauen ab einem Alter von 77 Jahren empfohlen.

Zur Abschätzung des absoluten Frakturrisikos stehen mittlerweile neue Modelle zur Verfügung. Besonders Wirbelkörper- und Hüftfrakturen prägen das Krankheitsbild der Osteoporose und dienen als relevante Frakturendpunkte, um den Nutzen einer entsprechenden Therapie zu bewerten. Die meisten Zulassungsstudien zu Osteoporose-Medikamenten erfassen Ergebnisse über einen Zeitraum von drei Jahren, was auch die Basis für viele Leitlinien darstellt.

In Bezug auf die Frakturreduktion sind bei postmenopausalen Frauen folgende medikamentösen Therapieoptionen am besten belegt:

- **Bisphosphonate** wie Alendronat, Risedronat und Zoledronat reduzieren den Knochenabbau.
- **Monoklonale Antikörper** wie Denosumab und Romosozumab hemmen die Aktivität der Osteoklasten.
- **Osteoanabolwirksame Substanzen** wie Romosozumab oder Teriparatid stimulieren den Knochenaufbau, insbesondere bei schweren Fällen, und sollten ab einem Drei-Jahres-Frakturrisiko von 10 Prozent für Schenkelhalsfrakturen und Wirbelkörperfrakturen empfohlen werden.
- **Selektive Östrogenrezeptormodulatoren (SERM)** wie Raloxifen und Bazedoxifen können bei Frauen in der Menopause hilfreich sein.

Weitere Therapieansätze zur Osteoporose umfassen sowohl rehabilitative Maßnahmen als auch die Berücksichtigung psychosozialer und gesellschaftlicher Aspekte sowie vielversprechende Forschungsperspektiven. Bei den rehabilitativen Maßnahmen steht die Sturzprävention an erster Stelle. Durch gezielte physikalische Therapie und Gleichgewichtstraining wird das Sturzrisiko minimiert, während eine Anpassung des Wohnumfeldes, beispielsweise durch rutschfeste Bodenbeläge oder Handläufe, für mehr Sicherheit sorgt. Darüber hinaus ist Schmerzmanagement bei Frakturen entscheidend, um die Lebensqualität der Betroffenen zu verbessern und eine schnelle Genesung zu fördern.

Neben den physischen Aspekten sind auch psychosoziale und gesellschaftliche Faktoren nicht zu vernachlässigen. Die Pflegebelastung ist ein wichtiger Punkt, da Frauen, die durch Osteoporose immobilisiert werden, häufig umfangreiche Pflege benötigen. Dies stellt sowohl die betroffenen Frauen als auch das Gesundheitssystem vor große Herausforderungen.

Die aktuelle Forschung bietet Hoffnung auf weitere effektive Therapieansätze. Die Entschlüsselung genetischer Faktoren durch laufende Studien könnte zukünftig gezielte Therapien ermöglichen. Ein anderes vielversprechendes Forschungsfeld sind innovative Medikamente, etwa Romosozumab, ein Antikörper, der den Knochenaufbau fördert. Auch die Nutzung moderner Technologie könnte die Früherkennung und Sturzprävention weiter verbessern. Tools, die auf künstlicher Intelligenz basieren, könnten zur frühzeitigen Diagnose und individuellen Therapieplanung in Zukunft eine zentrale Rolle spielen.

DER EINFLUSS DES KLIMAS AUF DIE LANGLEBIGKEIT DER FRAU

Ich möchte dieses Kapitel mit einem Thema schließen, das auf den ersten Blick nur bedingt mit chronischen Erkrankungen zusammenhängt. Doch bei genauerer Betrachtung wird deutlich, welch signifikanten Einfluss Umweltfaktoren wie Hitze und Kälte auf die Gesundheit und Langlebigkeit von Frauen haben. Denn extreme

Wetterbedingungen stellen nicht nur eine Herausforderung für den Körper dar, sondern können bestehende Krankheiten verschlimmern und dadurch die Lebensqualität erheblich beeinträchtigen.

Wie Frauen auf Extremtemperaturen reagieren

Frauen und Männer reagieren aufgrund ihrer unterschiedlichen körperlichen Beschaffenheit unterschiedlich auf Extremtemperaturen.

Frauen haben bei Hitze beispielsweise oft eine geringere Kapazität, zu schwitzen, und einen höheren Fettanteil, was die Wärmeabgabe beeinträchtigt. Sie sind dadurch anfälliger für Hitze. Das ist problematisch, weil Hitzewellen mit einem erhöhten Risiko für Herz-Kreislauf-Erkrankungen assoziiert sind, besonders bei älteren Frauen, die häufig an Bluthochdruck und anderen chronischen Erkrankungen leiden. Beim Schwitzen verlieren wir viel Salz, vor allem Natrium, Kalium und Magnesium. Postmenopausale Frauen können zudem eine verminderte Fähigkeit zur Thermoregulation haben, da der schützende Effekt von Östrogen auf die Gefäße wegfällt.

Extreme Kälte dagegen kann bei Frauen zu einem höheren Risiko für Hypothermie (eine Überwärmung des Körpers, die über das normale Maß hinausgeht) und kardiovaskuläre Ereignisse führen, da die Durchblutung der Extremitäten bei Frauen stärker reduziert wird, um die Körperkerntemperatur zu halten.

Nicht zu unterschätzen sind klimabedingte Krankheiten: Der Klimawandel begünstigt die Verbreitung von Krankheiten wie Malaria und Dengue-Fieber, die Frauen in ländlichen oder ärmeren Regionen besonders betreffen, da sie oft für die Pflege von Kindern oder den Wassertransport verantwortlich sind. Hitze und Dehydrierung erhöhen außerdem das Risiko für Harnwegsinfekte, die bei Frauen häufiger vorkommen und unbehandelt schwerwiegende Folgen haben können.

Ältere Frauen haben oft eine geringere physiologische Reserve, um sich an extreme Wetterbedingungen anzupassen. Krankheiten wie Osteoporose oder Arthritis können durch Kälte verschlimmert werden, was wiederum ihre Mobilität und Lebensqualität einschränkt.

Hitzeprävention

Klima und Umwelt haben sowohl direkte als auch indirekte Auswirkungen auf die Gesundheit und Langlebigkeit von Frauen. Ältere Frauen sind besonders gefährdet, da sie biologisch anfälliger sind und oft eine doppelte Belastung durch Pflegeverantwortung und eingeschränkte soziale Ressourcen tragen. Die Bekämpfung von Umweltverschmutzung, die Förderung von Geschlechtergerechtigkeit und die Anpassung an den Klimawandel sind entscheidend, um die Lebensqualität und Lebensdauer von Frauen zu erhöhen.

Angesichts der gesundheitlichen Herausforderungen, die extreme Hitze mit sich bringt, stellt sich die Frage, wie wir uns sowohl individuell als auch gesellschaftlich darauf einstellen können.

Als Ärztin empfehle ich als erste Maßnahme zur Förderung der Langlebigkeit bei extremer werdenden Temperaturen regelmäßige Vorsorgeuntersuchungen, insbesondere in Bezug auf Herz-Kreislauf-Erkrankungen, Lungen- und Nierenfunktion. Ebenso wichtig ist es, Wohnräume kühl zu halten, etwa durch den Einsatz von Ventilatoren, Klimageräten oder das Abdunkeln der Fenster, um die Hitzebelastung in den eigenen vier Wänden zu minimieren. Darüber hinaus sollten Sie körperliche Anstrengung in den heißesten Stunden des Tages vermeiden, um den Kreislauf nicht zusätzlich zu belasten. Im Folgenden habe ich für Sie noch ein paar ausführlichere Tipps zusammengestellt, wie Sie großer Hitze individuell schützend begegnen können.

Essen Sie leichte Kost und trinken Sie viel

Nehmen Sie mehrere kleine, leichte Mahlzeiten zu sich. Suppen, Gemüse, Salat und Obst haben einen hohen Wassergehalt. Fisch oder Geflügel sind gut verdaulich. Trinken Sie täglich mindestens 1,5 bis 2 Liter, meiden Sie dabei jedoch alkoholische Getränke, denn sie entziehen dem Körper Flüssigkeit. Gute Durstlöscher sind Leitungs- oder Mineralwasser und gekühlte Kräutertees ohne Zucker. Auch wenn Sie keinen Durst haben, sollten Sie möglichst stündlich etwas trinken. Die Getränke sollten nicht stark gekühlt konsumiert werden, weil sonst die Wärmeproduktion im Körper angeregt wird.

Wenn Sie sich im Freien aufhalten, sollten Sie immer etwas zu trinken dabeihaben. In vielen Großstädten gibt es zahlreiche Trinkbrunnen der örtlichen Wasserwerke – deutschlandweit sind bereits mehr als 7000 Stück verzeichnet. Unter https://refill-deutschland.de finden Sie eine Kartenübersicht, wo Sie Ihre Wasserflasche auffüllen können.

Messen Sie Ihren Blutdruck

Ältere Patientinnen mit Herz-Kreislauf-Erkrankungen sollten möglichst vermeiden, sich der Hitze auszusetzen, und anstrengende Aktivitäten wie Sport in kühlere Räume oder in die Morgen- und Abendstunden verlegen. Hitze kann den Körper stark belasten. Das kann entweder zu einem gefährlichen Anstieg des Blutdrucks oder, durch die Gefäßerweiterung, zu einem drastischen Blutdruckabfall führen. Letzteres kann Symptome wie Schwindel, Ohnmacht oder Herzrhythmusstörungen verursachen. In einigen Fällen kann es notwendig sein, die Dosierung von Blutdruckmedikamenten anzupassen. Daher ist es besonders wichtig, den Blutdruck regelmäßig zu kontrollieren, um schnell reagieren zu können.

Lassen Sie gegebenenfalls Ihre Medikamente anpassen

Bei Herzpatientinnen kann es während längerer Hitzewellen notwendig sein, die Dosierung ihrer Herzmedikamente anzupassen.

Das betrifft nicht nur blutdrucksenkende Mittel wie Sartane, ACE-Hemmer, Calciumantagonisten und Betablocker, sondern ebenso alle Diuretika (Entwässerungsmittel), die unter anderem zur Blutdrucksenkung und bei Herzschwäche eingesetzt werden. Durch die erhöhte Schweißproduktion bei Hitze kann der Flüssigkeitsverlust verstärkt werden, was das Risiko einer Dehydrierung erhöht. Sprechen Sie daher mit Ihrem Arzt oder Ihrer Ärztin, um herauszufinden, welche Medikamente in welchem Umfang während heißer Perioden reduziert werden sollten.

Wenn Sie zu Thrombose neigen, sollten Sie berücksichtigen, dass sowohl Hitze als auch Kälte die Gerinnungsfähigkeit des Blutes erhöhen sowie entzündliche Prozesse in den Gefäßen begünstigen können. Sprechen Sie in diesen Fällen mit Ihrem Hausarzt oder Ihrer Kardiologin, um auf mögliche Risiken rechtzeitig reagieren zu können.

Jetzt haben Sie viel über Maßnahmen bei Hitze gehört: Aber wie sieht es mit Kälte aus?

Frauen und Kälte

Evolutionsbiologisch ist bekannt, dass Kälte höchst positive Auswirkungen auf den menschlichen Körper haben kann, insbesondere im Hinblick auf Langlebigkeit und Alterungsprozesse. Frauen reagieren aufgrund ihres höheren Fettanteils und ihrer geringeren Muskelmasse anders auf Kälte als Männer: Der höhere Fettanteil schützt Frauen bis zu einem gewissen Grad vor Kälte, indem er Wärme speichert. Die geringere Muskelmasse bedeutet jedoch weniger Wärmeproduktion durch Bewegung. Das macht eine gezielte Aktivierung von braunem Fettgewebe umso wichtiger.

Dies gilt jedoch nicht uneingeschränkt und hängt stark vom individuellen Gesundheitszustand und der Anpassungsfähigkeit ab. Schauen wir uns die spezifischen Effekte von Kälte auf ältere Frauen einmal an.

Vorteile der Kälte für ältere Frauen

Kälte »konserviert« unseren Körper. Niedrige Temperaturen verlangsamen den Stoffwechsel, der oxidative Stress wird reduziert. Im Operationssaal nutzen wir diese Option bei der Herzoperation, um den Stoffwechsel zu reduzieren und den Körper vor Durchblutungsschäden zu schützen. Tiere in kälteren Umgebungen (zum Beispiel Nagetiere) haben häufig eine höhere Lebenserwartung durch die Reduktion von Stoffwechselprozessen bei Kälte.

Kälte hat zudem Einfluss auf das hormonelle Gleichgewicht. Das Stresshormon Cortisol und Botenstoffe wie Adrenalin und Noradrenalin werden bei Kälte beispielsweise im Zusammenspiel mit dem Nervensystem vermehrt ausgeschüttet. Die Kälte aktiviert die Produktion von Adiponektin, einem Fettgewebshormon, das entzündungshemmend wirkt und den Blutzucker sowie den Fettstoffwechsel reguliert.

Kältere Temperaturen fördern die Kontraktion der Blutgefäße (Vasokonstriktion), was den Blutdruck erhöht. Dies verbessert die Durchblutung der inneren Organe. Regelmäßige Kältereize, wie sie zum Beispiel durch Kaltwassertherapie erzeugt werden, können die Elastizität der Gefäße fördern und darüber langfristig die Herzgesundheit unterstützen.

Kältere Temperaturen können außerdem das Immunsystem durch die Aktivierung von Entzündungsregulatoren stärken. Dies ist besonders wichtig für ältere Frauen, da sie häufig an chronischen, niedriggradigen Entzündungen (Inflammaging) leiden.

Kälte stimuliert die Aktivität von braunem Fettgewebe, das Wärme produziert, indem es Fett verbrennt. Dieser Prozess kann bei älteren Frauen dazu beitragen, das Risiko für Sarkopenie (Abbau von Muskelmasse) zu reduzieren.

Risiken von Kälte für ältere Frauen

Während Kälte potenziell positive Effekte hat, gibt es auch Risiken, die insbesondere bei älteren Frauen berücksichtigt werden müssen:

Der altersbedingte Rückgang der Fähigkeit, die Körpertemperatur zu regulieren, macht ältere Frauen anfälliger für Unterkühlung. Dies kann lebensbedrohlich sein, wenn die Körperkerntemperatur zu stark abfällt. Die Kälte kann Schmerzen bei Arthrose oder anderen degenerativen Gelenkerkrankungen verschlimmern. Zudem erhöht sie das Risiko für Stürze, da Muskeln und Gelenke bei Kälte oft steifer werden. Obwohl moderate Kältereize das Immunsystem stärken können, schwächen extreme Kälteexpositionen die Abwehrkräfte, insbesondere bei Frauen mit geschwächtem Immunsystem.

Gesundheitsfördernde Strategien durch praktische Anwendungen von Kälte

Ältere Frauen können von gezieltem Einsatz von Kälte profitieren, wenn dieser kontrolliert und angepasst erfolgt.

- **Kryotherapie (Kältebehandlung):** Kurzfristige Exposition gegenüber kalten Temperaturen (etwa in Kryosaunen) kann entzündungshemmend wirken und Schmerzen bei chronischen Erkrankungen lindern.
- **Kaltwassertherapie:** Wechselbäder oder kaltes Duschen fördern die Durchblutung, verbessern die Gefäßgesundheit und stimulieren den Stoffwechsel. Diese Methode sollte jedoch langsam und unter ärztlicher Aufsicht eingeführt werden.
- **Regelmäßige moderate Kältereize:** Spaziergänge an der frischen, kühlen Luft stärken das Immunsystem und die Lungenkapazität ohne die Risiken einer Überbelastung durch extreme Kälte.

Porträt der Supercentenarian Maria Branyas Morera (1907–2024)

Maria Branyas Morera, geboren am 4. März 1907 in San Francisco, Kalifornien, und verstorben am 19. August 2024 in Olot, Spanien, erreichte ein bemerkenswertes Alter von 117 Jahren. Maria wurde als Kind spanischer Einwanderer geboren. Ihre ersten Lebensjahre verbrachte sie in den Vereinigten Staaten, bis ihre Familie beschloss, nach Spanien zurückzukehren. Der Weg zurück nach Spanien war jedoch nicht einfach: Die Familie reiste mit dem Schiff, und während der Überfahrt erkrankte ihr Vater schwer und verstarb. Das prägte Marias frühes Leben erheblich. Trotz dieser schwierigen Umstände gelang es der Familie aber, in Katalonien Fuß zu fassen.

1931 heiratete Maria den katalanischen Arzt Joan Moret. Das Paar bekam drei Kinder und führte ein erfülltes Familienleben. Maria hat immer wieder betont, dass ihre Familie und ihre tiefe Verwurzelung in der katalanischen Kultur ihr geholfen haben, die zahlreichen Herausforderungen und Krisen ihres langen Lebens zu überstehen: den Spanischen Bürgerkrieg, den Zweiten Weltkrieg, die Franco-Diktatur, die Spanische Grippe und selbst die Covid-19-Pandamie, der sie im hohen Alter trotzte. Ihre Fähigkeit, sich an veränderte Umstände anzupassen und schwierige Situationen zu meistern, trug wesentlich zu ihrer Langlebigkeit und bemerkenswerten Resilienz bei.

Maria hatte ein gutes genetisches Erbe und führte einen gesunden Lebensstil. Sie achtete auf maßvolles Essen, verzehrte täglich Joghurt und sah dies als förderlich für ihre Gesundheit an. Die mediterrane Ernährung und das Klima in Katalonien könnten zusätzlich eine Rolle für ihr langes Leben gespielt haben. Sie überlebte jedenfalls sowohl ihren Ehemann als auch eines ihrer Kinder und hinterließ eine große Familie mit 11 Enkeln und 13 Urenkeln.

Maria pflegte einen ruhigen Lebensstil und eine positive, optimistische Einstellung zum Leben. Sie machte sich nie übermäßig Sorgen; Menschen, die ihr nicht guttaten, und negative Einflüsse mied sie.

Enge Beziehungen zu Familie und Freunden spielten eine zentrale Rolle in ihrem Leben.

Bis ins hohe Alter blieb Maria geistig aktiv und eine engagierte und wachsame Bürgerin, die das Weltgeschehen aufmerksam verfolgte. Sie nutzte soziale Medien, insbesondere Twitter, um ihre Gedanken und Erfahrungen zu teilen. Dies half ihr, mental fit zu bleiben und mit der Außenwelt in Kontakt zu stehen. Auf Twitter teilte sie Weisheiten, Erinnerungen und Einsichten aus ihrem langen Leben. Sie betonte oft, wie wichtig Frieden, Dankbarkeit und die Wertschätzung der kleinen Dinge im Leben seien.

Maria Branyas Moreras Leben ist ein Zeugnis für die Kraft der Resilienz, des Familienzusammenhalts und der Fähigkeit, schwierige Zeiten zu überstehen. Ihre Geschichte erinnert uns daran, dass ein langes Leben nicht nur durch physische Gesundheit geprägt ist, sondern auch durch mentale Stärke, ein unterstützendes Umfeld und die Fähigkeit, das Leben in all seinen Facetten anzunehmen.

6

WEIBLICHKEIT ALS GEHEIMNIS EINES LANGEN UND GESUNDEN LEBENS

Frauen altern oft »langsamer« als Männer und bleiben länger jung, was sich sowohl in der Lebenserwartung als auch in der biologischen Alterung zeigt. Frauen werden im Durchschnitt sieben bis acht Jahre älter und altern interessanterweise in vielerlei Hinsicht langsamer als Männer – ein Phänomen, das sich weltweit beobachten lässt. Wir wissen inzwischen, dass die Gründe vielfältig sind: Sie reichen von biologischen Vorteilen über ein robusteres Immunsystem bis hin zu hormonellen Schutzmechanismen. Frauen altern biologisch langsamer als Männer, weil sie – wie wir gesehen haben – durch ihre Genetik (etwa die zwei X-Chromosomen und längere Telomere), ihre Hormone (vor allem Östrogen) und soziale Verhaltensmuster besser gegen die negativen Effekte des Alterns geschützt sind. Trotzdem spielen auch individuelle Faktoren wie Lebensstil, Ernährung und medizinische Versorgung eine große Rolle.

Männer dagegen sind anfälliger für oxidativen Stress und ein schnelleres Absinken des Immunsystems. Das männliche Sexualhormon Testosteron hat zudem zwar Vorteile für Muskelmasse und Kraft, kann jedoch auch zu einem höheren Risiko für Herz-Kreislauf-Erkrankungen beitragen, zum Beispiel durch die Förderung von LDL-Cholesterin. Der Testosteronspiegel sinkt im Alter rapide, was zu Muskelabbau und einer schlechteren Stoffwechselfunktion führen kann. Eine in *Science* im Jahr 2022 veröffentlichte tierexperimentelle Studie kam zu dem Ergebnis, dass es bei alternden Männern zum Verlust des Y-Chromosoms in den Stammzellen des Knochenmarks kommt. Als Folge entwickelt sich mitunter eine Herzmuskelfibrose, die mit einem Anstieg von Herz-Kreislauf-Erkrankungen und höherer Sterblichkeit einhergeht. Der Verlust des Y-Chromosoms wird als LOY-Phänomen (loss of chromosome Y) bezeichnet. Es betrifft vor allem Stammzellen für die Blutbildung, darum sind wahrscheinlich ältere Männer deutlich anfälliger für Erkrankungen der blutbildenden Organe, etwa für Leukämie. Als häufigste chromosomale Veränderung älterer Männer wird ein partielles Phänomen mit mosaikartigem »Befall« des Y-Chromosoms beobachtet: mLOY. Es verkürzt die Lebenserwartung deutlich. Forschende der Universität Uppsala zeigten, dass die Lebenserwartung von Männern mit mLOY um 5,5 Jahre verringert ist. Die Männer starben

- 3,48-fach häufiger an den Folgen von Bluthochdruck,
- 2,76-fach häufiger an einem Aortenaneurysma,
- 2,42-fach häufiger an einer chronischen Herzinsuffizienz und
- 1,76-fach häufiger an akutem Herzversagen.

Zurück zu den Frauen. Eine besondere Rolle in unserem weiblichen Leben spielen die Jahre, die von hormonellen Veränderungen geprägt sind, also Pubertät, Schwangerschaft und Menopause. Grund genug, diesem Aspekt ein eigenes Kapitel zu widmen, finden Sie nicht auch?

HORMONELLE UNTERSCHIEDE IM GESCHLECHTERVERGLEICH

Unser Hormonhaushalt spielt eine entscheidende Rolle für unsere Gesundheit und Langlebigkeit. Östrogene sind wahre Multitalente, die uns Frauen bis zur Menopause einen natürlichen Schutz bieten. Doch auch Männer produzieren sie, nur in geringeren

Mengen. So wandeln sie natürlicherweise einen Teil des Testosterons in Östrogen um. Bei Frauen wird Östrogen hauptsächlich in den Eierstöcken gebildet und spielt eine entscheidende Rolle in der sexuellen Entwicklung und bei der Fruchtbarkeit. Aber seine Wirkung geht weit darüber hinaus, wie Sie inzwischen wissen: Es beeinflusst unsere Gefäße, unser Immunsystem und sogar die Alterungsprozesse.

Unser Östrogenlevel schwankt im Laufe des Lebens sehr stark. Während des Zyklus verändert er sich ständig, nach einer Geburt fällt er abrupt ab, und mit der Menopause sinkt er allmählich und dauerhaft. Gerade dieser Rückgang kann gesundheitliche Veränderungen mit sich bringen.

Wie schützt uns Östrogen?

Das weibliche Sexualhormon hat zahlreiche kardioprotektive und antioxidative Effekte:

- Es schützt die Gefäße, indem es die Endothelfunktion verbessert. Das Endothel ist die Innenauskleidung all unserer Gefäße. Hier wird der Blutdruck geregelt, indem Gefäße weit oder eng gestellt werden. Das Endothel hat somit eine Barrierefunktion und steuert den Stoffaustausch zwischen Blut und Geweben.
- Es reduziert oxidativen Stress und schützt uns somit vor Zellschäden.
- Es unterstützt das Immunsystem und wirkt entzündungshemmend.

Die folgende Tabelle zeigt einige der wichtigsten Unterschiede zwischen Männern und Frauen in verschiedenen Bereichen der Gesundheit:

KRITERIUM	FRAUEN	MÄNNER
Immunsystem	• stärkeres Immunsystem (XX) • Östrogen verbessert die Immunfunktion • bessere Abwehr, höhere Widerstandsfähigkeit • langsamere Alterung des Immunsystems (T-Zell-Regression verläuft langsamer)	• anfälliger für Infektionen und entzündungsbedingte Krankheiten (XY) • Immunsystem des Mannes altert schneller als das der Frau.
Stoffwechsel	• durch Östrogen stärkere antioxidative Kapazität • Neigung zu subkutaner Fettverteilung (weniger entzündlich als viszerales Fett)	• häufiger viszerales Fett → metabolische Alterationen und Herz-Kreislauf-Erkrankungen • mehr reaktive Sauerstoffspezies (ROS) durch Testosteron (höherer Energieumsatz, kräftigere Muskulatur) → Beschleunigung von Zellschäden und Alterung
Sozio-kulturelles Verhalten	• betreiben regelmäßige Gesundheitsvorsorge • gesunde Ernährung, Bewegung und Stressbewältigung • Gesundheitsmanagerinnen der Familie	• gehen höhere Risiken ein • rauchen häufiger, konsumieren mehr Alkohol • betreiben riskanteren Sport oder andere gefährliche Aktivitäten (Testosteron)
Herz-Kreislauf-Risiko	• durch Östrogen vor der Menopause ein geringeres Risiko für Herz-Kreislauf-Erkrankungen • Schutz verringert sich jedoch in der Menopause und geht allmählich verloren, gibt Frauen aber im Schnitt einen gesundheitlichen »Vorsprung« von zehn Jahren	• entwickeln Herz-Kreislauf-Erkrankungen oft schon in ihren 40ern oder 50ern

Psychosoziale Resilienz	• emotional resilienter • pflegen soziale Netzwerke stärker → positive Auswirkung auf die psychische und körperliche Gesundheit • profitieren von stärkeren Bindungen zu Familie und Freunden → reduziert Stress und verbessert die Lebensqualität	• Testosteron stattet Männer mit stärkerer psychosozialer Resilienz aus. • neigen dazu, weniger enge soziale Netzwerke zu pflegen als Frauen • Freundschaften sind oft stärker auf gemeinsame Aktivitäten (Sport, Hobbys) ausgerichtet. • neigen dazu, Stress oder Probleme allein zu bewältigen, suchen eher selten emotionale Unterstützung
Krankheitslast	• häufiger chronische, aber nicht tödliche Erkrankungen (Arthritis, Depression) • Chronische Erkrankungen können die Lebensqualität beeinträchtigen, jedoch nicht die Lebenserwartung.	• häufiger tödliche Krankheiten wie Herzinfarkt, Schlaganfall oder Tumoren

DIE HORMONELLEN LEBENSPHASEN EINER FRAU – UND WIE SIE SICH AUF DIE LANGLEBIGKEIT AUSWIRKEN

Die hormonellen Lebensphasen einer Frau sind entscheidend für ihre Langlebigkeit und Gesundheit. Jede Phase – von der Pubertät über die reproduktiven Jahre bis hin zur Menopause und darüber hinaus – hat spezifische Auswirkungen auf den Körper, die Herz-Kreislauf-Gesundheit und die Alterungsprozesse. Ab etwa dem 45. Lebensjahr nehmen die Hormonkonzentrationen ab; die Hormone geraten in Wallung, was starke Veränderungen im Körper einer

Frau verursacht. Das wird unter Umständen äußerlich erkennbar (die Haut verliert möglicherweise an Elastizität, Falten nehmen damit etwas zu, Haare verändern sich, und der Fettanteil im Körper steigt; klingt nicht sehr verlockend – ich weiß, liebe Leserin), aber auch innerlich beginnen Umwandlungsprozesse. Vorübergehend können sich freie Sauerstoffradikale bilden und in den Zellen speichern. In der Folge lösen sie Entzündungen aus und vermindern damit die Reparaturfähigkeit der Zellen. Der Alterungsprozess setzt ein. Er betrifft vor allem unsere Energiekraftwerke der Zellen, die Mitochondrien. Deshalb fühlen sich Frauen oft schneller müde und abgeschlagen, sind nicht mehr so belastbar. Das Risiko für Herz-Kreislauf-Erkrankungen steigt. Ich kann es gar nicht oft genug sagen: Herz-Kreislauf-Erkrankungen sind bei Frauen die Todesursache Nummer eins und damit im Alterungsprozess alles entscheidend für die Gesundheit der Frauen, also für Ihre Gesundheit, liebe Leserin.

Die zeitlichen Marker der weiblichen Entwicklung – von der ersten Menstruation über das Reproduktionsalter bis hin zur Menopause – sind mit langfristigen gesundheitlichen Auswirkungen verknüpft. Daher möchte ich Ihnen einige zentrale Aspekte aufzeigen, inwiefern die hormonellen Lebensphasen die Langlebigkeit beeinflussen.

Pubertät

Die Pubertät spielt eine fundamentale Rolle in der Entwicklung und hat langfristige Auswirkungen auf die Gesundheit und potenziell auch auf die Langlebigkeit von uns Frauen. Während dieser Lebensphase kommt es zu tiefgreifenden hormonellen, metabolischen und physiologischen Veränderungen, die die Basis für spätere Gesundheitszustände legen.

Einfluss des Östrogens auf den Körper

Die hormonellen Veränderungen im weiblichen Körper während der Pubertät beeinflussen auch die Wachstumshormone, was entscheidend für die Entwicklung der Körperzusammensetzung und der Organfunktionen ist. In der Pubertät wird ein großer Teil der endgültigen Knochendichte aufgebaut, insbesondere unter dem Einfluss von Östrogen. Eine höhere Knochendichte in der Jugend schützt im Alter vor Osteoporose und Frakturen. Auch die Umverteilung von Fett während der Pubertät – hin zu einer verstärkten subkutanen Fettansammlung bei Frauen – wird hormonell gesteuert. Eine gesunde Fettverteilung in der Pubertät kann später das Risiko für metabolische Erkrankungen mindern.

Die Östrogenproduktion spielt während dieser Zeit nicht nur eine Rolle in der Entwicklung der Geschlechtsorgane oder äußerlicher Merkmale des Erwachsenwerdens, sondern beeinflusst Körper und Seele maßgeblich, vor allem das Herz-Kreislauf-System, den Knochenaufbau und den Stoffwechsel. Die schützenden Effekte des Östrogens können das Risiko für bestimmte Erkrankungen verringern.

Östrogen fördert in der Pubertät die Gesundheit und insbesondere die Flexibilität der Blutgefäße. Das Herz-Kreislauf-System profitiert von den hormonellen Veränderungen, wobei diese schützenden Effekte bis in die prämenopausalen Jahre fortbestehen. Studien zeigen, dass ein gesunder Blutdruck während der Pubertät ein wichtiger Prädiktor für eine geringere kardiovaskuläre Morbidität im späteren Leben ist.

Das Alter der ersten Menstruation (die Menarche) ist ein Marker für die biologische Reifung und bedingt ein gewisses Gewicht der Mädchen. Ein sehr frühes (< 10 Jahre) oder spätes Menarchealter (> 16 Jahre) wird mit einem erhöhten Risiko für Stoffwechsel- und Herz-Kreislauf-Erkrankungen sowie bestimmten Tumoren (etwa Brustkrebs) in Verbindung gebracht.

Psychosoziale Einflüsse und Verhaltensprägungen

Die Pubertät ist eine kritische Phase für die Entwicklung von Verhaltensweisen, die sich negativ auf die Langlebigkeit auswirken können: In diesem Lebensabschnitt etablierte Gewohnheiten in Bezug auf Ernährung und Bewegung können das Risiko für spätere Adipositas und chronische Krankheiten stark beeinflussen. Auch Veränderungen im Schlafverhalten während der Pubertät können Folgen für die langfristige Gesundheit haben. Chronischer Stress in dieser Zeit kann epigenetische Veränderungen auslösen, die die Zellalterung beschleunigen und mit einer höheren Anfälligkeit für Alterskrankheiten assoziiert sind.

Östrogen während der reproduktiven Jahre

Während der reproduktiven Jahre hat Östrogen viele positive Auswirkungen. Es schützt das Herz-Kreislauf-System, verbessert das Lipidprofil (erhöht HDL, senkt LDL), wirkt gefäßerweiternd und reduziert Entzündungen. Dadurch ist das Risiko für Herz-Kreislauf-Erkrankungen vor der Menopause gering. Weiterhin unterstützt es die Funktion von Mitochondrien und reduziert oxidativen Stress, was die Zellalterung verlangsamt. Darüber hinaus reguliert es den Knochenstoffwechsel und schützt vor Osteoporose.

Studien zeigen, dass Frauen, die später Kinder bekommen, tendenziell länger leben – möglicherweise ein Indikator für eine langsamere biologische Alterung.

Schwangerschaft

»Je besser eine Frau in der Schwangerschaft lebt, umso gesünder und länger lebt sie.« Das sagt die Allgemeinheit dazu. Stimmt das?

Auswirkungen auf die Mutter

Die Schwangerschaft ist eine physiologische Herausforderung, die das Risiko für metabolische Erkrankungen erhöhen kann, aber auch langfristig positive Effekte auf die Gesundheit haben kann, insbesondere bei einem gesunden Schwangerschaftsverlauf. Einige Studien legen nahe, dass Schwangerschaften, besonders mehrere, die Telomerlänge beeinflussen können, was potenziell mit der Alterung zusammenhängt.

Das Herz-Kreislauf-System erfährt während einer Schwangerschaft große Exkursionen. Mit der Anzahl der Schwangerschaften verstärken sich verschiedene Effekte. Ein gesunder Lebensstil während der Schwangerschaft hat nicht nur unmittelbare Vorteile für die Mutter und das Baby, sondern kann sich auch langfristig positiv auf die Gesundheit und Langlebigkeit der Frau auswirken.

Eine ausgewogene Ernährung, regelmäßige Bewegung und Stressmanagement in der Schwangerschaft fördern eine gesunde Herzfunktion und verringern das Risiko für Schwangerschaftskomplikationen wie Präeklampsie, die Schwangerschaftsvergiftung. Diese Maßnahmen wirken auch präventiv gegen Herz-Kreislauf-Erkrankungen im späteren Leben. Ein gesundes Gewicht während der Schwangerschaft reduziert das Risiko für Schwangerschaftsdiabetes (also die Entwicklung der Zuckerkrankheit während der Schwangerschaft, auch Gestationsdiabetes genannt) und metabolisches Syndrom. Ein gesunder Lebensstil unterstützt die hormonelle Balance und verringert das Risiko für Endokrinopathien, also hormonelle Veränderungen, die in der Schwangerschaft auftreten können, zum Beispiel Schilddrüsenerkrankungen.

Langfristige Vorteile für die Mutter

Frauen, die während der Schwangerschaft gesund leben, haben ein geringeres Risiko für Typ-2-Diabetes, Bluthochdruck und andere chronische Krankheiten. Durch eine calciumreiche Ernährung und Bewegung wird der Verlust von Knochensubstanz minimiert, der durch den erhöhten Calciumbedarf in der Schwangerschaft entstehen kann. Das schützt vor Osteoporose im Alter. Ein gesunder Lebensstil, der Stressreduktion und ausreichend Schlaf einschließt, senkt das Risiko für postpartale Depressionen und verbessert die mentale Gesundheit langfristig.

Schwangerschaftskomplikationen und Langlebigkeit

Schwangerschaftskomplikationen können eine wichtige Rolle in Bezug auf die Langlebigkeit einer Frau spielen, da sie oft mit erhöhten Risiken für chronische Erkrankungen und einer verkürzten Lebensdauer verbunden sind. Die Komplikationen können zudem Hinweise auf zugrunde liegende Gesundheitsprobleme oder eine erhöhte Anfälligkeit für bestimmte Erkrankungen im späteren Leben geben. Ich möchte Ihnen im Folgenden die häufigsten Schwangerschaftskomplikationen vorstellen.

Gestationsdiabetes

Wird während der Schwangerschaft eine Störung des Zuckerstoffwechsels diagnostiziert, spricht man von Gestationsdiabetes (Gestation = Schwangerschaft). Frauen mit Gestationsdiabetes haben ein erhöhtes Risiko für einen Typ-2-Diabetes (50 bis 70 Prozent entwickeln innerhalb von zehn Jahren Diabetes), für das metabolische Syndrom und kardiovaskuläre Erkrankungen.

Gestationsdiabetes kann nicht nur die Gesundheit der Mutter, sondern auch die der Nachkommen durch epigenetische Veränderungen beeinflussen, was langfristig die Gesundheit zukünftiger Generationen beeinflusst.

Schwangerschaftsbluthochdruck

Bei Frauen, die schon in der frühen Schwangerschaft einen Bluthochdruck entwickeln, ist die Gefahr um 15 bis 25 Prozent höher, dass es zu einer Präeklampsie kommt, als wenn sie den Bluthochdruck später entwickeln. Zwar bringt die Mehrzahl der Frauen, die unter einer schwangerschaftsbedingten Hypertonie leiden, ein gesundes Baby zu Welt, dennoch steigt mit dem Schwangerschaftsbluthochdruck auch das Risiko für andere Komplikationen. Der Zielblutdruck bei Frauen liegt bei < 130/90 mm HG.

Präeklampsie und Eklampsie

Präeklampsie und Eklampsie entsprechen unterschiedlichen Stadien einer Schwangerschaftsvergiftung. Sie wird bestimmt von Bluthochdruck, der wiederum Schwangerschaft beziehungsweise Wochenbettphase kompliziert werden lässt. Gekennzeichnet ist diese Erkrankung von Bluthochdruck, Ödemen und Eiweißausscheidung. Zum Teil liegt eine Erhöhung der Leberwerte vor. Frauen, die eine Präeklampsie oder Eklampsie durchleben, haben ein deutlich erhöhtes Risiko für Herz-Kreislauf-Erkrankungen (zum Beispiel vierfach erhöht für Bluthochdruck, acht- bis zehnfach erhöht für Diabetes, doppelt erhöht für Schlaganfall und Herzinfarkt) sowie für chronische Nierenerkrankungen. Die Präeklampsie ist mit endothelialer Dysfunktion, Entzündungen und Insulinresistenz assoziiert – alles Risikofaktoren, die die Langlebigkeit negativ beeinflussen können.

Frühgeburt und Plazentakomplikationen

Frühgeburten können ein Marker für zugrunde liegende systemische Probleme wie Gefäßerkrankungen sein. Frauen, die eine Frühgeburt erleben, insbesondere bei Plazentastörungen, zeigen ein erhöhtes Risiko für kardiovaskuläre Erkrankungen. Eine gestörte Plazentafunktion kann zudem ein frühes Zeichen von Gefäßerkrankungen und Endothelproblemen sein, die im Alter zu chronischen Erkrankungen führen können.

Fehl- und Totgeburten

Wiederholte Fehl- oder Totgeburten können auf Gerinnungsstörungen, Autoimmunerkrankungen oder hormonelle Probleme hinweisen, die auch langfristig die Gesundheit der Mutter beeinflussen können. Der psychische Stress solcher Ereignisse kann langfristig das Risiko für Depressionen, chronischen Stress und damit verbundene Erkrankungen erhöhen.

Kaiserschnitt und Infektionen

Ein Kaiserschnitt birgt Risiken für Infektionen, Narbenbildungen und spätere Komplikationen bei Folgeschwangerschaften. Diese können indirekt die Gesundheit und Lebensdauer der Mutter beeinflussen. Infektionen im Wochenbett können zu systemischen Problemen führen, die sich langfristig ebenfalls negativ auswirken.

Psychosoziale Auswirkungen von Schwangerschaftskomplikationen

Komplikationen während der Schwangerschaft können zu chronischem Stress und posttraumatischen Belastungsstörungen führen, die mit einer höheren Entzündungsneigung und einem erhöhten Risiko für kardiovaskuläre und metabolische Erkrankungen einhergehen. Am bekanntesten dürfte der Baby-Blues sein.

Behandlung von Schwangerschaftskomplikationen

Viele Schwangerschaftskomplikationen teilen Risikofaktoren mit altersbedingten Erkrankungen wie endothelialer Dysfunktion, chronischer Inflammation (Inflammaging) oder Insulinresistenz. Eine sorgfältige Behandlung nach Schwangerschaftskomplikationen, etwa durch jährliche Kardiologenbesuche, kann langfristige Risiken minimieren. Um das Risiko für die Entwicklung von Herz- und Gefäßerkrankungen (über die gesamte Lebenszeit betrachtet) niedrig zu halten, werden seit 2011 alle Frauen in den USA und seit 2025 alle Frauen im europäischen Raum, die Gestationsdiabetes, Schwangerschaftsbluthochdruck bis hin zur Schwangerschaftsvergiftung hatten, ab dem Ereignis mit Aspirin und einem Fettsenker behandelt.

Frauen, die nach Schwangerschaftskomplikationen ihren Lebensstil anpassen (zum Beispiel durch Gewichtsmanagement, gesunde Ernährung und Bewegung), können die Auswirkungen aktiv ausgleichen.

Hormoneller Eingriff in die natürliche Chronobiologie

In gewissen Lebensphasen einer Frau ist die Schwangerschaftsverhütung mittels Pille in der heutigen Zeit angemessen. Orale Kontrazeptiva können positive Wirkungen auf das Herz-Kreislauf-System haben. Die dadurch künstlich erzeugten hohen Hormonspiegel steigern das »gute« HDL-Cholesterin und verringern das »schlechte« LDL-Cholesterin. Die Hormone der Pille bieten damit einen Schutz vor Arteriosklerose und koronarer Herzkrankheit. Vorsicht sollte allerdings bei gleichzeitigem Zigarettenkonsum und/oder bei bestehendem Bluthochdruck sowie Rauchen plus Stress und erhöhtem Alter (> 35 Jahre) walten, da die zusätzliche Einnahme der Antibabypille das Risiko für Herzinfarkt und Schlaganfall erhöhen kann. Auch das Risiko für Thrombose und Embolien ist unter der Pille erhöht. Diese Entzündung der tiefen Beinvenen kann auftreten und bei nicht frühzeitiger Behandlung eine Lungenembolie auslösen. Eine der häufigsten Nebenwirkungen der Pille ist die Steigerung des Blutdrucks über das RAAS-System. Diese Nebenwirkung tritt bei 1 bis 5 Prozent der Frauen auf. Je nach Östrogengehalt des Präparates steigt der Blutdruck. Möglicherweise haben Sie, falls Sie die Pille einnehmen, erlebt, dass dieser Effekt durch die Coronainfektion beziehungsweise -impfung noch einmal intensiviert wurde.

Bei der Abwägung, die Pille einzunehmen, sollten Sie mit der Frauenärztin oder dem -arzt unbedingt alle Risikofaktoren wie Bluthochdruck in einer vorangegangenen Schwangerschaft, Hypertonie in der Familienanamnese sowie kardiovaskuläre Risikofaktoren und Nierenerkrankungen besprechen. All das kann bei Einnahme oraler Kontrazeptiva das kardiovaskuläre Risiko erhöhen.

Das Wichtigste auf einen Blick

Die Pubertät bildet eine entscheidende Etappe für die spätere Gesundheit. Sowohl die biologischen Veränderungen als auch die psychosozialen Erfahrungen während dieser Phase beeinflussen die Risiken für Alterserkrankungen und damit indirekt die Langlebigkeit.

Frauen, die während der Schwangerschaft gesund leben, legen eine starke Grundlage für ihre eigene langfristige Gesundheit und Langlebigkeit. Gleichzeitig profitieren auch die Kinder von den positiven Effekten, was zu einer gesünderen nächsten Generation beitragen kann.

Schwangerschaftskomplikationen sind ein starker Indikator für das Risiko zukünftiger chronischer Erkrankungen. Eine engmaschige Nachsorge und Prävention können helfen, diese Risiken zu mindern und die langfristige Gesundheit und Langlebigkeit zu verbessern.

Exkurs: Wie endokrine Disruptoren unsere Hormone beeinflussen

Endokrine Disruptoren (EDs) sind chemische Substanzen, die das Hormonsystem, auch endokrines System genannt, von Menschen und Tieren beeinflussen können. Sie stören die normale Funktion von Hormonen, indem sie deren Produktion, Freisetzung und Transport verändern. Auch deren Bindung, Abbau oder Wirkung kann davon beeinflusst werden. Diese Störungen können vielfältige Auswirkungen auf die Gesundheit haben, insbesondere bei der Entwicklung und Fortpflanzung.

Wie wirken sie?

Endokrine Disruptoren können auf unterschiedliche Weise in das Hormonsystem eingreifen:

- Nachahmung von Hormonen: Sie können die Struktur von Hormonen nachahmen und an deren Rezeptoren binden. Dabei können sie falsche oder unerwünschte Signale auslösen.

- Blockierung von Hormonrezeptoren: Sie können die Bindung natürlicher Hormone an Rezeptoren verhindern und deren Funktion blockieren.
- Störung der Hormonproduktion oder -regulierung: Sie können die Synthese oder Freisetzung von Hormonen in endokrinen Drüsen beeinflussen und dadurch die Menge an Hormonen im Körper erhöhen oder verringern.
- Veränderung des Hormonabbaus oder -transports: Sie können die Konzentration von Hormonen im Blut verändern, indem sie deren Abbau oder Transportproteine beeinflussen. Auch das kann das hormonelle Gleichgewicht durcheinanderbringen; selbst kleine Veränderungen im Hormonspiegel können deutliche Effekte haben.

Wo kommen sie vor?

EDs kommen in vielen alltäglichen Produkten und Umweltschadstoffen vor, zum Beispiel:

KATEGORIE	ENDOKRINER DISRUPTOR	BEISPIEL
Kunststoffe	Bisphenol A (BPA)	Plastikflaschen, Lebensmittelverpackungen
	Phthalate	Weichmacher, Kosmetika, Spielzeug
Pestizide und Herbizide	DDT, Atrazin	in der Landwirtschaft
industrielle Chemikalien	Polychlorierte Biphenyle (PCBs), Dioxine	alte Elektrogeräte, Bau- und Dämmstoffe
Alltagsprodukte	Parabene	Kosmetika, Pflegeprodukte
	Triclosan	antibakterielle Seifen, Zahnpasta

Nahrungsmittel	Rückstände von Pestiziden (Glyphosat, DDT)	Soja, Fleisch, Fisch, Milchprodukte, in hormonbehandeltem Fleisch oder Fisch, der Schadstoffe wie Quecksilber enthält
Medikamente	synthetische Hormone	in Verhütungsmitteln, die über Abwasser in die Umwelt gelangen

Welche gesundheitlichen Auswirkungen haben sie?

Die Wirkungen von EDs sind oft subtil und zeigen sich erst nach längerer Exposition oder in empfindlichen Lebensphasen wie der Schwangerschaft oder der Kindheit. Zu den möglichen Folgen gehören:

- Entwicklungs- und Fortpflanzungsprobleme: Beeinträchtigung der Fruchtbarkeit (zum Beispiel reduziertes Spermienvolumen, Zyklusstörungen bei Frauen), Fehlbildungen der Geschlechtsorgane (beispielweise Hypospadie, Hodenhochstand), frühere oder verzögerte Pubertät
- Hormonabhängige Erkrankungen: erhöhtes Risiko für Brustkrebs, Prostatakrebs oder Endometriose, Verstärkung hormonabhängiger Erkrankungen wie PCO-Syndrom (PCOS)
- Stoffwechselerkrankungen: Förderung von Adipositas (sogenannte obesogene Wirkung), Insulinresistenz und Diabetes
- Neurologische Effekte: Beeinträchtigung der Gehirnentwicklung, insbesondere bei Föten und Kleinkindern, Förderung von Verhaltensstörungen wie ADHS
- Auswirkungen auf das Immunsystem: Dysregulation der Immunantwort, verstärkte Anfälligkeit für Allergien und Autoimmunerkrankungen
- Herz-Kreislauf-Erkrankungen: Erhöhung des Risikos, an Bluthochdruck oder Arteriosklerose zu erkranken

Welchen speziellen Einfluss haben EDs auf Frauen?

Frauen sind aus verschiedenen Gründen besonders von der Wirkung endokriner Disruptoren betroffen. Zum einen ist das weibliche Hormonsystem besonders anfällig für xenoöstrogene Substanzen (also solche, die wie Östrogen wirken). Die EDs können die Plazentafunktion, die Schwangerschaft oder die Entwicklung des Fötus beeinflussen. Zum anderen neigen Frauen dazu, mehr Kosmetika und Körperpflegeprodukte zu benutzen, in denen sie enthalten sind (siehe oben).

MÖGLICHE GESUNDHEITLICHE FOLGEN DES ALLTÄGLICHEN KONTAKTS MIT HORMONELL WIRKSAMEN SUBSTANZEN IN KUNSTSTOFFEN

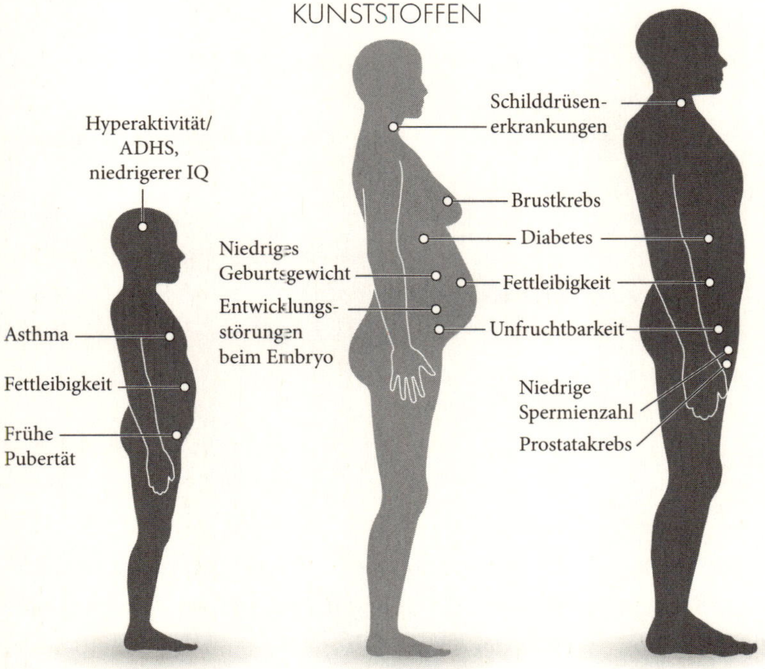

Wie können wir unsere Belastung verringern?

Die Endocrine Society, eine der größten und weltweit tätigen Organisationen im Bereich der Hormonforschung, empfiehlt Folgendes, um den Kontakt zu endokrinen Disruptoren möglichst zu vermeiden oder zumindest zu reduzieren:

- Lebensmittel und Verpackung: Vermeiden Sie Plastikverpackungen, insbesondere wenn Sie Lebensmittel kaufen. Bevorzugen Sie stattdessen frische, unverarbeitete Produkte. Lassen Sie Nahrungsmittel in Papier verpacken, wenn Sie sie kaufen. Damit tun Sie etwas für Ihre Gesundheit – und für die Umwelt!
- Kosmetika und Pflegeprodukte: Verwenden Sie Naturkosmetik oder vermeiden Sie Produkte, die Inhaltsstoffe wie Parabene und Phthalate enthalten. Sprühen Sie Parfum nicht direkt auf die Schilddrüse.
- Haushaltsprodukte: Verwenden Sie umweltfreundliche Reinigungsmittel. Vermeiden Sie die Nutzung von antibakteriellen Produkten mit Triclosan.
- Pestizide: Bevorzugen Sie Bioprodukte, um Rückstände zu minimieren.
- Alltag: Vermeiden Sie den Kontakt mit Thermopapier, wie es oft für Kassenzettel oder Ähnliches verwendet wird. Achten Sie darauf, keinen (Tabak-)Rauch einzuatmen. Wenn Sie einen Garten haben, empfiehlt es sich, Bäume zu pflanzen, um die Luft von endokrinen Disruptoren zu reinigen.

MACH MAL MENO-PAUSE: 45–60–70

Liebe Leserin, bei den in der Überschrift genannten Zahlen handelt es sich nicht etwa um Idealmaße, sondern um Altersangaben. Die von der australischen Medizinerin und Forscherin Cassandra Szoeke genannten Altersstufen 45, 60 und 70 Jahre repräsentieren entscheidende Übergangsphasen im Leben einer Frau, die sowohl durch hormonelle als auch durch psychosoziale und gesundheitliche Veränderungen geprägt sind. Diese Lebensphasen können erheblichen Einfluss auf unsere Langlebigkeit haben, da sie oft mit gesundheitlichen Weichenstellungen, biologischen Veränderungen und wichtigen Lebensentscheidungen einhergehen. Schauen wir uns diese Altersstufen daher einmal genauer an.

45 Jahre – die Übergangsphase zur Menopause

Mit Mitte 40 beginnt bei vielen Frauen die Perimenopause, in der die Hormonproduktion (vor allem von Östrogen und Progesteron) allmählich abnimmt. Dies führt zu deutlichen Veränderungen im Stoffwechsel. Mit diesem Absinken der weiblichen Geschlechtshormone zu Beginn der Wechseljahre (die Frauen häufig gar nicht so wahrnehmen und die zunächst unbemerkt bleiben) treten vielfältige Wirkungen ein. Es kommt zu Veränderungen im Lipidprofil (beispielsweise Anstieg des LDL-Cholesterins) und in der Folge nicht selten zum metabolischen Syndrom. Der Verlust der hormonellen Schutzwirkung trägt zudem zu einem Anstieg systemischer Entzündungen (Inflammaging) bei, die mit Alterskrankheiten assoziiert sind. Das Risiko für Herz-Kreislauf-Erkrankungen steigt, ebenso das Risiko für Abnahme der Knochendichte und Osteoporose. Stimmungsschwankungen und Schlafprobleme können hinzukommen. Oft fällt dieses Alter mit beruflichen oder familiären Herausforderungen zusammen (etwa berufliche Neuorientierung – in Deutschland wechseln Frauen im Mittel mit 56 Jahren den Job, Männer hingegen mit 47! – oder »Empty-Nest-Syndrom«), was die Stressbelastung erhöhen kann. Chronischer Stress wirkt sich negativ auf die Langlebigkeit aus.

All diese Veränderungen sind ganz natürlich, können langfristig jedoch die Gesundheit beeinflussen. Sie müssen nicht einfach hingenommen werden; mit gezielten Maßnahmen lassen sich viele der Auswirkungen positiv beeinflussen. Eine gesunde und ausgewogene Ernährung, Bewegung und regelmäßige Untersuchungen bei Fachärzten können helfen, spätere Risiken wie Herz-Kreislauf-Erkrankungen, Bluthochdruck und Osteoporose zu minimieren.

Der Zeitpunkt, zu dem diese hormonellen Veränderungen eintreten, spielt eine Rolle für die weiblichen Langlebigkeit. Eine frühzeitige Menopause (vor dem Alter von 40 Jahren) ist mit einer erhöhten Mortalität assoziiert, während eine späte Menopause (im Alter von mindestens 55 Jahren) tendenziell mit einer längeren Lebensdauer verbunden ist.

Die Mehrheit der Frauen mit Bluthochdruck sind laut der BEFRI-Studie postmenopausal. Es handelt sich hierbei um Bluthochdruck, der mit den Wechseljahren auftritt. Es zeigte sich auch, dass 45 Prozent der Frauen eine gestörte Gefäßfunktion oder/und eine erhöhte Gefäßwandsteifigkeit aufweisen. Diese Veränderungen treten oft schon viele Jahre vor der Manifestation des Bluthochdrucks auf und bleiben häufig unbemerkt.

Liebe Leserin, sehen Sie diese Information als Chance: Viele dieser Veränderungen sind reversibel. Ich möchte Sie motivieren, durch die regelmäßige Kontrolle Ihres Blutdrucks ab dem 45. Lebensjahr und gezielte gesundheitsfördernde Maßnahmen Ihr Herz- und Gefäßsystem zu überprüfen und das Risiko für langfristige Folgen zu senken. Bluthochdruck gilt als eine stille Krankheit, da er über viele Jahre hinweg keine Beschwerden verursacht und unbemerkt bleibt. Unbehandelt kann er das Risiko für Schlaganfall, Hirnblutung, Herzinfarkt, Nierenfunktionsstörung, Demenz oder Sehstörungen, insbesondere in Verbindung mit Diabetes, erhöhen.

Deshalb mein herzlicher Rat an Sie: Messen Sie regelmäßig Ihren Blutdruck! Je früher Veränderungen erkannt werden, desto früher kann eine effektive Gegenmaßnahme ergriffen werden.

Postmenopause und Hormonersatztherapie

Bei der Hormonersatztherapie (HRT) erhält die Frau Hormone zur Behandlung der Wechseljahresbeschwerden. Das kann nach sorgfältiger Abwägung von Nutzen und Risiko sinnvoll sein, wenn die Beschwerden so stark sind, dass sie den Alltag erheblich einschränken. Eine gut abgestimmte HRT in den ersten Jahren nach der Menopause kann nicht nur die Symptome lindern, sondern auch dabei helfen, die Risiken für Osteoporose, Herz-Kreislauf-Erkrankungen und Demenz zu senken. Allerdings ist eine HRT keine Einheitslösung; sie sollte stets individuell auf den Gesundheitszustand der Frau mit der Ärztin oder dem Arzt abgestimmt werden.

Es gibt verschiedene Präparate und Applikationsformen, darunter:

- Tablette, Dragee oder Kapsel (orale Anwendung)
- Gel, Spray oder Pflaster (transdermale Anwendung zum Auftragen auf die Haut)
- vaginale Cremes oder Zäpfchen (lokale Anwendung)

Es gibt Monopräparate, die jeweils nur Östrogen oder ausschließlich ein Gestagen enthalten, oder Kombinationspräparate aus beiden Hormonen. Einige Präparate nimmt man 21 Tage lang mit einer anschließenden Pause, andere kontinuierlich und ohne Unterbrechung.

Man unterscheidet synthetische von bioidentischen Hormonen. Bei den synthetischen Hormonen wird das Östrogen aus dem Urin trächtiger Stuten gewonnen (es heißt darum auch konjugiertes equines Östrogen, vom lateinischen Wort »equus« = Pferd abgeleitet). Das Östrogen der Stuten wird im Labor mit weiteren künstlichen Substanzen aufbereitet. Es handelt sich daher um ein medizinisches Präparat mit hormonähnlicher Wirkung.

Bioidentische Hormone werden auch im Labor hergestellt, aber aus einem pflanzlichen Stoff, dem Diosgenin. Es stammt aus der Yamswurzel. Die bioidentischen Hormone entsprechen von der molekularen Struktur her unseren natürlichen Hormonen im weiblichen

Körper. Sollten Sie eine Einnahme erwägen, lassen Sie sich von Ihrer Gynäkologin ausführlich beraten, um die beste Option für Ihre individuellen Bedürfnisse zu finden. Es gibt auch pflanzliche Präparate.

Gesundheitliche Risiken

Wird eine HRT frühzeitig in der Menopause begonnen, scheint dies positive Effekte auf die Herz-Kreislauf-Gesundheit zu haben. Zu diesem Ergebnis kamen die amerikanische Frauengesundheitsinitiative (englisch: Women's Health Initiative, WHI) und die Estrogen-plus-Progestin-Studie. Letztere wurde 2002 vorzeitig gestoppt, da die Risiken in Bezug auf kardiovaskuläre Komplikationen den Benefit Brustkrebs der damaligen Hormontherapie übertrafen.

Das Risiko für Herzinfarkt oder Herztod der Frauen, die im Rahmen der WHI-Studie im Alter zwischen 50 und 59 Jahren Östrogene erhielten, sank um 37 Prozent. Bei Frauen, die zwar die gleiche HRT erhielten, jedoch älter als 60 Jahre waren, zeigte sich dieser Effekt nicht. Bei Frauen mit manifesten Herzerkrankungen wie Angina pectoris oder Myokardinfarkt und/oder nach einem Eingriff wie dem Legen eines Herzkatheters reduzierte sich laut Nurses' Health Study das Risiko durch HRT – entgegen heutiger Empfehlungen. Die Voraussetzung war damals ein frühzeitiger Beginn, innerhalb von vier Jahren nach der Menopause, oder eine kombinierte HRT. Starteten die Frauen erst zehn Jahre nach der Menopause mit der HRT, dann war das Risiko genauso hoch wie bei Frauen, die keine Hormone einnahmen. Im Jahr 2015 wurde eine Übersichtsarbeit (Cochrane Review) veröffentlicht, bei der Frauen innerhalb der ersten zehn Jahre nach der Menopause mit der HRT begannen. Hierbei zeigten sich eine geringere Gesamtmortalität und ein geringeres Auftreten von Herzkranzgefäßerkrankungen. Das Risiko für venöse Thromboembolien war erhöht. Schlaganfälle sind nicht häufiger aufgetreten. Was heißt das nun für Sie, liebe Leserin?

Es geht bei uns Frauen immer um das hormonelle Gleichgewicht der jeweiligen Lebensphase. Dabei treten individuell große Unterschiede auf, daher kann es keine Generalempfehlung geben.

Die bekannten Studien und Leitlinien der entsprechenden Fachgesellschaften empfehlen die Gabe einer HRT beim Vorliegen schwerer Hitzewallungen als Hauptsymptom. Sie gehören zu den sogenannten vasomotorischen Symptomen.

Um Herz und Kreislauf zu schützen und das Risiko für die Entwicklung bestimmter bösartiger Tumoren zu minimieren, sollte die Hormontherapie möglichst bei Auftreten der Menopause (idealerweise innerhalb der ersten zwei Jahre) begonnen und die mildeste Applikationsart gewählt werden.

Frauen mit Herzkranzgefäßerkrankung, Zustand nach Thrombosen und Embolien sowie Meningeomen sollten auf die HRT verzichten. Falls Sie bereits an einem kardiovaskulären Ereignis wie Schlaganfall, Herzinfarkt, Thrombose oder Thromboembolie litten, teilen Sie das in Ihrer gynäkologischen Praxis unbedingt mit.

Alternativ gibt es seit 2023 ein hormonfreies Präparat, das die vasomotorischen Beschwerden lindert: den Wirkstoff Fezolinetant. Er wirkt auf das Wärmeregulationszentrum im Gehirn und ist auf diesem Wege in der Lage, die Hitzewallungen abzuschwächen oder sogar ganz zu verhindern.

HRT und Herz-Kreislauf-Erkrankungen

Unter kardiologischen Gesichtspunkten spielt die Applikationsart der HRT eine wichtige Rolle:

- **transdermale Anwendung:** Diese Form der HRT ist mit keinem erhöhten Risiko für Herz-Kreislauf-Erkrankungen verbunden.
- **orale Anwendung:** Hier kann das Risiko für kardiovaskuläre Ereignisse dosisabhängig ansteigen. Daher sollte die Einnahme sorgfältig abgewogen und individuell mit der Ärztin oder dem Arzt besprochen werden.

60 Jahre – Postmenopause und Risikoerkrankungen

Mit etwa dem 60. Lebensjahr sind Sie an einem gesundheitlichen Wendepunkt angekommen. Jetzt beginnt für viele Frauen eine neue Phase ihres Lebens: die Postmenopause. Der vollständige Verlust der Östrogenschutzwirkung wird sichtbar: Das Risiko für Herz-Kreislauf-Erkrankungen steigt durch den Verlust des Östrogens. Ohne den Schutz des Östrogens nimmt die Knochendichte schneller ab; damit erhöht sich das Risiko für Osteoporose und Frakturen. Auch das Risiko für neurodegenerative Erkrankungen wie Alzheimer kann steigen, möglicherweise durch den Einfluss hormoneller Veränderungen auf das Gehirn.

Frauen, die bis zum 60. Lebensjahr einen aktiven Lebensstil pflegen und auf Risikofaktoren wie Bluthochdruck, Diabetes und Gewicht achten, können das Auftreten chronischer Erkrankungen verzögern. Allerdings ziehen sich viele Frauen im Ruhestand oder durch den Verlust sozialer Rollen zurück. Ein aktives soziales Leben und geistige Stimulation fördern jedoch die Langlebigkeit.

70 Jahre – Erhalt der Vitalität

Diese Altersstufe markiert einen weiteren wesentlichen Meilenstein, denn mit 70 Jahren steht der Körper an einer entscheidenden Schwelle: Chronische Erkrankungen, die sich möglicherweise in den Jahrzehnten zuvor entwickelt haben, können sich jetzt manifestieren (zum Beispiel Herzinsuffizienz, Diabetes, Demenz). Frauen, die bis zum 70. Lebensjahr gesund bleiben, haben jedoch oft eine hohe Chance, auch weiterhin ein aktives Leben zu führen und ein hohes Alter zu erreichen – wie Sie gleich am Beispiel der Centenarian Iris Apfel sehen werden. Körperliche Fitness und Beweglichkeit werden zu entscheidenden Faktoren. Regelmäßige Bewegung reduziert das Risiko für Gebrechlichkeit und den Verlust der Selbstständigkeit. Muskelmasse und Knochengesundheit spielen eine Schlüsselrolle. Isolation oder Depression können die Lebensqualität und

Lebenserwartung stark beeinflussen. Ein stabiles soziales Umfeld und geistige Aktivitäten fördern hingegen die Resilienz.

Frauen, die sich proaktiv um ihre Gesundheit bemühen, die also regelmäßig medizinische Vorsorgeuntersuchungen wahrnehmen und ihre chronischen Erkrankungen gut managen, können auch in diesem Alter ein hohes Maß an Lebensqualität bewahren. Folgende Gesundheitsstrategien empfehle ich in den Alltag zu integrieren.

Strategien für einen gesunden Alltag

- **Prävention und frühzeitige Intervention:** regelmäßige medizinische Vorsorge (zum Beispiel Herz-Kreislauf-Checks, Mammografie, Knochendichtemessung); Fokus auf Ernährung (antioxidantienreich, calcium- und proteinreich); Vermeidung von Risikofaktoren wie Rauchen und Alkoholmissbrauch
- **Lebensstiloptimierung:** Bewegung und Muskelaufbau in jeder Lebensphase; Stressmanagement und Schlafhygiene zur Unterstützung der hormonellen Balance
- **Soziale und mentale Gesundheit:** Aufbau und Pflege sozialer Netzwerke; lebenslange geistige Stimulation und Bildung
- **Individuelle Unterstützung:** Anpassung medizinischer und therapeutischer Maßnahmen an die jeweilige Lebensphase

Das Wichtigste auf einen Blick

Die Altersstufen 45, 60 und 70 markieren entscheidende Wendepunkte im Leben einer Frau, die sich nachhaltig auf die Gesundheit und Langlebigkeit auswirken können. Frauen die proaktiv ihren Lebensstil anpassen und präventiv handeln, haben eine höhere Wahrscheinlichkeit, diese Übergänge gesund zu meistern und ein langes, erfülltes Leben zu führen.

Porträt der Centenarian Iris Apfel (1921–2024)

Iris Apfel war weit mehr als eine Modeikone; sie war eine lebendige Hommage an Individualität, Kreativität und das unermüdliche Streben nach Selbstverwirklichung. Ihr langes Leben war geprägt von einer außergewöhnlichen Karriere, einer unverwechselbaren Persönlichkeit und einem untrüglichen Sinn für Stil.

Geboren am 29. August 1921, wuchs sie in einer jüdischen Familie in Queens, New York, in einem Umfeld auf, das ihr Gespür für Stil und Design prägte. Ihr Vater führte ein Glas- und Spiegelgeschäft, ihre Mutter eine Boutique – eine Kombination, die ihre Liebe zu Mode und Ästhetik früh weckte. Mit dem Studium der Kunstgeschichte an der New York University und späteren Kursen an der University of Wisconsin legte Iris den Grundstein für ihre spätere Karriere, doch erst die Gründung des Textilunternehmens Old World Weavers mit ihrem Ehemann Carl Apfel im Jahr 1950 machte sie zu einer gefragten Expertin für exklusive Stoffe und Innenausstattung. Iris und Carl Apfel reisten in dieser Zeit rund um die Welt, stets auf der Suche nach Inspiration.

Iris Apfel ist vor allem für ihren einzigartigen, eklektischen Modestil bekannt, der durch Mut zu Farben, Mustern und ungewöhnlichen Accessoires geprägt ist. Ihre Markenzeichen waren große, runde Brillen, bunte Kleidung und auffälliger Schmuck. Sie ist nie den Konventionen der Mode gefolgt, sondern bewies stattdessen, dass Stil eine Frage der Authentizität ist. Diese Haltung hat ihr eine große Anhängerschaft und Respekt in der Modewelt eingebracht.

International berühmt wurde sie allerdings erst spät: 2005 widmete ihr das Metropolitan Museum of Art die Ausstellung »Rara Avis: The Irreverent Iris Apfel«. Damit wurde sie über Nacht zu einer Stilikone – und einem Vorbild für Menschen jeden Alters. 2019 unterschrieb sie im Alter von 97 Jahren einen Vertrag bei der Modelagentur IMG Models, was sie zur ältesten Person machte, die jemals von dieser renommierten Agentur vertreten wurde. Weltweit wurde sie als jemand gefeiert, die Altersstereotypen durchbrach und bewies, dass Kreativität und Selbstentfaltung kein Verfallsdatum kennen.

Ihr Leben ist ein Zeugnis für die Kraft der Kreativität und der Authentizität. Iris Apfel starb am 1. März 2024 im Alter von 102 Jahren. Sie hat nicht nur die Modewelt beeinflusst, sondern auch Generationen von Menschen inspiriert, ihren eigenen Weg zu gehen und sich selbst treu zu bleiben. Doch was genau hat zu ihrem außergewöhnlich langen Leben beigetragen?

Vielleicht war es ihre geistige Flexibilität: Selbst im hohen Alter war sie aktiv, entwarf Kollektionen, gab Interviews und lebte ihre Leidenschaft für Mode aus. Diese kontinuierliche geistige Stimulation und ihr Engagement in kreativen Prozessen haben ihr sicherlich geholfen, geistig flexibel und wach zu bleiben.

Auch ihre humorvolle, lebensbejahende Art könnte eine Rolle gespielt haben. Iris Apfel war bekannt für ihren scharfsinnigen Humor und ihre positive Lebenseinstellung. Sie nahm das Leben nicht allzu ernst und betonte stets, wie wichtig es ist, auch über sich selbst lachen zu können. Tatsächlich sind eine positive Einstellung zum Leben, innere Ruhe und ein gesunder Humor oft mit besserem psychischem und physischem Wohlbefinden verbunden.

Sie war gut vernetzt und hatte ein starkes soziales Umfeld.

Iris Apfel führte ihr Leben nach ihren eigenen Regeln und legte großen Wert auf Authentizität und Individualität. Einer ihrer Leitsätze war, sich selbst treu zu bleiben und sich nicht zu sehr um die Meinung anderer zu sorgen. Diese innere Ruhe und der Mangel an unnötigem Stress könnten dazu beigetragen haben, dass sie lange und gesund gelebt hat.

Iris Apfel war nicht für extrem gesunde Lebensgewohnheiten bekannt. Sie nahm einfache Speisen zu sich, ohne besondere Ernährungsgeheimnisse zu haben. Sie betonte aber oft, dass sie niemals rauchte und Alkohol nur in Maßen genoss. Sie selbst beschrieb sich stets als eine Person, die »nicht viel braucht«, um glücklich zu sein.

Obwohl sie keinen speziellen Sport ausübte, war sie ständig in Bewegung: durch Reisen, die Arbeit an ihren Projekten, tägliche Spaziergänge oder gesellschaftliche Veranstaltungen. Diese kontinuierliche Aktivität könnte zu ihrer allgemeinen Fitness und ihrer guten Gesundheit auch im hohen Alter beigetragen haben. Zweifellos profitierte sie aber auch von einem guten genetischen Erbe. Doch vor allem bewahrte sich Iris Apfel etwas, das viele Menschen mit den Jahren verlieren: Sie blieb bis ins hohe Alter neugierig und offen für Neues.

Ihr Vermächtnis ist weit mehr als ihre Mode. Es ist die Botschaft, dass Alter keine Einschränkung sein muss, sondern eine Chance zur Entfaltung sein kann – und dass wahrer Stil immer von innen kommt.

7

DAS GOLDENE HANDWERK DES LANGEN LEBENS

In den vergangenen Kapiteln haben Sie, liebe Leserin, gesehen, dass ein langes Leben nicht *nur* eine Frage der Gene und unserer Hormone ist. Vieles liegt in unserer eigenen Macht. Mit der richtigen Balance im Leben und einem gelasseneren Umgang mit Stress können wir aktiv zu unserer Gesundheit und Langlebigkeit beitragen. In diesem Kapitel finden Sie Anregungen, genau diese Ausgewogenheit und Stressreduktion in Ihren Alltag zu integrieren. Sie lernen in diesem Kapitel neben philosophischen Zen-Prinzipien und den Rhythmen des Lebens die neuesten Medikamente und Nahrungsergänzungsmittel zum Jungbleiben sowie einige Entspannungstechniken kennen.

Drei inspirierende Konzepte aus der japanischen Kultur und Zen-Philosophie bilden den Anfang. Sie zeigen, wie wir mit kleinen Veränderungen mehr Wohlbefinden in unser Leben bringen können.

Die Begriffe »Ikigai«, »Kintsugi« und »Wabi Sabi« haben auf den ersten Blick unterschiedliche Bedeutungen, sind jedoch tief miteinander verbunden. Gemeinsam ist ihnen, dass sie eine achtsame, positive Lebenshaltung fördern, indem sie Schönheit, Sinn und Akzeptanz im Alltag und im Unvollkommenen finden.

Ikigai steht für den »Grund des Seins« oder »das, wofür es sich zu leben lohnt«. Es beschreibt den persönlichen Lebenssinn: eine Kombination aus dem, was man liebt (Leidenschaft), worin man gut ist (Fähigkeiten), was die Welt braucht (Beitrag zur Gesellschaft) und was einem Wert gibt beziehungsweise wofür man bezahlt werden kann (wirtschaftlicher Nutzen, nicht immer relevant im Alter). Ikigai ermutigt zur Suche nach einem erfüllten Leben, basierend auf Sinn, Leidenschaft und Ausgleich.

Kintsugi bedeutet »goldene Reparatur«. Es handelt sich hierbei ursprünglich um ein traditionelles Kunsthandwerk, bei dem zerbrochene Keramik in aufwendigen neun Schritten mit Gold repariert wird. Kintsugi symbolisiert die Idee, dass Brüche und Makel Teil der Geschichte und Schönheit eines Objekts sind. Die Bruchstellen werden nicht versteckt, sondern besonders hervorgehoben und gewürdigt. Kintsugi steht für die Akzeptanz von Verletzungen, Narben (auch infolge von Operationen) und Brüchen als Teil des Lebens und macht sie zu einer Quelle von Schönheit und Stärke.

Unter Wabi Sabi versteht man die Wertschätzung für die Schönheit des Unvollkommenen, des Vergänglichen und des Einfachen. Es ist eine ästhetische und spirituelle Haltung, die Bescheidenheit, Natürlichkeit und die Akzeptanz für den Fluss des Lebens betont. Wabi Sabi lehrt uns, Frieden mit der Vergänglichkeit und dem Unperfekten zu schließen.

Den drei Konzepten gemein sind darüber hinaus Akzeptanz und Resilienz sowie Wertschätzung des Alltäglichen (das fällt mir besonders schwer) und der Sinn für Schönheit und Vergänglichkeit sowie der Fokus auf inneres Wachstum (die beiden Letzteren bereichern mein Leben sehr). Schauen wir uns diese Punkte kurz im Detail an.

	IKIGAI	KINTSUGI	WABI SABI
Akzeptanz und Resilienz	Der Lebenssinn ist ein Prozess.	Brüche sind eine Quelle der Stärke.	Unvollkommenheit und Vergänglichkeit gehören zum Leben dazu.
Wertschätzung des Alltäglichen	Der Sinn liegt oft in kleinen, alltäglichen Freuden.	Ein scheinbar kaputtes Objekt kann repariert werden und verdient Wertschätzung.	Die Schönheit liegt in den einfachen Dingen.

Sinn für Schönheit und Vergänglichkeit	Der Lebenssinn verändert sich im Laufe der Zeit.	Brüche und Narben werden als Zeichen von Erfahrung und Wachstum betrachtet.	Vergänglichkeit ist ein natürlicher Teil des Lebens.
Fokus auf inneres Wachstum	Wir entwickeln uns, indem wir unseren Lebenssinn suchen.	Wir wachsen durch das Überwinden von Schwierigkeiten.	Wir finden Frieden durch die Akzeptanz des Lebens.

DIE RELEVANZ VON IKIGAI FÜR DAS LEBEN ÄLTERER FRAUEN

Mit zunehmendem Alter ändern sich oft Lebensumstände: Es kommt zum Übergang vom Berufsleben in den Ruhestand, die aktive Elternrolle endet oder frau erfährt gesundheitliche Einschränkungen. Diese Veränderungen können zu einem vorübergehenden Verlust des Lebenssinns führen. Ikigai hilft, auch im Alter Sinn und Erfüllung zu finden, indem es Ihre Werte, Leidenschaften und Fähigkeiten mit Ihrem Umfeld verbindet. Besonders für Frauen, die sich in neuen Lebensphasen befinden (zum Beispiel nach der Pensionierung oder dem Verlust des Partners), bietet Ikigai eine kraftvolle Orientierungshilfe.

Studien zeigen, dass Menschen mit einem klaren Lebenssinn weniger anfällig für Depressionen, Einsamkeit und Stress sind. Ältere Frauen, die Ikigai praktizieren, können ihre emotionale Resilienz stärken. In japanischen Langlebigkeitsregionen wie Okinawa wird Ikigai als Schlüsselfaktor für ein langes und gesundes Leben angesehen. Es motiviert ältere Frauen, aktiv zu bleiben und ihre körperliche und geistige Gesundheit zu pflegen. Ikigai fördert das Gefühl, gebraucht zu werden und etwas zur Gemeinschaft beizutragen, sei es durch Freiwilligenarbeit, die Unterstützung der Familie oder Hobbys. Dies stärkt soziale Bindungen und beugt Isolation vor.

Wie ältere Frauen Ikigai entdecken können

Ikigai finden wir nicht im Außen, vielmehr dürfen wir tief in unser Inneres blicken. Selbstreflexion ist essenziell, um das eigene Ikigai aufzuspüren. Frauen können sich hierzu folgende Fragen stellen:

- Was gibt mir Freude?
- Welche Aktivitäten lassen die Zeit schnell vergehen?
- Wie kann ich meine Fähigkeiten nutzen, um anderen zu helfen?

Die Antworten können als Leitfaden dienen, um die eigenen Werte und Ziele zu identifizieren. Probieren Sie es aus!

Zur Inspiration möchte ich Ihnen drei Beispiele gelebten Ikigais zeigen.

- **Großmutter und Geschichtenerzählerin:** Eine Frau nutzt ihre Zeit, um Geschichten ihrer Familie zu sammeln und aufzuschreiben, um sie für die nächste Generation zu bewahren. Sie verbindet ihre Leidenschaft für das Schreiben mit ihrem Wunsch, einen Beitrag zu leisten.
- **Kreativität entfalten:** Eine Frau entdeckt ihre Liebe zur Malerei oder zum Handwerk. Diese Aktivität gibt ihr eine kreative Ausdrucksmöglichkeit und einen Grund, morgens aufzustehen.
- **Freiwilligenarbeit:** Eine Frau engagiert sich in der Gemeinde, etwa als Mentorin für jüngere Frauen oder als Helferin in sozialen Projekten, was ihr das Gefühl gibt, gebraucht zu werden.

KINTSUGI UND DAS VEREDELN VON BRÜCHEN UND NARBEN

Dieses Konzept kann eine tiefgreifende metaphorische Bedeutung für das Leben älterer Frauen haben und ihnen helfen, mit den Herausforderungen des Alterns umzugehen.

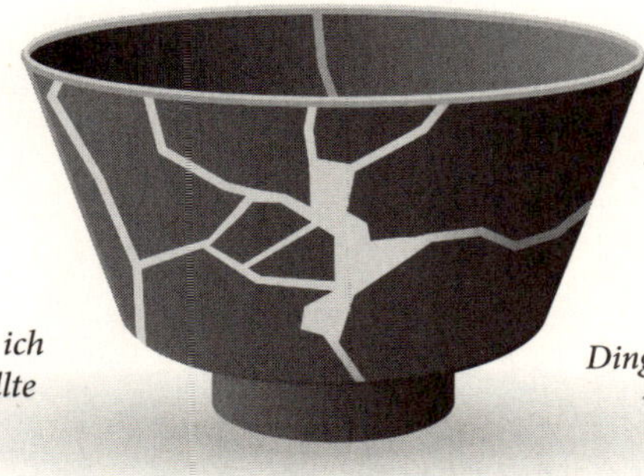

Haben Sie schon einmal versucht, das Altern nicht als Defekt zu sehen, sondern als etwas Natürliches und Schönes? Das ist Kintsugi. Falten, Narben und andere Zeichen des Alterns sind wie die goldene Restauration der Keramik – ein Beweis für ein gelebtes Leben.

Im Leben älterer Frauen gibt es oft Brüche: Verluste, körperliche Veränderungen, chronische Krankheiten oder der Übergang in neue Lebensphasen. Kintsugi lehrt, dass diese Brüche nicht versteckt, sondern als Teil der eigenen Geschichte angenommen werden sollten. Ältere Frauen können aus diesem Konzept Kraft schöpfen, indem sie ihre Erfahrungen als Quelle von Stärke und Weisheit betrachten. Sie können sich durch Kintsugi inspiriert fühlen, ihr Selbstwertgefühl und Selbstbild zu verbessern, indem sie sich auf ihre innere Stärke und die Schönheit ihrer Lebensreise konzentrieren. Kintsugi ist eine Erinnerung daran, dass Heilung nicht nur möglich, sondern auch wertvoll ist. Frauen, die Verluste (zum Beispiel den Tod eines Partners) oder persönliche Krisen erleben, können sich mit diesem Konzept identifizieren und es als Symbol für Wachstum nutzen.

Kintsugi lehrt also, dass jede Narbe eine Geschichte erzählt. So verhält es sich nicht nur bei seelischen, sondern auch bei körperlichen Narben, beispielsweise nach Operationen oder Verletzungen. Die meisten Patientinnen, die ich kenne, verabscheuen Operationsnarben. Vielleicht geht es Ihnen ähnlich. Daher frage ich Sie einmal ganz direkt: Haben Sie Ihre Narbe schon einmal gewürdigt oder gar zur Schau gestellt?

Praktische Integration in den Alltag

Ältere Frauen können Kintsugi als Hobby oder Kunstform nutzen, um ihre Kreativität zu fördern und gleichzeitig emotionale Heilung zu erfahren. Die Praxis von Kintsugi, bei der mit Geduld und Sorgfalt gearbeitet wird, kann eine Form von Meditation oder Achtsamkeit sein, die innere Ruhe und Zufriedenheit schafft.

WABI SABI – WENIGER PERFEKTION UND LIEBEVOLLE SELBSTFÜRSORGE

Das japanische Konzept Wabi Sabi, das Schönheit in der Unvollkommenheit, Vergänglichkeit und Einfachheit sieht, kann indirekt einen positiven Effekt auf die Langlebigkeit von Frauen haben. Es fördert eine achtsame und akzeptierende Lebenshaltung, die nachweislich das Wohlbefinden und die Gesundheit stärkt. Daher möchte ich Ihnen, liebe Leserin, zeigen, wie Wabi Sabi Ihr Leben positiv beeinflussen und möglicherweise für Sie zu einem längeren, erfüllten Leben beitragen kann.

Wabi Sabi lehrt, die Schönheit in der Vergänglichkeit zu erkennen. Für Frauen, die mit sichtbaren äußerlichen Zeichen des Alterns wie Falten, grauen Haaren oder körperlichen Veränderungen konfrontiert sind, kann diese Philosophie eine befreiende Wirkung haben. Akzeptanz verringert Stress, der mit dem Wunsch verbunden ist, dem Altern entgegenzuwirken. Studien zeigen, dass chronischer Stress die Lebenserwartung reduziert. Eine achtsame und gelassene Haltung wie die von Wabi Sabi hilft, den Cortisolspiegel zu senken.

Frauen erleben im Alter oft Verluste, sei es durch den Tod eines Partners oder den Verlust von körperlichen Fähigkeiten. Auch wenn es sich für Sie möglicherweise merkwürdig anhört: Wabi Sabi hilft, diese Verluste als Teil des natürlichen Lebenszyklus zu sehen und sich auf das zu konzentrieren, was bleibt. Die Philosophie von Wabi Sabi ermutigt Frauen, sich nicht von gesellschaftlichen Schönheitsidealen oder Perfektionsansprüchen unter Druck setzen zu lassen. Dies stärkt das Selbstwertgefühl und die Resilienz, besonders im Alter.

Wabi Sabi ermutigt zu einem minimalistischen und einfachen Lebensstil und betont zudem die Wertschätzung kleiner, alltäglicher Dinge, was die mentale Gesundheit fördert. Frauen, die diese Haltung einnehmen, entwickeln zudem eine stärkere Resilienz gegenüber den Herausforderungen des Alterns.

Wabi Sabi ist eng mit der Natur verbunden und fördert Aktivitäten wie Gartenarbeit oder Spaziergänge. Diese reduzieren ebenfalls Stress, verbessern die körperliche Gesundheit und geben ein Gefühl von Sinnhaftigkeit.

Durch die Akzeptanz von Unvollkommenheit und das Verständnis für die Vergänglichkeit können ältere Frauen in Beziehungen nachsichtiger und verständnisvoller sein. Dies fördert stabile, unterstützende Netzwerke, die sich positiv auf die Langlebigkeit auswirken.

Die meditative Qualität von Wabi Sabi hilft Frauen, sich auf den gegenwärtigen Moment zu konzentrieren und ihre innere Ruhe zu finden. Studien zeigen, dass Achtsamkeit Entzündungsprozesse im Körper reduziert und das Risiko für chronische Krankheiten verringert.

Beispiele für Wabi Sabi im Alltag älterer Frauen

Ältere Frauen, die sich mit Kunstformen wie Kintsugi (Reparieren von Keramik) oder Blumenarrangements (Ikebana) beschäftigen, erleben ein Gefühl von Erfüllung und Ruhe.

Das Erkennen der Schönheit in gelebten Erfahrungen und Erinnerungen kann Frauen helfen, ein positives Lebensgefühl zu bewahren und Dankbarkeit für das Gelebte zu entwickeln. Anstatt gegen das Altern zu kämpfen, können Frauen durch Wabi Sabi lernen, es als natürlichen Prozess zu akzeptieren und körperliche Veränderungen anzunehmen.

Achtsamkeitspraktiken, die mit Wabi Sabi verbunden sind, können das Immunsystem stärken und entzündungshemmend wirken. Nachweislich hat eine akzeptierende Haltung gegenüber dem Altern, wie sie durch Wabi Sabi gefördert wird, einen positiven Einfluss auf die mentale und physische Gesundheit und fördert die Langlebigkeit (z. B. durch Senkung von Stresshormonen wie Cortisol).

Nun möchte ich einen weiteren entscheidenden Aspekt beleuchten, der unsere Gesundheit und Langlebigkeit prägt und zugleich zeigt, wie wir das goldene Handwerk des Lebens im Einklang mit unseren täglichen und monatlichen Rhythmen gestalten können: die Chronobiologie. In diesem Zuge werde ich auf einige Timeblocking-Medikamente eingehen, denen nachgesagt wird, unsere Langlebigkeit positiv zu beeinflussen – und Ihnen zeigen, wie Sie die Wirkung dieser Medikamente auch auf ganz natürliche Weise herbeiführen können.

CHRONOBIOLOGIE UND TIMEBLOCKING – WIE SIE DEN ALTERUNGSPROZESS AUFHALTEN KÖNNEN

Kein Mann kennt die Rhythmik des Lebens so gut wie die Frau. Unser Organismus orientiert sich am Tageslicht, an der Rotation der Erde um sich selbst und um die Sonne. Jeder wiederkehrende Geburtstag markiert den Rhythmus des Lebens. Unsere Menstruation zeigt uns im Durchschnitt alle 28 Tage den Lebenszyklus und Fortgang des Lebens. Die Rhythmen betreffen darüber hinaus unser Herz-Kreislauf-System, den Schlaf-Wach-Rhythmus und die Verdauung. Aber auch die Rhythmik der Erholung, der Freude, der Bewegung und des Sportes fallen darunter. Beherzigt eine Frau dies, wird ihr Körper es ihr danken. Tut sie dies langfristig nicht, wird ihr Körper mit Rhythmusstörungen, Schlafstörungen und vielem mehr reagieren.

Die Chronobiologie – die Wissenschaft von biologischen Rhythmen und ihrer Steuerung – spielt eine entscheidende Rolle für das lange Leben und gesunde Altern von Frauen, da sie eng mit dem Hormonhaushalt, dem Stoffwechsel und der Krankheitsanfälligkeit verknüpft ist. Frauen erleben im Laufe ihres Lebens zahlreiche hormonelle Umstellungen (denken Sie an Kapitel 6), die von den zirkadianen (täglichen) und infradianen (längerfristigen, zum Beispiel monatlichen) Rhythmen beeinflusst werden.

Biologische Rhythmen des Lebens und Alterns

Biologische Rhythmen steuern viele lebenswichtige Prozesse, die für das Altern relevant sind. Der zirkadiane Rhythmus ist ein stiller Taktgeber und beschreibt die Fähigkeit des Organismus, biologische Prozesse im Einklang mit einem etwa 24-stündigen Zyklus zu steuern. Diese inneren Rhythmen regulieren zahlreiche physiologische Funktionen und laufen unbewusst ab. Der bedeutendste zirkadiane Rhythmus ist der Schlaf-Wach-Rhythmus, der dafür sorgt, dass sich Aktivitäts- und Ruhephasen im Tagesverlauf regelmäßig abwechseln, wenn Licht und Dunkelheit das stille Konzert der Zeit begleiten. Infradiane Rhythmen sind biologische Zyklen, deren Dauer länger als 24 Stunden ist – sie können sich über mehrere Tage, Wochen oder sogar Monate erstrecken. Im Gegensatz zu den zirkadianen Rhythmen, die täglich wiederkehren, steuern infradiane

Rhythmen langfristige Prozesse im Körper. Die infradiane Rhythmik gleicht dem Wechsel der Mondphasen, der Ebbe und Flut der inneren Welt. In ihr liegt das zyklische Wissen des Lebens – der Menstruationszyklus etwa ist ein Ausdruck dieser Tiefe: eine Wiederkehr in Wellen, ein Wandel von Werden und Vergehen, der über den Tag hinausweist.

Während der zirkadiane Rhythmus den Tag umkreist wie die Sonne, trägt die infradiane Rhythmik den Zauber des Mondes in sich – langsamer, geheimnisvoller und zutiefst verbunden mit dem weiblichen Körperwissen.

Sehen Sie hier einige Beispiele:

- Herzschlag: Das Herz der Frau schlägt pro Minute etwa zehnmal schneller als das des Mannes; unser Herzschlag generiert den Blutdruck und hält den Kreislauf aufrecht
- Hirnaktivität (Hirnpuls und Hirndruck)
- hormonelle Regulation (Menstruationszyklus, Schwangerschaft)
- Schlaf-Wach-Rhythmus (Regeneration, Immunfunktion)
- Stoffwechsel und Gewichtskontrolle

Ein gestörter biologischer Rhythmus kann zu Entzündungen, chronischem Stress, Insulinresistenz und Schlafstörungen führen – alles Risikofaktoren für frühzeitiges Altern und altersbedingte Krankheiten. Frauen sind besonders sensibel für chronobiologische Veränderungen, da weibliche Hormone wie Östrogen und Progesteron eng mit zirkadianen und infradianen Rhythmen verbunden sind. So haben Frauen oft einen kürzeren inneren Tag als Männer (circa 23,7 Stunden versus 24 Stunden). Dies macht sie anfälliger für Schlafstörungen bei unregelmäßigen Schlafenszeiten. Zudem ist der Cortisolspiegel bei Frauen stärker schwankend, was sie empfindlicher für Stress und Schlaflosigkeit macht. Guter Schlaf ist entscheidend für die Zellreparatur, das Immunsystem und das

Gedächtnis. Chronischer Schlafmangel beschleunigt Alterungsprozesse, indem er Entzündungen und oxidativen Stress erhöht.

Durch die hormonellen Veränderungen bedingt, leiden Frauen in der Menopause häufig unter Schlafproblemen, was sich negativ auf die Alterung auswirken kann. Östrogen beeinflusst den zirkadianen Rhythmus, insbesondere die Schlafqualität, die Thermoregulation und die Stimmung. In der Menopause sinkt der Östrogenspiegel, was die zirkadiane Balance stören kann.

Der zirkadiane Rhythmus beeinflusst außerdem den Stoffwechsel und die Insulinsensitivität. Ein gestörter Rhythmus kann zu Gewichtszunahme, Insulinresistenz und erhöhtem Risiko für Typ-2-Diabetes führen. Frauen sind aufgrund hormoneller Umstellungen nach der Menopause anfälliger für Stoffwechselerkrankungen. Der zirkadiane Rhythmus beeinflusst auch die Immunfunktion. Frauen haben ein stärker reagierendes Immunsystem, sind aber anfälliger für Autoimmunerkrankungen. Mit zunehmendem Alter wird das Immunsystem weniger effizient, und gestörte Rhythmen können dies verstärken.

Der Menstruationszyklus ist ein infradianer Rhythmus – ähnlich den Mondphasen –, der sowohl den Schlaf als auch die Stimmung beeinflussen kann. In der Perimenopause und Menopause verändert sich dieser Rhythmus. Dies führt zu vornehmlich vasomotorischen Veränderungen. Die Konzentration des Schlafhormons Melatonin nimmt mit dem Alter ebenfalls ab, insbesondere bei Frauen nach der Menopause, wodurch das Risiko für Schlafstörungen steigt.

Auch der Jahreszeitenrhythmus beeinflusst Frauen stärker als Männer. Zum Beispiel haben viele Frauen in den Wintermonaten eine erhöhte Neigung zu saisonalen affektiven Störungen (SAD), das heißt, die bekannte Winterdepression betrifft sie häufiger als Männer.

Praktische Tipps zur Optimierung der Chronobiologie

Wissenschaftliche Studien bestätigen die Rolle der Chronobiologie für die Gesundheit von Frauen. Jan-Dirk Fauteck, ein renommierter Chronobiologe, betont die Bedeutung der inneren biologischen Rhythmen für Gesundheit und Wohlbefinden. Er argumentiert, dass das Vertrauen und die Beachtung des eigenen biologischen Rhythmus der Schlüssel zu einem gesünderen und glücklicheren Leben sind. Obwohl Fauteck nicht spezifisch auf die Langlebigkeit und das Altern von Frauen eingeht, lassen sich seine allgemeinen Empfehlungen übertragen. Frauen können durch eine Anpassung ihres Lebensstils ihre biologischen Rhythmen unterstützen und das Altern verlangsamen.

Leben im Einklang mit den biologischen Rhythmen

- **Schlafroutine:** Regelmäßige Schlafenszeiten unterstützen die Produktion von Melatonin und fördern die Regeneration. Priorisieren Sie Schlaf als festen Bestandteil des Tagesablaufs. Vermeiden Sie zudem blaues Licht von Bildschirmen und schweres Essen in den Stunden vor dem Schlafengehen.
- **Tageslicht am Morgen:** Tanken Sie gleich am Morgen Tageslicht (in den Wintermonaten mithilfe einer Tageslichtlampe). Das stabilisiert den zirkadianen Rhythmus und reguliert die Cortisolproduktion.
- **Chrononutrition (zeitgesteuerte Ernährung):** Essen Sie im Einklang mit dem biologischen Rhythmus (verzichten Sie zum Beispiel auf späte Mahlzeiten). Empfohlen werden ein reichhaltiges Frühstück und ein leichtes Abendessen.
- **Stressmanagement:** Stressreduzierende Praktiken wie Yoga, Meditation und regelmäßige Bewegung reduzieren die Cortisolbelastung. Nutzen Sie zudem die Mittagspausen für kurze Erholungszeiten (Powernaps).

- **Hormonbalance:** Pflanzliche Präparate wie Phytoöstrogene können die Auswirkungen der Menopause mildern. Regelmäßige Bewegung und gesunde Ernährung unterstützen die hormonelle Balance.
- **Vermeidung von Schichtarbeit und Jetlag:** Diese stören den zirkadianen Rhythmus nachhaltig.

Das Wichtigste auf einen Blick

Die Chronobiologie beeinflusst das Altern und die Gesundheit von Frauen stark. Ein harmonischer biologischer Rhythmus kann Alterungsprozesse verlangsamen, das Risiko für chronische Erkrankungen senken und die Lebensqualität verbessern. Frauen sollten ihre Rhythmen – besonders in Phasen hormoneller Veränderungen – aktiv unterstützen, um gesund und vital älter zu werden.

Wir haben gesehen, wie es mit einigen wenigen Routinen gelingen kann, im Einklang mit unseren biologischen Rhythmen zu leben und dadurch den Alterungsprozess zu verlangsamen. Wie oben erwähnt gibt es aber auch sogenannte Timeblocking-Medikamente, die einen ähnlichen Effekt haben sollen. Aber können wir den Alterungsprozess tatsächlich mit Substanzen wie mTOR-Inhibitoren aufhalten?

Forever young – künstliche versus natürliche Timeblocker

Aus der Transplantationsmedizin kenne ich mTOR-Inhibitoren nur zu gut: Patientinnen und Patienten, die ein neues Organ erhalten, benötigen sogenannte Immunsuppressiva, also Substanzen, die die körpereigene Abwehr schwächen, damit das gerade verpflanzte Organ akzeptiert wird. Einfach formuliert benötigen sie es, damit sich das »neue« Herz in der Brust eines anderen Menschen wohlfühlen kann. Aber das hat seinen Preis: Wir senken die körpereigene Abwehr ab – zum Risiko gehäufter Infektionen und verstärkten Auftretens von bösartigen Tumoren.

mTOR-Aktivität

Der Name mTOR steht für »mechanistic target of rapamycin« (früher »mammalian target of Rapamycin«). Sie kennen dieses Gen bereits aus Kapitel 2. Es ist ein zentraler Regulator für Zellwachstum, Stoffwechsel und Autophagie (zelluläre Reinigung). Eine überaktive mTOR-Signalisierung wird mit Alterung und altersbedingten Erkrankungen in Verbindung gebracht. Eine erhöhte Anfälligkeit für Krebs, Herz-Kreislauf-Erkrankungen und neurodegenerative Krankheiten kann die Folge sein.

Der Einsatz von Substanzen wie den mTOR-Inhibitoren, also Substanzen, die mTOR blockieren, wie Rapamycin, ist ein kontrovers diskutiertes Thema in der biomedizinischen Forschung zur Verlangsamung des Alterungsprozesses. In Studien an Modellorganismen (etwa Mäusen und Fruchtfliegen) hat Rapamycin die Lebensspanne um bis zu 30 Prozent verlängert. Ein anderer mTOR-Inhibitor ist Everolimus; in kleinen Studien wurde eine Verbesserung der Immunfunktion bei älteren Menschen gezeigt.

mTOR-Inhibitoren haben viele Nebenwirkungen: Sie können die Immunabwehr schwächen und das Infektionsrisiko erhöhen. Sie können den Glukosestoffwechsel stören und das Risiko für Insulinresistenz erhöhen. Die langfristigen Auswirkungen einer Einnahme sind bei gesunden Menschen noch nicht ausreichend erforscht.

Aus der Transplantationsmedizin weiß ich, dass Frauen auf mTOR-Inhibition anders reagieren als Männer; Östrogen zeigt hier seinen Einfluss. Theoretisch könnte die Hemmung von mTOR durch Substanzen wie Rapamycin den Alterungsprozess bei Frauen verlangsamen, insbesondere durch die Förderung der Autophagie und die Reduktion von Entzündungen. Allerdings gibt es bisher nur wenige klinische Studien am Menschen. Der Einsatz ist derzeit nicht ohne Risiken, insbesondere für gesunde Frauen, und sollte nicht ohne ärztliche Überwachung erfolgen. Noch einmal: Der Einsatz von mTOR-Inhibitoren zur Lebensverlängerung ist experimentell und birgt Risiken. Langfristige Sicherheitsdaten fehlen. Ich rate ganz klar davon ab.

Glücklicherweise gibt es auch andere, weniger riskante Ansätze, um die mTOR-Signalisierung zu beeinflussen und den Alterungsprozess zu verlangsamen.

Den Alterungsprozess ganz natürlich verlangsamen

- **Kalorienrestriktion:** Eine reduzierte Kalorienaufnahme ohne Nährstoffmangel hemmt mTOR und verlängert die Lebensspanne in vielen Tiermodellen.
- **Intervallfasten:** Intermittierendes Fasten fördert Autophagie und wirkt ähnlich wie mTOR-Inhibitoren.
- **Regelmäßige Bewegung:** Ein aktiver Lebensstil reduziert die mTOR-Aktivität in Ruhephasen, fördert jedoch gezielt Muskelwachstum während der Belastung.
- **Nährstoffmodulation:** Eine reduzierte Aufnahme von Proteinen und Aminosäuren (insbesondere Leucin) kann mTOR hemmen. Supplemente wie Spermidin fördern die Autophagie und könnten ähnliche Vorteile wie mTOR-Inhibitoren bieten.

Metformin

Ein Medikament, das seit Jahrzehnten zur Behandlung von Typ-2-Diabetes eingesetzt wird, hat in den letzten Jahren zunehmend Aufmerksamkeit als potenzielles Anti-Aging-Mittel gewonnen: Metformin. Beobachtungsstudien in Bezug auf Langlebigkeit haben gezeigt, dass Diabetiker, die Metformin einnehmen, eine ähnliche oder sogar längere Lebenserwartung haben als Menschen ohne Diabetes. Dies deutet darauf hin, dass Metformin nicht nur diabetesspezifische Vorteile bietet, sondern auch allgemeine Schutzmechanismen aktiviert. In Tiermodellen (zum Beispiel an Mäusen und Würmern) hat Metformin die Lebensdauer um bis zu 40 Prozent verlängert. Klinische Studien wie die TAME-Studie (Targeting Aging with Metformin) untersuchen derzeit die Wirkung von Metformin auf altersbedingte Krankheiten und die Lebensdauer bei Nichtdiabetikern.

Ein besonderer Vorteil von Metformin besteht für Frauen; es schützt nämlich vor Brustkrebs: Metformin reduziert den Insulinspiegel und die Aktivität eines bestimmten Signalwegs aus dem Zuckerhaushalt (des IGF1-Mechanismus; IGF: Insulin-like Growth Factor), die mit der Krebsentstehung assoziiert sind. Beobachtungsstudien legen nahe, dass Frauen, die Metformin einnehmen, ein geringeres Risiko für hormonabhängige Tumoren wie Brustkrebs haben könnten. Nach der Menopause steigt bei Frauen das Risiko für Herz-Kreislauf-Erkrankungen. Metformin kann das Risiko durch Verbesserung der Endothelfunktion, Senkung von Blutzucker und LDL-Cholesterin verringern. Frauen nach der Menopause haben zudem oft Schwierigkeiten, das Gewicht zu kontrollieren. Metformin kann durch Reduktion der Insulinresistenz und Förderung des Fettabbaus dabei helfen. Bei Frauen mit Polyzystischem Ovarsyndrom (PCOS), das oft mit Insulinresistenz verbunden ist, reguliert Metformin den Zyklus, verbessert die Insulinsensitivität und reduziert das Risiko für langfristige Komplikationen wie Typ-2-Diabetes.

Metformin ist derzeit nur für spezifische medizinische Indikationen (wie Typ-2-Diabetes) zugelassen, und der Einsatz zur Lebensverlängerung bleibt ein Forschungsgebiet. Es sollte nicht ohne ärztliche Rücksprache eingenommen werden, insbesondere wegen möglicher Nebenwirkungen und Kontraindikationen.

Fettsenker

Die Senkung des LDL-Cholesterins (Low-Density-Lipoprotein-Cholesterin) spielt eine entscheidende Rolle bei der Prävention von Herz-Kreislauf-Erkrankungen und kann somit zur Langlebigkeit beitragen.

Senataxin (SETX)

Eine, wie ich finde, hochinteressante Theorie zur Langlebigkeit der Frau besagt, dass es möglich sein könnte, der Menopause zu entfliehen, um auf diese Weise das Leben zu verlängern. Im Englischen nennt man das »Menopausal Escape«; das erste Mal hörte ich den Begriff im Interview mit der Alternsforscherin Andrea Maier, Professorin für Chi-Longevity an der Universität Singapur. Eine in diesem Zusammenhang vielversprechende Substanz ist Senataxin, ein neuer Wächter der weiblichen Keimbahn, der eine Rolle bei der Verzögerung der ovariellen Alterung spielen könnte.

Bei etwa 10 Prozent der Frauen tritt ein frühzeitiger Rückgang der Ovarialfunktion auf, bekannt als vorzeitige ovarielle Alterung (engl.: Premature Ovarian Aging, POA). Das bedeutet, dass die Eizellreserve dieser Frauen, also die Gesamtzahl der follikelumhüllten Eizellen in beiden Eierstöcken, deutlich schneller erschöpft ist als üblich. In schweren Fällen führt dies zur primären Ovarialinsuffizienz, bei der die Menopause bereits vor dem 40. Lebensjahr einsetzt. Dies betrifft etwa 1 Prozent der Frauen und geschieht krankheitsbedingt oder im Rahmen einer Tumorbehandlung. Trotz der hohen Prävalenz von POA sind ihre genetischen Ursachen noch weitgehend unbekannt.

Ein weiterer spannender Forschungsansatz besteht in der Eigenschaft des Senataxins, durch oxidativen Stress verursachte DNA-Schäden zu reparieren. Während es bislang vor allem eine Rolle bei der Prävention von neurodegenerativen Erkrankungen spielte, zeigen neuere Erkenntnisse, dass es auch für die DNA-Integrität von Eizellen entscheidend sein könnte. Senataxin schützt die Oozyten vor altersbedingtem oxidativem Stress und könnte dadurch dabei helfen, eine vorzeitige Erschöpfung der Eizellreserve zu verhindern. Diese Entdeckung könnte nicht nur neue Einblicke in die Mechanismen der ovariellen Alterung liefern, sondern auch langfristig neue Therapieansätze bei frühzeitiger weiblicher Unfruchtbarkeit eröffnen.

ESSEN SIE SICH GLÜCKLICH UND JUNG

Ich beginne diesen Abschnitt mit positiven Nachrichten. Erstens wissen Sie, dass Sie selbst eine Menge für Ihre Gesundheit tun können. Zweitens hat Ernährung als eine der tragenden »Langlebigkeitssäulen« einen sehr großen Einfluss. Daher möchte ich Ihnen die Essenz dieses Abschnitts gleich zu Beginn enthüllen: Kochen Sie am besten immer selbst sowie frisch, und suchen Sie die Zutaten überlegt und maßvoll aus. Fünf Zutaten reichen meist. Eine ausgewogene, pflanzenbasierte Ernährung, kombiniert mit regelmäßiger Bewegung und Stressreduktion, ist die nachhaltigste Methode, um Ihre Gesundheit zu fördern und das Altern positiv zu beeinflussen. Gehen wir nun in die Details, denn es gibt tatsächlich einige Lebensmittel, die wahre Kraftpakete für Körper, Geist und Seele sind.

SIRTfood: Lange jung und gesund durch Sirtuine

SIRTfood ist ein Ernährungskonzept, das sich auf die Aktivierung von Sirtuinen konzentriert, einer Gruppe von Proteinen, die eine wesentliche Rolle bei der Zellgesundheit, dem Stoffwechsel und möglicherweise der weiblichen Langlebigkeit spielen. Der Begriff »SIRTfood« leitet sich von »Sirtuin aktivierende Lebensmittel« ab, die natürliche Substanzen enthalten, die die Aktivität dieser Proteine fördern.

Sirtuine wie SIRT1 – *das* Langlebigkeitsgen – bis SIRT7 sind Enzyme, die an zahlreichen wichtigen Prozessen im Körper beteiligt sind. Sie helfen, Zellschäden zu reparieren, und regulieren den Energiestoffwechsel, indem sie die Funktion unserer Mitochondrien unterstützen. Darüber hinaus unterstützen sie die Hormonbalance, fördern den Fettabbau und erhöhen die Insulinsensitivität – Mechanismen, die mit dem Alter an Effizienz verlieren und daher für ältere Frauen eine besondere Rolle spielen. Studien legen nahe, dass Sirtuine den Alterungsprozess verlangsamen und vor altersbedingten Krankheiten wie Diabetes, Herz-Kreislauf-Erkrankungen und neurodegenerativen Erkrankungen schützen können.

Die SIRTfood-Ernährung konzentriert sich auf Lebensmittel, die die Sirtuine in unserem Körper aktivieren können.

Sirtuin aktivierende Lebensmittel

- **Grünes Gemüse** wie Grünkohl, Spinat, Rucola, Sellerie, Petersilie liefert Calcium und Vitamin K, das die Knochengesundheit unterstützt.
- **Beeren** wie Erd- und Blaubeeren reduzieren oxidative Schäden, fördern die Herzgesundheit und schützen durch Antioxidantien die Hirnzellen.
- **Gewürze und Kräuter** wie Kurkuma fördern die Insulinsensitivität und schützen die Leber. Chili und Kapern wirken entzündungshemmend und könnten den Östrogenmangel positiv beeinflussen.
- **Getränke** wie grüner Tee (insbesondere Matcha) könnten ebenfalls unsere körpereigenen Sirtuine aktivieren. Grüner Tee steigert die Fettverbrennung und den Energieverbrauch. Gleichzeitig enthält er Catechine, die den Stoffwechsel verbessern und Entzündungen senken. Ich finde diesen Punkt sehr wichtig. Deshalb werde ich weiter unten gesondert darauf eingehen. Rotwein und Kaffee gelten

ebenfalls als Sirtuin aktivierende Lebensmittel. Rotwein enthält Resveratrol und wirkt als Phytoöstrogen. Kaffee fördert die Konzentration und schützt vor kognitivem Abbau.

- **Nüsse** wie Walnüsse und Mandeln liefern gesunde Fette, die hormonell regulierend wirken. Walnüsse sind zudem reich an Omega-3-Fettsäuren, die entzündungshemmend sind und die Knochengesundheit fördern.
- **Zitrusfrüchte** wie Zitronen und Grapefruits liefern Antioxidantien, die die Zellen vor Schäden schützen und den Stoffwechsel aktiv halten.
- **Andere Lebensmittel:** Dunkle Schokolade (mindestens 85 Prozent Kakao) kann Stress reduzieren und den Serotoninspiegel heben. Olivenöl schützt das Herz-Kreislauf-System. Buchweizen unterstützt die Regulation des Blutzuckerspiegels und stärkt die Fettverbrennung.

Wenngleich der direkte Einfluss der Sirtuine nicht bekannt ist, gibt es Hinweise, dass eine sirtuinhaltige Ernährung gesundheitsförderlich ist. Kritik an der SIRTfood-Diät wird geübt mangels klinischer Beweise. Viele Behauptungen basieren auf Tierversuchen und Zellstudien, nicht auf umfangreichen Studien mit Menschen. Mit zunehmendem Alter verlangsamt sich der Stoffwechsel, und die Insulinsensitivität nimmt ab, was das Risiko für Gewichtszunahme und Typ-2-Diabetes erhöht. SIRTfoods wie Buchweizen und Kurkuma unterstützen die Regulation des Blutzuckerspiegels und die Fettverbrennung.

Ein weiterer Vorteil der SIRTfood-Ernährung ist, dass sie nährstoffreiche Lebensmittel mit Kalorienrestriktion kombiniert. Dies kann Frauen höheren Alters helfen, ihr Gewicht zu stabilisieren und die Muskelmasse zu erhalten.

Praktische Tipps für ältere Frauen

1. **Integrieren Sie SIRTfoods in den Alltag.**
   - Frühstück: Matcha-Tee und eine Schüssel mit Beeren
   - Mittagessen: Grünkohlsalat mit Olivenöl, Kapern und Walnüssen
   - Snack: ein Stück dunkle Schokolade oder eine Tasse Kaffee
   - Abendessen: Buchweizen-Spinat-Auflauf
2. **Kombinieren Sie SIRTfoods mit Bewegung.** Bewegung (in Form von Spaziergängen oder Yoga) verstärkt die positiven Effekte von Sirtuinen auf den Stoffwechsel.
3. **Praktizieren Sie Intervallfasten.** Das Fasten zwischen Mahlzeiten (zum Beispiel mit der 16:8-Methode, bei der Sie 16 Stunden lang fasten und 8 Stunden lang essen) kann die Sirtuin-Aktivität verstärken und die Autophagie anregen.
4. **Setzen Sie den Fokus auf Qualität, nicht Quantität.** Die Ernährung sollte reich an frischen, unverarbeiteten Lebensmitteln sein, um die maximalen Vorteile der Polyphenole und Nährstoffe zu nutzen.

Wie angekündigt gehe ich nun noch auf zwei konkrete Sirtuin aktivierende Bestandteile in Lebensmitteln ein: Resveratrol und Catechine.

Resveratrol

Einige Studien legen nahe, dass das Polyphenol Resveratrol die Sirtuin-Aktivität erhöhen kann. Resveratrol aktiviert insbesondere das Enzym SIRT1 und wird als eine Substanz mit potenziell lebensverlängernden Eigenschaften angesehen, da es auf molekularer Ebene Prozesse beeinflusst, die mit Alterung und Langlebigkeit zusammenhängen. Es gibt eine Besonderheit für Frauen: Resveratrol hat eine östrogenähnliche Wirkung, das heißt, es wirkt als Phytoöstrogen und kann an Östrogenrezeptoren binden. Es könnte hormonelle Schwankungen nach der Menopause ausgleichen und Symptome wie Hitzewallungen oder Stimmungsschwankungen mildern.

Resveratrol neutralisiert darüber hinaus freie Radikale, die zu oxidativem Stress führen – einem Haupttreiber des Alterungsprozesses. Es schützt Zellen vor DNA-Schäden und Entzündungen, die mit chronischen Krankheiten wie Herz-Kreislauf-Erkrankungen, Krebs und neurodegenerativen Erkrankungen assoziiert sind. Das gilt am Gehirn genauso wie am Herzen. Es fördert die Durchblutung des Gehirns und schützt Neuronen vor Schäden.

Frauen sind anfälliger für Alzheimer als Männer. Resveratrol könnte neuroprotektiv wirken und die kognitive Funktion unterstützen. Resveratrol schützt zusätzlich das Herz und die Blutgefäße durch die Verringerung von LDL-Cholesterin. Es verbessert die Elastizität der Blutgefäße, senkt den Blutdruck und verhindert somit möglicherweise die Arteriosklerose. Nicht zuletzt kann Resveratrol den Knochenstoffwechsel regulieren, indem es entzündungshemmend wirkt und den Abbau von Knochenzellen (Osteoklasten) hemmt.

Die Forschung am Menschen ist noch begrenzt, aber in Studien mit Mäusen und anderen Modellen wurde wissenschaftlich belegt, dass Resveratrol die Lebensspanne verlängert, insbesondere durch die Aktivierung von SIRT1 und die Förderung von metabolischer Gesundheit. Und so können Sie Resveratrol in Ihren Speiseplan integrieren:

Quellen von Resveratrol

- **Natürliche Lebensmittel:** rote Trauben (besonders die Schale), Rotwein (in moderaten Mengen), Beeren (zum Beispiel Heidelbeeren, Himbeeren), Erdnüsse und Pistazien
- **Nahrungsergänzungsmittel:** Resveratrol ist als Supplement in konzentrierter Form erhältlich, oft in Dosen zwischen 100 und 500 mg pro Tag.

Catechine in der Camellia sinensis

Camellia sinensis – so lautet der wissenschaftliche Name der Teepflanze, die als Mutter aller Teesorten gilt. Aus ihren Blättern wird grüner Tee hergestellt, eine der ältesten und am meisten geschätzten Teearten der Welt, aber auch andere Teesorten (beispielsweise schwarzer oder Oolong-Tee). Der Unterschied liegt in der Verarbeitung: Grüner Tee wird minimal oxidiert, wodurch er seine natürlichen Polyphenole, Antioxidantien und anderen gesundheitsfördernden Substanzen behält.

Grüner Tee enthält eine Vielzahl von bioaktiven Verbindungen, die für seine gesundheitlichen Vorteile verantwortlich sind. Dazu gehören Polyphenole, insbesondere Catechine. Das wichtigste Catechin ist das Epigallocatechingallat (EGCG); es ist bekannt für starke antioxidative Eigenschaften. Catechine bekämpfen freie Radikale, reduzieren Entzündungen und unterstützen die Zellgesundheit.

Die antioxidativen und entzündungshemmenden Eigenschaften von grünem Tee können Prozesse verlangsamen, die mit Alterung und altersbedingten Krankheiten verbunden sind. Aber hat grüner Tee wirklich einen Anti-Aging-Effekt? Nur im Experiment. Forscher der ETH Zürich und der Universität Jena fütterten Fadenwürmer mit isolierten Catechinen. Das führte bei den Würmern erst zu einer Zunahme schädlicher Sauerstoffradikale, dann reagierte jedoch die Abwehr und verbesserte sich dauerhaft. Die Würmer lebten länger als andere. Aber wir sind keine Würmer.

Dennoch ist grüner Tee für Frauen und besonders ab dem 50. Lebensjahr ein wertvolles Getränk, da er eine Vielzahl von gesundheitlichen Vorteilen bietet, die sowohl das allgemeine Wohlbefinden als auch die Langlebigkeit fördern können. Seine bioaktiven Inhaltsstoffe, insbesondere Antioxidantien, Polyphenole und L-Theanin, spielen eine zentrale Rolle bei der Prävention altersbedingter Erkrankungen und der Unterstützung von Körper und Geist. Grüner Tee senkt den LDL-Cholesterinspiegel und erhöht das HDL-Cholesterin (das »gute« Cholesterin).

Die Polyphenole im grünen Tee fördern die Elastizität der Blutgefäße und können den Blutdruck senken. Dadurch wird das Risiko für Herzinfarkt und Schlaganfall reduziert, und das wurde sogar wissenschaftlich bestätigt: In einer Studie an 12 763 Männern aus sieben Ländern wurde über 25 Jahre lang der Zusammenhang zwischen grünem Tee und Herzerkrankungen untersucht. Fazit: Je höher der Grüntee-Catechin-Konsum, desto niedriger war die Wahrscheinlichkeit, an einer Herzerkrankung zu leiden. Bestätigt hat dies die Boston Heria Health Study: Wer ein Jahr lang mehr als eine Tasse grünen Tee pro Tag trank, hatte ein 44 Prozent niedrigeres Risiko für einen Herzinfarkt.

Die Antioxidantien können die Entstehung und das Wachstum von Krebszellen hemmen. Bei Frauen mit genetisch veränderter ACE-Enzymaktivität könnte besonders der Brustkrebs durch die entzündungshemmenden und zellschützenden Eigenschaften von grünem Tee beeinflusst werden. Der grüne Tee fördert darüber hinaus die Insulinsensitivität und reguliert den Blutzuckerspiegel.

Grüner Tee schützt das Gehirn durch seine neuroprotektiven Eigenschaften vor oxidativem Stress, der eine Schlüsselrolle bei kognitivem Abbau spielt. L-Theanin reduziert Stress und verbessert die Konzentration, ohne schläfrig zu machen. Studien legen nahe, dass regelmäßiger Konsum von grünem Tee das Risiko für Demenz und andere kognitive Erkrankungen senken kann.

Grüner Tee kann außerdem die Knochenstärke unterstützen. Darüber hinaus sind Vitamin C, Vitamin B2, Vitamin E, Mangan und Fluorid Bestandteile des grünen Tees.

Die Hautalterung wird durch UV-Strahlen und freie Radikale beschleunigt. Auch hier bietet grüner Tee Schutz und Pflege: Polyphenole wie EGCG wirken wie ein natürliches Sonnenschutzmittel und schützen die Haut vor photoinduzierter Alterung. Die antioxidativen Eigenschaften fördern die Kollagenproduktion und schützen vor Hauterschlaffung. Grüner Tee kann außerdem Hautprobleme wie Rosazea oder Ekzeme lindern.

Das Wichtigste auf einen Blick:

Allroundtalent grüner Tee

Ich empfehle, täglich drei bis fünf Tassen grünen Tee zu genießen – diese Menge gilt als ideal, um seine wohltuenden Wirkungen auf Körper und Geist bestmöglich sich entfalten zu lassen.

Weise Frauen konsumieren insbesondere folgende Sorten:

- Matcha ist besonders reich an Antioxidantien, da das gesamte Blatt konsumiert wird.
- Sencha ist reich an Catechinen und ein guter Alltagstee.
- Gyokuro ist ein hochwertiger Tee mit süßlichem Geschmack.

Neben den SIRTfoods gibt es weitere Ernährungsformen, die für den Alterungsprozess eine große Rolle spielen. Besonders im Fokus steht die antientzündliche Ernährung, die ich Ihnen im Folgenden vorstelle.

Antientzündliche Ernährung

Eine antientzündliche Ernährung sorgt für eine optimale Versorgung mit Nährstoffen, die Entzündungen im Körper reduzieren und so altersbedingten Erkrankungen vorbeugen können. Bestandteile einer antientzündlichen Ernährung sind antioxidantienreiche Lebensmittel. Sie neutralisieren freie Radikale, die Zellschäden und Entzündungen fördern. Eine antientzündliche Ernährung kann den Alterungsprozess zwar nicht vollständig aufhalten, aber sie kann ihn erheblich verlangsamen und die Lebensqualität älterer Frauen verbessern, indem sie Schutz bietet vor chronischen Krankheiten, den Muskelabbau verhindert, oxidative Schäden reduziert, entzündungsfördernde Marker wie C-reaktives Protein (CRP) senkt, die Zellgesundheit fördert und die DNA-Reparatur sowie die Zellregeneration unterstützt. Die Vorteile für Ihre Gesundheit liegen klar auf der Hand: Eine antientzündliche Ernährung schützt Sie vor Herz-Kreislauf-Erkrankungen, verbessert die Gefäßgesundheit und reduziert das Risiko für Herzinfarkt und Schlaganfall.

Entzündungen fördern den Knochenabbau. Lebensmittel wie grünes Blattgemüse und fettreicher Fisch stärken die Knochen und hemmen entzündungsbedingten Knochenschwund.

Entzündungen im Gehirn sind mit neurodegenerativen Erkrankungen wie Alzheimer verbunden. Antioxidantien und Omega-3-Fettsäuren können das Risiko für Demenz senken.

Eine entzündungshemmende Ernährung reguliert zudem den Blutzucker und fördert die Insulinsensitivität, wodurch das Risiko für Typ-2-Diabetes sinkt. Lebensmittel wie Kurkuma, Ingwer und fettreicher Fisch lindern Gelenkbeschwerden. Eine antientzündliche Ernährung ist kein »Anti-Aging-Wunder«, aber sie schafft die Grundlage für ein längeres und gesünderes Leben.

Entzündungshemmende Nahrungsmittel

- Beeren (Blau-, Him- und Erdbeeren), grüner Tee, besonders Matcha, und dunkle Schokolade (mindestens 85 Prozent Kakao).
- **Omega-3-Fettsäuren** reduzieren Entzündungsprozesse im Körper und schützen auf diese Weise Herz und Gehirn.
- **Polyphenole** hemmen Entzündungsmarker und schützen vor altersbedingten Krankheiten. Sie sind enthalten in Kurkuma (in Kombination mit schwarzem Pfeffer für bessere Bioverfügbarkeit), grünem Blattgemüse (Spinat, Grünkohl, Rucola) sowie Olivenöl (extra nativ).
- **Ballaststoffreiche Lebensmittel** fördern eine gesunde Darmflora, die eine wichtige Rolle bei der Regulation von Entzündungen spielt. Dazu gehören Vollkornprodukte (Haferflocken, Quinoa, Buchweizen), Hülsenfrüchte

(Linsen, Kichererbsen, schwarze Bohnen) sowie Obst und Gemüse.

- **Weitere Vitamine und Mineralstoffe**
  - **Vitamin D:** Siehe Seite 266.
  - **Vitamin C und E:** Antioxidative Wirkung, schützen vor Zellalterung.
  - **Magnesium:** Wirkt entzündungshemmend und unterstützt die Muskelfunktion.
  - **Beispiele:** Zitrusfrüchte, Mandeln, Sonnenblumenkerne, Avocados.
- **Probiotische und präbiotische Lebensmittel**
  - **Probiotisch:** Joghurt (ungesüßt), Kefir, fermentiertes Gemüse (Sauerkraut, Kimchi).
  - **Präbiotisch:** Knoblauch, Zwiebeln, Spargel.

Damit eine antientzündliche Ernährung nicht Theorie bleibt, ein paar Empfehlungen für den Alltag:

Praktische Tipps für ältere Frauen

1. **Nutzen Sie die mediterrane Ernährung als Basis.** Diese Ernährungsweise ist von Natur aus entzündungshemmend und reich an Gemüse, Fisch, Olivenöl und Vollkornprodukten.
2. **Machen Sie sich die antientzündliche Ernährung zur Gewohnheit.**
   - Frühstück: eine Schüssel Haferflocken, Beeren und Nüsse
   - Mittagessen: Salat mit Olivenöl, fettreichem Fisch und Hülsenfrüchten
   - Abendessen: eine warme Mahlzeit mit Vollkornprodukten und gedämpftem Gemüse

3. **Integrieren Sie Gewürze.** Fügen Sie Kurkuma, Ingwer und Knoblauch Ihren Mahlzeiten hinzu.
4. **Bleiben Sie hydriert.** Trinken Sie ausreichend Wasser, Kräutertees und grünen Tee.

Während bestimmte Lebensmittel dazu beitragen, Entzündungen im Körper zu reduzieren, können andere das Gegenteil bewirken und sollten daher gemieden oder in Maßen genossen werden.

Verzichten Sie auf entzündungsfördernde Lebensmittel

- **Zucker und raffinierte Kohlenhydrate** erhöhen den Blutzuckerspiegel und fördern Entzündungen.
- **Verarbeitetes Fleisch** enthält gesättigte Fettsäuren und Nitrite, die entzündungsfördernd wirken.
- **Transfette**, in frittierten Lebensmitteln und Margarine enthalten, fördern Entzündungen.
- **Alkohol** in hohen Mengen fördert oxidative Schäden und Entzündungen.

Nahrungsergänzungsmittel für die Langlebigkeit der Frau

Während natürliche Lebensmittel eine wunderbare Grundlage für ein langes und möglichst gesundes Leben bieten, gibt es Situationen, in denen gezielt eingesetzte Vitamine und Nahrungsergänzungsmittel sinnvoll sein können. Besonders bedeutungsvoll ist das Vitamin D.

Vitamin D

Unser Körper gewinnt Vitamin D hauptsächlich durch Sonnenlicht, doch in unseren Breitengraden reicht die Sonneneinstrahlung oft nicht aus, um den Bedarf zu decken. Dabei ist das »Sonnenvitamin« ein zentraler Baustein für ein langes und gesundes Leben der Frau. Es unterstützt die Knochengesundheit, schützt vor chronischen Krankheiten, stärkt das Immunsystem und wirkt entzündungshemmend. Ein ausgeglichener Vitamin-D-Spiegel kann die Lebensqualität erheblich verbessern und das Risiko für altersbedingte Beschwerden und Krankheiten reduzieren.

Im Immunsystem aktiviert Vitamin D die T-Zellen, die zentral für die Bekämpfung von Krankheitserregern sind. Somit senkt es das Risiko für Infektionen. Im Hinblick auf die kardiovaskuläre Gesundheit reduziert es Entzündungen und beugt somit Arteriosklerose vor, unterstützt die Blutdruckregulation und kann das Risiko für Herzinfarkt, Schlaganfall und Herzschwäche senken. Es könnte ebenso das Risiko für Erkrankungen wie Alzheimer und Demenz senken, da es die Funktion von Neuronen unterstützt, vor neurodegenerativen Schäden schützt und entzündliche Prozesse im Gehirn reduziert. Zudem wird es mit einem geringeren Risiko für bestimmte bösartige Tumoren in Verbindung gebracht, darunter Brust- und Darmkrebs, da es die Differenzierung von Zellen fördert und das unkontrollierte Zellwachstum sowie Entzündungen hemmt und vor DNA-Schäden schützt.

Vitamin D spielt eine Schlüsselrolle bei der Regulierung der Stimmung, indem es die Produktion von Serotonin beeinflusst, einem Neurotransmitter, der die Stimmung stabilisiert. Studien zeigen, dass Vitamin-D-Mangel mit einem höheren Risiko für Depressionen und Angstzustände assoziiert ist. Ältere Frauen sind anfällig für Depressionen, insbesondere durch hormonelle Veränderungen und soziale Isolation.

Vitamin D stärkt die Knochen. In Kombination mit Calcium reduziert es nachweislich das Risiko von Knochenbrüchen, insbesondere an Hüfte und Wirbelsäule, verbessert die Muskelfunktion durch die Unterstützung der Calciumaufnahme in die Muskeln und reduziert das Risiko für Stürze. Ältere Frauen mit ausreichendem Vitamin-D-Spiegel hatten in einer Metaanalyse ein signifikant geringeres Risiko für Sturzverletzungen.

Empfehlungen für ältere Frauen

Ein ausgeglichener Vitamin-D-Status hat eine direkte Auswirkung auf das Altern und die Prävention altersbedingter Krankheiten. So können Sie ihn optimal aufrechterhalten:

- **Tägliche Vitamin-D-Zufuhr:** Die empfohlene Tagesdosis für Frauen über 50 Jahre liegt bei 800–2000 IE (internationale Einheiten), je nach Vitamin-D-Status. Bei diagnostiziertem Mangel können höhere Dosen erforderlich sein.
- **Sonnenlicht:** Im Alter nimmt die Fähigkeit der Haut, Vitamin D zu synthetisieren, ab. 10 bis 15 Minuten Sonneneinstrahlung auf Gesicht und Arme pro Tag (ohne Sonnenschutz) können helfen, Vitamin D zu produzieren.
- **Nahrungsquellen:** Essen Sie fettreichen Fisch (Lachs, Makrele, Sardinen), Eigelb, Leber sowie mit Vitamin D angereicherte Lebensmittel.
- **Nahrungsergänzung:** Vitamin-D-Präparate können notwendig sein, insbesondere in Regionen mit geringer Sonneneinstrahlung.
- **Regelmäßige Kontrolle des Vitamin-D-Spiegels:** Ein Bluttest (25(OH)-Vitamin-D) kann helfen, den Vitamin-D-Status zu überwachen und eine Unterversorgung zu vermeiden.

Nahrungsergänzungsmittel wie Omega-3-Fettsäuren, Spermidin und Coenzym Q10 können die Zellgesundheit fördern, Entzündungen reduzieren und altersbedingte Krankheiten verhindern, was insgesamt zur Langlebigkeit und Lebensqualität beiträgt. Wichtig ist jedoch, dass sie ergänzend zu einem gesunden Lebensstil eingesetzt werden und in Absprache mit medizinischen Fachkräften eingenommen werden.

Omega-3-Fettsäuren

Diese wertvollen Fettsäuren reduzieren Entzündungen und senken das Risiko für Herz-Kreislauf-Erkrankungen. Darüber hinaus unterstützen sie die Gehirngesundheit und verringern das Risiko für neurodegenerative Erkrankungen wie Alzheimer.

Gute Quellen für Omega-3-Fettsäuren sind fettreiche Fische wie Lachs, Makrele und Sardinen sowie pflanzliche Lebensmittel wie Walnüsse, Leinsamen und Chiasamen. Omega-3-Supplemente aus Fischöl oder Algen sind eine Möglichkeit, die Zufuhr zu optimieren.

Empfohlene Dosierung: 1–2 g EPA und DHA pro Tag

Calcium

Eine ausreichende Calciumzufuhr ist essenziell für die Erhaltung der Knochendichte und hilft, insbesondere nach der Menopause, Osteoporose und Frakturen vorzubeugen. In Kombination mit Vitamin D trägt es nachweislich zur Erhaltung der Knochengesundheit bei.

Zu den besten natürlichen Quellen gehören Milchprodukte sowie grünes Blattgemüse. Falls der Bedarf nicht allein über die Ernährung gedeckt werden kann, sind auch Nahrungsergänzungsmittel eine Option.

Empfohlene Dosierung: 1000–1200 mg pro Tag

Coenzym Q10

Dieses starke Antioxidans unterstützt die Zellenergieproduktion und trägt zum Schutz des Herz-Kreislauf-Systems bei. Es reduziert altersbedingten oxidativen Stress und kann insbesondere für Personen, die Statine einnehmen, von Vorteil sein.

Coenzym Q10 ist vor allem in Fleisch und Fisch, aber auch in Hülsenfrüchten, Soja und Nüssen vorhanden. In Mangelsituationen wie bei akuten Erkrankungen kann eine zusätzliche Einnahme in Form von Nahrungsergänzungsmitteln sinnvoll sein.

Empfohlene Dosierung: 100–200 mg pro Tag

Spermidin

Dieser natürliche Stoff fördert bei Frauen die Autophagie (zelluläre Reinigung) und verbessert die Regeneration der Zellen. Er schützt vor altersbedingten Erkrankungen wie Demenz und Herz-Kreislauf-Erkrankungen. Spermidin findet sich vor allem in Vollkornprodukten und fermentierten Lebensmitteln, ist aber auch als Nahrungsergänzungsmittel erhältlich.

Empfohlene Dosierung: 1–5 mg pro Tag

Nicotinamid-Mononukleotid (NMN) und Nicotinamid-Ribosid (NR)

Beide Substanzen erhöhen den NAD+-Spiegel, der für die Energieproduktion und die DNA-Reparatur in den Zellen wichtig ist. Sie reduzieren altersbedingte Zellschäden und verbessern die Mitochondrienfunktion.

Da NMN und NR in nennenswerten Mengen nicht über die Ernährung aufgenommen werden, stehen sie vor allem als Nahrungsergänzungsmittel zur Verfügung.

Empfohlene Dosierung: 250–500 mg pro Tag

Tierstudien zeigen eine verbesserte Zellfunktion und Langlebigkeit; Studien am Menschen sind vielversprechend.

Magnesium

Dieses lebenswichtige Mineral unterstützt die Muskelfunktion, den Energiestoffwechsel und die Knochengesundheit. Es reduziert Stress und verbessert die Schlafqualität. Zu den besten Magnesiumquellen gehören Nüsse, Samen und grünes Blattgemüse. Falls nötig, kann eine Supplementierung erfolgen.

Empfohlene Dosierung: 300–400 mg pro Tag

Probiotika

Probiotika sind essenziell für ein starkes Immunsystem und eine gute Verdauung und helfen dabei, Entzündungen im gesamten Körper zu reduzieren. Hervorragende Quellen für Probiotika sind fermentierte Lebensmittel wie Joghurt, Kimchi und Sauerkraut; Nahrungsergänzungsmittel können bei Bedarf unterstützend wirken.

Empfohlene Dosierung: 1–10 Milliarden CFU pro Tag

Studien haben belegt, dass eine gesunde Darmflora mit einer verbesserten allgemeinen Gesundheit und einem längeren Leben verbunden ist.

Kurkumin

Der Wirkstoff aus Kurkuma besitzt starke entzündungshemmende und antioxidative Eigenschaften. Er reduziert das Risiko für chronische Entzündungen, neurodegenerative Erkrankungen und Herz-Kreislauf-Erkrankungen. Kurkuma lässt sich einfach als Gewürz in den Speiseplan integrieren. Besonders wirkungsvoll ist es in Kombination mit schwarzem Pfeffer, der die Aufnahme verbessert. Alternativ gibt es auch hochdosierte Kurkumin-Supplemente.

Empfohlene Dosierung: 500–1000 mg pro Tag

Vitamin A

Das essenzielle fettlösliche Vitamin A spielt eine wichtige Rolle für die Gesundheit und das Wohlbefinden. Es ist für zahlreiche Funktionen im Körper unverzichtbar, von der Sehkraft und Augengesundheit, darunter Schutz vor Makuladegeneration und Trockenheit der Augen, über Hautgesundheit (Barrierefunktion) bis zur Zellregeneration (Kollagenproduktion der Haut). Es reduziert UV-bedingte Hautschäden und verlangsamt den Alterungsprozess, indem es freie Radikale neutralisiert. Auch für das Immunsystem und den Knochenstoffwechsel ist Vitamin A unerlässlich.

Vitamin A kommt in zwei Formen vor: Retinol, die aktive Form, ist hauptsächlich in tierischen Produkten wie Leber, Eigelb, Fischöl und Milchprodukten enthalten. Beta-Carotin, auch als Provitamin A bekannt, findet sich in pflanzlichen Lebensmitteln wie Karotten, Süßkartoffeln, Spinat, Grünkohl, Mangos und

Aprikosen. Der Körper wandelt Beta-Carotin bei Bedarf in Vitamin A um, wobei diese pflanzliche Form als besonders sicher gilt, da sie im Gegensatz zu Retinol nicht überdosiert werden kann und weniger toxisch als Retinol ist. Eine ausgewogene Ernährung, reich an Beta-Carotin aus pflanzlichen Quellen, ist daher der sicherste Weg, um den Bedarf an Vitamin A zu decken. Wer den Bedarf nicht über die Ernährung abdecken kann, kann zu Nahrungsergänzungsmitteln greifen.

Empfohlene Dosierung: 700 µg Retinol-Äquivalent (RAE) pro Tag (Obergrenze: 3000 µg RAE pro Tag, um Toxizität zu vermeiden).

B-Vitamine

Um altersbedingte Gesundheitsprobleme wie Herz-Kreislauf-Erkrankungen, kognitiven Abbau und Energielosigkeit zu verhindern, sind die B-Vitamine essenziell. Sie unterstützen die Zellgesundheit, das Nervensystem und den Stoffwechsel und tragen so zu einem gesunden und langen Leben bei.

Ein Mangel an bestimmten B-Vitaminen kann altersbedingte Krankheiten fördern, während ein ausgeglichener Vitamin-B-Status den Alterungsprozess positiv beeinflussen kann. Eine ausgewogene Ernährung mit Vollkornprodukten, grünem Blattgemüse, Fleisch, Fisch, Eiern und Milchprodukten deckt den Bedarf an B-Vitaminen häufig ab. Frauen, die vegetarisch oder vegan leben, sollten besonders auf ihren Vitamin-B12-Spiegel achten und gegebenenfalls ein Supplement einnehmen. Schauen wir uns einmal die Vorteile einzelner B-Vitamine für die Langlebigkeit an.

- **Vitamin B1 (Thiamin)** unterstützt den Energiestoffwechsel und die Funktion des Nervensystems. Es schützt vor oxidativem Stress und vor neurodegenerativen Erkrankungen sowie altersbedingter Müdigkeit und kann die Herzgesundheit schützen.

Vollkornprodukte, Hülsenfrüchte und Sonnenblumenkerne enthalten besonders viel Vitamin B1.

- **Vitamin B3 (Niacin)** unterstützt die Zellreparatur und den Stoffwechsel. Es fördert die Hautgesundheit und reguliert den Cholesterinspiegel. Somit schützt es das Herz-Kreislauf-System und trägt zur Energieproduktion bei. Quellen sind Fleisch, Fisch, Vollkornprodukte und Erdnüsse.
- **Vitamin B6 (Pyridoxin)** reguliert den Hormonhaushalt und die Produktion von Neurotransmittern wie Serotonin. Es reduziert Entzündungen. Bei Frauen unterstützt es die Stimmung, lindert Symptome der Menopause und senkt das Risiko für Depressionen und Herzinfarkt. Bananen, Kartoffeln, Geflügel und Lachs sind reich daran.
- **Vitamin B9 (Folsäure/Folat)** ist essenziell für die Zellteilung, DNA-Synthese und Reparatur. Es reduziert Homocystein, einen Risikofaktor für Herz-Kreislauf-Erkrankungen. Besonders für Frauen ist es wichtig, da es sowohl die Herzgesundheit unterstützt als auch zur Erhaltung der kognitiven Funktionen im Alter beiträgt. Gute Quellen sind grünes Blattgemüse, Hülsenfrüchte und Orangen.
- **Vitamin B12 (Cobalamin)** unterstützt die Produktion von roten Blutkörperchen, die Nervenfunktion und die Herz-Kreislauf-Gesundheit. Es reduziert ebenfalls Homocystein und schützt das Gehirn vor Alterungsprozessen und kognitiven Beeinträchtigungen wie Demenz. Fleisch, Fisch, Eier und Milchprodukte enthalten viel Vitamin B12.

Lassen Sie uns nun übergehen zur nächsten zentralen Säule der Langlebigkeit: der Stressreduktion.

ENDLICH ENTSPANNT

Chronischer Stress, unausgeglichene Emotionen und unterdrückte Aggressionen belasten den Körper, indem sie Entzündungen, oxidativen Stress und hormonelle Dysbalancen fördern, die das Altern beschleunigen und das Risiko für chronische Erkrankungen erhöhen. Die Cortisolproduktion ist unter Stress ständig erhöht. Inzwischen wissen Sie, dass dies den Alterungsprozess beschleunigt und das Risiko für Herz-Kreislauf-Erkrankungen, Osteoporose und Stoffwechselprobleme steigert. Zudem schwächt es das Immunsystem. Entspannungstechniken wie progressive Muskelentspannung, Atemübungen, autogenes Training oder Mindfulness-Based Stress Reduction (MBSR) dagegen senken den Cortisolspiegel und fördern die Zellgesundheit. Sie stärken die Abwehrkräfte, wodurch Infektionen und altersbedingte Krankheiten besser abgewehrt werden können, senken den Blutdruck, verbessern die Herzfrequenzvariabilität und reduzieren das Risiko für Herzinfarkt und Schlaganfall. Eine Metaanalyse zeigte, dass Entspannungstechniken bei Frauen mit hohem Stressniveau das Risiko für Herz-Kreislauf-Erkrankungen sogar um 25 bis 30 Prozent senken können. Aufgrund von Mehrfachbelastung, weil sie gleichzeitig erwerbstätig sind und eine tragende Rolle in der Familie und eventuell auch in der Pflege nahestehender Angehöriger spielen, leiden viele Frauen unter chronischem Stress. Wie ernst die Folgen sein können, zeigt ein Begriff aus Japan: Dort nennt man den Tod durch Überarbeitung »Karoshi«. Die Todesursache der in Japan pro Jahr beschriebenen 20 000 Fälle ist ein durch Stress ausgelöster Herzinfarkt oder Schlaganfall.

Ich möchte in diesem Abschnitt einen weiteren wichtigen Punkt ansprechen: Haben Sie sich schon einmal gefragt, liebe Leserin, ob Sie Aggressionen haben? Ich finde, dass dieses Thema tabuisiert wird. Dass vor allem wir Frauen Aggressionen nicht ausleben (dürfen), schadet unserer Gesundheit. Entspannungstechniken wie Meditation, die Entwicklung von Resilienz, Aggressionsabbau und die Fähigkeit, zu vergeben, können eine bedeutende Rolle bei der Langlebigkeit von Frauen spielen, indem sie auf mehreren Ebenen zur Förderung von Gesundheit und Wohlbefinden beitragen. Sie wirken auf zellulärer, hormoneller und emotionaler Ebene und können die Lebensqualität im Alter erheblich verbessern.

Meditation

Meditation, einschließlich Achtsamkeitsmeditation, Transzendentaler Meditation oder Vipassana, hat direkte Effekte auf Körper, Geist und Seele. Studien zeigen, dass Meditation die Telomerase-Aktivität erhöht und somit die Telomere verlängern kann, was die Zellalterung verlangsamt, wie Sie aus Kapitel 2 wissen. Meditation reduziert zudem die Produktion entzündungsfördernder Zytokine wie TNF-α und IL-6. Chronische Entzündungen, die mit Krankheiten wie Diabetes, Herz-Kreislauf-Erkrankungen und Alzheimer verbunden sind, werden dadurch gemindert.

Außerdem mildert Meditation hormonelle Schwankungen ab, verbessert die Neuroplastizität, schützt das Gehirn vor altersbedingtem Abbau und fördert Gedächtnis, Konzentration und emotionale Stabilität. Sie reguliert die Hypothalamus-Hypophysen-Nebennierenrinden-Achse (HPA-Achse) und reduziert so die Stressreaktion. Eine Studie der University of California zeigte, dass Frauen, die regelmäßig meditieren, eine größere Telomerlänge und ein geringeres Risiko für kognitive Beeinträchtigungen im Alter aufweisen.

So integrieren Sie Meditation in Ihren Alltag

- **Klassische geführte Meditation:** Es muss nicht gleich die halbstündige Meditation in absoluter Gedankenruhe sein. Tasten Sie sich langsam an diese Praxis heran. Es gibt inzwischen zahlreiche Apps, die geführte Meditationen in verschiedenen Stimmlagen anbieten.

- **Meditation in Bewegung:** Sie müssen auch nicht stillsitzen, um zu meditieren. Ein achtsamer Spaziergang, bei dem Sie sich auf Ihre Schritte und die Geräusche der Natur konzentrieren, kann ebenso entspannend sein.

Aggressionsabbau und emotionale Regulation

Unterdrückte Wut und Aggression sind oft mit erhöhtem Stress, chronischer Entzündung und einem höheren Risiko für Herz-Kreislauf-Erkrankungen verbunden. Der Abbau von Aggressionen löst emotionale Spannungen und reduziert körperliche Symptome von Stress. Physiologisch äußert sich das in einer reduzierten Aktivierung des sympathischen Nervensystems und einer geförderten Aktivierung des parasympathischen Nervensystems, was zu Entspannung führt. Eine Studie der American Heart Association ergab, dass Aggressionsbewältigungsstrategien das Risiko für Herzinfarkt bei Frauen um 20 Prozent senken können.

So können Sie Aggressionen abbauen

- **Körperliche Aktivität:** Sportliche Betätigung, beispielsweise in Form von Kickboxen oder Crossfit, ist eine hervorragende Methode, um Wut und Stress abzubauen.
- **Atemtechniken:** Tiefe Atemübungen helfen, aggressive Impulse zu regulieren.
- **Kreative Ausdrucksformen:** Malen, Schreiben oder Musik fördern den emotionalen Ausdruck.

Stress- und Aggressionsabbau sind insbesondere für Frauen wichtig, denn nach der Menopause steigt die Anfälligkeit für Stress und Entzündungen. Frauen in Mehrfachrollen (Familie, Beruf, soziale Verpflichtungen) profitieren besonders von diesen Techniken, da sie helfen, Belastungen zu bewältigen.

Neben der Stressbewältigung ist es auch wichtig, die eigene Resilienz zu stärken.

Resilienz

Die Resilienz oder psychische Widerstandskraft bezieht sich auf die Fähigkeit, mit Herausforderungen und Belastungen im Alter umzugehen und sich trotz Rückschlägen anzupassen. Im Vergleich zu Männern zeigt die Resilienz älterer Frauen interessante Unterschiede, die auf biologische, psychosoziale und kulturelle Faktoren zurückzuführen sind.

Positive Veränderungen der weiblichen Resilienz im Alter

Die Resilienz einer Frau verändert sich im Laufe ihres Lebens. Mit zunehmendem Alter entwickeln Frauen oft eine stärkere emotionale und psychologische Resilienz. Ältere Frauen haben häufig viele Herausforderungen im Leben gemeistert (zum Beispiel Kindererziehung, berufliche Herausforderungen, Pflege von Angehörigen). Diese Erfahrungen fördern die Problemlösungsfähigkeit und emotionale Stabilität. Studien zeigen, dass ältere Frauen oft optimistischer und realistischer sind, da sie gelernt haben, mit schwierigen Situationen umzugehen. Viele ältere Frauen entwickeln die Fähigkeit, ihre Lebensziele und Prioritäten neu zu definieren und neu zu bewerten. Diese Anpassungsfähigkeit stärkt ihre emotionale Resilienz. Beispiele sind neue Hobbys oder ehrenamtliche Tätigkeiten.

Frauen sind oft besser darin, soziale Beziehungen zu pflegen. Netzwerke bieten emotionale Unterstützung, die im Alter noch wichtiger wird. Auch Freundschaften und familiäre Bindungen stärken die Resilienz und helfen, Isolation und Einsamkeit zu vermeiden. Frauen entwickeln im Alter oft eine stärkere Fähigkeit, unvermeidliche Veränderungen (beispielsweise körperliche Einschränkungen oder den Verlust von Angehörigen) zu akzeptieren. Es handelt sich hierbei um eine zentrale Komponente der Resilienz.

Herausforderungen für die Resilienz älterer Frauen

Während Frauen in vielerlei Hinsicht resilient bleiben, gibt es spezifische Herausforderungen: Mit dem Alter steigt die Wahrscheinlichkeit, an chronischen, aber nicht tödlichen Krankheiten wie Arthritis, Diabetes oder Osteoporose zu leiden. Diese können die Lebensqualität beeinträchtigen und emotionale Belastungen verursachen. Die Resilienz wird zunehmend von der Fähigkeit geprägt, sich an solche und andere körperlichen Einschränkungen anzupassen und emotionale Verluste zu bewältigen. Frauen ab 60 Jahren sind oft besser darin, »Weisheit« und Dankbarkeit in ihr Leben zu integrieren, was ihre Resilienz stärkt.

Viele ältere Frauen übernehmen Pflegeaufgaben für Partner, Eltern oder Enkelkinder auf Kosten körperlicher oder emotionaler Anstrengung. Nach dem Verlust eines Partners oder enger Freunde kann es für Frauen schwierig sein, neue soziale Verbindungen zu knüpfen, obwohl sie grundsätzlich besser dazu in der Lage sind als Männer.

Viele Frauen beginnen im Alter, mehr Wert auf Selbstfürsorge zu legen, etwa durch Entspannungsübungen, Yoga oder Achtsamkeit. Diese Praktiken fördern emotionale und körperliche Resilienz.

Frauen im mittleren Alter (40 bis 60 Jahre) entwickeln Resilienz zumeist durch berufliche, familiäre und persönliche Herausforderungen. Die Menopause bringt Veränderungen mit sich, die sowohl Belastung als auch Motivation für einen gesünderen Lebensstil sein können.

Stress – »Tend and Befriend« versus »Kampf oder Flucht«

Frauen und Männer reagieren unterschiedlich auf Stress: Während Männer eher zu »Kampf oder Flucht« tendieren, wird bei Frauen die »Tend and Befriend«-Reaktion durch das Hormon Oxytocin verstärkt. Diese Neigung zu Fürsorge und Bindung zeigt sich oft in lebenslangen Pflege- und Unterstützungsrollen.

Besonders im Alter profitieren Frauen von engen sozialen Netzwerken, die nicht nur emotionale Unterstützung bieten, sondern auch vor negativen Auswirkungen wie Isolation schützen. Im Gegensatz dazu fällt es Männern aufgrund traditioneller Geschlechterrollen oft schwerer, emotionale Unterstützung zu suchen, was ihre Resilienz im Alter beeinträchtigen kann. Die Fähigkeit, sich an veränderte Lebenssituationen anzupassen und soziale Beziehungen aktiv zu pflegen, trägt maßgeblich zur psychischen Widerstandskraft älterer Frauen bei.

Vergessen und Vergeben

»Vergessen« und »Vergeben« können im Kontext von Langlebigkeit bei Frauen sowohl symbolisch als auch physiologisch betrachtet werden, da sie eine zentrale Rolle für die mentale und emotionale Gesundheit spielen. Sie wirken sich direkt und indirekt auf die körperliche Gesundheit und das Wohlbefinden aus, denn jede Zelle hat eine Erinnerung.

Im Sinne von Langlebigkeit kann »Vergessen« als Fähigkeit interpretiert werden, belastende oder negative Erlebnisse bewusst loszulassen. Dieses »Vergessen« ist weniger ein tatsächliches Auslöschen von Erinnerungen als vielmehr die Fähigkeit, sich nicht dauerhaft davon beeinflussen zu lassen. Menschen, die dazu in der Lage sind, zeigen oft eine höhere emotionale Resilienz. Denn chronischer Stress, Grübeln und das Festhalten an negativen Gedanken können Körper und Geist belasten und die Gesundheit beeinträchtigen.

Kulturell bedingt neigen Frauen oft dazu, sich stärker mit emotionalen Erinnerungen zu beschäftigen, was sich negativ auf die

Stressbewältigung auswirken kann: Chronischer Stress durch negative Gedanken erhöht das Risiko für Herz-Kreislauf-Erkrankungen, beschleunigt die Alterung und beeinflusst das Immunsystem negativ. Dagegen kann »Vergessen« im Sinne von Stressabbau den Cortisolspiegel senken, das Risiko für Bluthochdruck verringern und zu einer besseren Schlafqualität beitragen.

Zu vergeben, ist ein aktiver Prozess, der emotionale Freiheit und inneren Frieden fördern kann. Er ist besonders bei Frauen ein entscheidender Faktor für ein langes und gesundes Leben, da er eng mit der psychischen Gesundheit und zwischenmenschlichen Beziehungen verbunden ist. Das Festhalten an Groll oder Ärger kann zu chronischem Stress und emotionaler Belastung führen. Vergebung ist ein wichtiger Schritt, um sich von negativen Gefühlen zu befreien. Studien zeigen, dass Menschen, die leichter vergeben können, weniger unter Depressionen, Angstzuständen und psychosomatischen Beschwerden leiden. Vergebung senkt nachweislich den Blutdruck, reduziert Entzündungsmarker und verbessert die Herzgesundheit. Der Akt der Vergebung kann die Produktion von Wohlfühlhormonen wie Oxytocin fördern, was sich positiv auf das gesamte Wohlbefinden auswirkt.

Das Wichtigste auf einen Blick

Frauen leben im Durchschnitt länger als Männer, sind jedoch generell stärker von psychischer Belastung betroffen. Vergessen und Vergeben können hier entscheidende Werkzeuge sein, um Stress zu reduzieren und die Balance zwischen emotionalem Wohlbefinden und körperlicher Gesundheit zu fördern. Besonders im Alter ist es wichtig, emotionale Altlasten loszulassen, um in innerem Frieden den Lebensabend zu genießen. Dies kann sich auch positiv auf soziale Beziehungen auswirken, wiederum ein Faktor für Langlebigkeit.

Praktische Ansätze

Mindfulness und Achtsamkeit sowie Übungen, die darauf abzielen, im Moment zu leben, helfen beim »Vergessen« negativer Erlebnisse. Aber auch therapeutische Ansätze wie kognitive Verhaltenstherapie oder Lebensrückblicktherapie können den manchmal sehr intensiven Prozess des Vergebens unterstützen. Frauen ziehen zudem einen hohen Nutzen aus engen sozialen Netzwerken, die ihnen dabei helfen können, emotionale Lasten zu teilen und zu verarbeiten.

Die Wirksamkeit der verschiedenen Entspannungsmöglichkeiten ist individuell. Fest steht aber, dass Frauen davon profitieren, ihre sozialen Verbindungen, ihre mentale Stärke und ihre körperliche Gesundheit aktiv zu fördern, um auch im höheren Alter belastbar zu bleiben. Letzteres können sie zusätzlich über Sport erreichen, die nächste wichtige Säule für ein langes Leben.

BEWEGUNG FÜR MEHR VITALITÄT: SPORT UND KÖRPERLICHE AKTIVITÄT FÜR DIE FRAU IM ALTER

Mit zunehmendem Alter verändert sich der weibliche Körper: Die Muskelmasse nimmt ab, die Knochendichte verringert sich, die Gelenke werden weniger flexibel, und das Herz-Kreislauf-System wird weniger belastbar. Regelmäßige Bewegung kann diesen Prozessen entgegenwirken und bringt zahlreiche weitere gesundheitliche Vorteile mit sich.

So dient Sport dem Erhalt der Muskelkraft, verhindert Sarkopenie – besagten altersbedingten Muskelabbau – und fördert die Mobilität. Sport ist gut für die Knochengesundheit und reduziert das Risiko für Osteoporose und Knochenbrüche. Sport stellt auch einen Gelenkschutz dar – wenn man ihn nicht übertreibt. Er beugt Arthrose und Gelenkbeschwerden vor, indem die Gelenke geschmeidig bleiben. Die Herz-Kreislauf-Gesundheit profitiert ebenfalls von einem aktiven Lebensstil, indem der Blutdruck gesenkt, die Durchblutung verbessert und Herzkrankheiten vorgebeugt wird. Auch für die Gesundheit unseres Gehirns ist die körperliche Aktivität essenziell: Sie fördert die Durchblutung des Gehirns, reduziert das Risiko von Demenz und verbessert das Gedächtnis. Wer Sport treibt, tut zudem etwas für sein psychisches Wohlbefinden: Sport wirkt antidepressiv, reduziert Stress und fördert erholsamen Schlaf. Nicht zuletzt lässt sich über die sportliche Aktivität unser Gewicht steuern, denn sie unterstützt einen gesunden Stoffwechsel und hilft bei der Gewichtskontrolle. Insbesondere älteren Frauen hilft sie dabei, ihre Beweglichkeit zu erhalten und damit länger selbstständig zu bleiben und das Sturzrisiko zu reduzieren.

Welche Sportarten sind für Frauen im Alter besonders geeignet?

Nicht jede Sportart ist für jede Frau im Alter ideal. Es kommt auf die individuelle Fitness, Vorerkrankungen und natürlich persönliche Vorlieben an. Ich möchte dennoch einige allgemeine sportliche Empfehlungen für Frauen ab 50, 60 und 70 Jahren aussprechen:

- **Krafttraining und Muskelaufbau** fördern die Muskelmasse, stärken Knochen und Gelenke, verhindern Stürze und verbessern die Haltung. Übungen mit Eigengewicht wie Kniebeugen, Gewichtheben, Liegestütze oder Klimmzüge oder auch mit Hanteln sind besonders effektiv. Empfehlung: zwei- bis dreimal pro Woche.
- **Ausdauertraining** verbessert die Herz-Kreislauf-Gesundheit und die Sauerstoffversorgung. Darüber hinaus senkt es das Risiko für Diabetes und Bluthochdruck. Beispiele sind Gehen, Nordic Walking, Radfahren, Schwimmen, Aquafitness, Tanzen. Empfehlung: mindestens 150 Minuten pro Woche moderate Bewegung.

- **Yoga und Pilates** fördern die Beweglichkeit und stärken den Rumpf. Beides sorgt für Entspannung, reduziert Stress, verbessert die Flexibilität und die Körperhaltung und kann Rückenschmerzen lindern. Empfehlung: zwei- bis dreimal pro Woche.
- **Koordinations- und Gleichgewichtstraining** beugt Stürzen vor und stärkt das Körpergefühl. Sinnvoll sind zum Beispiel Tai-Chi, Balance-Übungen wie Einbeinstand oder funktionelles Training mit Gymnastikball. Empfehlung: drei- bis fünfmal pro Woche.
- **Dehnen** hält Muskeln und Gelenke geschmeidig, verbessert somit die Haltung und beugt Verspannungen vor. Empfehlung: nach jeder Sporteinheit oder täglich fünf bis zehn Minuten.
- **Feldenkrais** ist für mich eine ideale Bewegungsform. Ich mag diese Art des organischen Lernens besonders, weil es die kinästhetische und propriozeptive Selbstwahrnehmung schult: Es kommt nicht darauf an, was man tut, sondern *wie* man etwas tut. Jede Übung soll mit geringstmöglichem Aufwand und kleinstmöglicher Bewegung ausgeführt werden. Seit vielen Jahren habe ich denselben guten Feldenkrais-Lehrer, einen Schauspieler.

Wenn Sie jetzt motiviert sind, mehr Bewegung in Ihren Alltag zu integrieren, finden Sie im Folgenden praktische Tipps für den Einstieg und langfristigen Spaß an der Aktivität.

Tipps für den Einstieg und die Motivation

- **Lassen Sie sich ärztlich untersuchen,** vor allem bei Vorerkrankungen oder längerer Inaktivität.
- **Beginnen Sie langsam.** Kleine Schritte helfen, Überlastung und Verletzungen zu vermeiden.
- **Hören Sie auf den Körper,** indem Sie bei Schmerzen oder Schwindel sofort pausieren.
- **Regelmäßigkeit ist entscheidend.** Lieber täglich 20 Minuten als einmal die Woche zwei Stunden.

- **Spaß steht im Vordergrund.** Die beste Sportart ist die, die man gerne macht!
- **Schaffen Sie feste Routinen.** Ein fester Termin für Sport hilft dranzubleiben.
- **Trainieren Sie mit Freundinnen oder in Gruppen,** denn gemeinsames Training macht mehr Spaß.
- **Bringen Sie Abwechslung rein,** indem Sie verschiedene Sportarten ausprobieren, um die Motivation zu erhalten.
- **Dokumentieren Sie Ihre Fortschritte.** Eine kleine Erhöhung der Laufzeit oder mehr Wiederholungen bei einer Übung sind motivierend.
- **Hören Sie Musik oder Hörbücher,** das ist besonders bei Ausdauertraining ein großer Motivationsschub.

Kurzum, Bewegung ist der Schlüssel zu mehr Vitalität, und egal, ob Yoga, Walking oder Krafttraining – es ist nie zu spät, mit Bewegung anzufangen!

Myokine – die Superkräfte unserer Muskeln

Haben Sie schon einmal den Begriff »Myokine« gehört? Myokine sind echte Gesundheitsbooster für Frauen und besonders in der zweiten Lebenshälfte ein entscheidender Faktor, um fit, schlank, geistig wach und gesund zu bleiben und zahlreiche altersbedingte Prozesse positiv zu beeinflussen.

Myokine sind hormonähnliche Botenstoffe, die von der Skelettmuskulatur während der Muskelaktivität ausgeschüttet werden. Sie spielen eine entscheidende Rolle in der Regulierung verschiedener Körperfunktionen und haben einen enormen Einfluss auf den Stoffwechsel, das Immunsystem und sogar auf das Gehirn. Mit dem Absinken des Östrogenspiegels nach der Menopause kommt es zu einem beschleunigten Muskelabbau, zu einer Fettzunahme (insbesondere von Bauchfett) und einer erhöhten Entzündungsneigung. All dies macht Frauen anfälliger für Osteoporose, Diabetes und Herz-Kreislauf-Erkrankungen. Sport kann viele dieser negativen Effekte ausgleichen, indem er die Myokin-Produktion ankurbelt. Das gelingt am besten in einer Kombination aus Krafttraining und Ausdauertraining. Besonders effektiv sind Hochintensitäts-Intervalltraining (HIIT) und Zirkeltraining. Letztlich ist die Art des Trainings jedoch weniger entscheidend – jede Form von Aktivität hilft, Myokine freizusetzen und das Altern gesund zu gestalten. Und so gilt auch hier: Es ist nie zu spät, um anzufangen.

Neben der positiven Wirkung auf Muskeln, Stoffwechsel und Entzündungsprozesse bietet regelmäßige Bewegung einen weiteren entscheidenden Vorteil: Sie sensibilisiert für den eigenen Körper und dessen Signale. Doch nicht alle gesundheitlichen Veränderungen sind unmittelbar spürbar. Genau hier kommen Vorsorgeuntersuchungen ins Spiel – sie helfen, versteckte Risiken frühzeitig zu erkennen und aktiv gegenzusteuern, damit Sie lange gesund und vital bleiben. Ich spreche die Vorsorgeuntersuchungen hier nur kurz an; Sie finden detaillierte Informationen dazu in den vorangegangenen Kapiteln.

KONTROLL- UND VORSORGEUNTERSUCHUNGEN

Regelmäßige Besuche beim Arzt oder bei der Ärztin können dabei helfen, den allgemeinen Gesundheitszustand und die Immunfunktion zu überwachen. Insbesondere im Hinblick auf hormonelle Veränderungen während und nach der Menopause ist es wichtig, das Herz-Kreislauf-System, das Nervensystem und das Immunsystem in den Fokus zu stellen. Gehen Sie zu den alternsentsprechenden Vorsorgeuntersuchungen und nutzen Sie diese Möglichkeit! Konkret meine ich proaktive Untersuchungen zur Herz-Kreislauf-

Funktion (bei Frauen ab 50 Jahre) und zu Stoffwechselparametern. Nehmen Sie die Vorsorgeuntersuchungen zu Brust-, Darm- und Hautkrebs wahr! Lassen Sie Ihre Knochendichte untersuchen, um frühzeitig Hinweise auf altersbedingte Veränderungen zu erkennen und darauf reagieren zu können, zunächst durch eine gezielte Ernährungs- und Lebensstilintervention, später gegebenenfalls durch Medikamente.

Am Ende dieses Kapitels möchte ich Ihnen nun die Japanerin Kane Tanaka vorstellen, eine Frau, die trotz Krebserkrankungen bis ins hohe Alter aktiv und lebensfroh blieb. Sie steht beispielhaft für all jene Frauen, die das »goldene Handwerk des Lebens« Tag für Tag bis ins hohe Alter leben.

Porträt der Supercentenarian Kane Tanaka (1903–2022)

Kane Tanaka kam am 2. Januar 1903 als Frühchen in der Präfektur Fukuoka zur Welt. Sie wurde als siebtes Kind in eine Familie geboren, die eine Reismühle betrieb, und heiratete im Alter von 19 Jahren ihren Cousin Hideo Tanaka, mit dem sie vier leibliche Kinder und ein Adoptivkind hatte. Das Paar eröffnete gemeinsam mit einem ihrer Söhne ein Geschäft für Mochi, die inzwischen auch in Deutschland bekannten japanischen Reiskuchen. Während des Zweiten Weltkriegs führte Kane Tanaka das Familiengeschäft allein weiter, da ihr Mann und ihr Sohn an der Front waren.

Nach 1945 wurde das Leben besser. Japan erfand sich neu. Kane und Hideo Tanaka führten fortan einen gut besuchten Reiskuchenladen, aus dem sich Kane erst 1966 zurückzog.

Trotz einiger gesundheitlicher Herausforderungen in ihrem Leben war Kane Tanaka für ihre außergewöhnliche Widerstandsfähigkeit und ihre positive Lebenseinstellung bekannt. Sie überlebte sowohl Darmkrebs als auch Bauchspeicheldrüsenkrebs und führte trotz dieser Erkrankungen ein aktives und erfülltes Leben.

1993 starb ihr Mann Hideo im Alter von 90 Jahren. Kane jedoch lebte weiter und weiter. Irgendwann wurde sie so alt, dass ihr eine unglaubliche Aufmerksamkeit zuteilwurde. So war etwa geplant, dass sie bei den Olympischen Sommerspielen in Tokio im Jahr 2020 die olympische Fackel tragen sollte. Obwohl Kane aufgrund der Covid-19-Pandemie letztlich nicht teilnehmen konnte, zeigt ihre Nominierung die hohe Wertschätzung, die ihr entgegengebracht wurde.

Kanes Leben erstreckte sich über zwei Jahrhunderte, und sie erlebte einige der bedeutendsten Ereignisse der modernen Geschichte, darunter zwei Weltkriege, mehrere Pandemien und bedeutende technologische Fortschritte.

Kane Tanaka führte ein einfaches, aber diszipliniertes Leben, das durch Routinen und gesunde Gewohnheiten geprägt war. Sie war für ihre Liebe zu Süßem bekannt, insbesondere Schokolade und Limonade hatten es ihr angetan. Auch Kaffee und grünem Tee konnte sie nicht widerstehen. Tägliche Aktivitäten wie Mathematikrätsel und Brettspiele wie Othello halfen ihr, geistig fit zu bleiben. Ihre Angehörigen führten ihre Langlebigkeit auf ihre positive Einstellung, ihre Neugierde und ihre starke Verbundenheit mit ihrer Familie zurück.

In ihren späten Jahren lebte Kane Tanaka in einem Pflegeheim in Fukuoka, wo sie von ihrer Familie und den Pflegekräften liebevoll umsorgt wurde. Sie wurde zu einem Symbol für Langlebigkeit und Resilienz und erlangte weltweite Bekanntheit, als sie 2019 von Guinness World Records offiziell als älteste lebende Person der Welt anerkannt wurde.

Das Geheimnis von Kane Tanakas Langlebigkeit bestand nicht zuletzt darin, dass sie ihr Leben lang eine Optimistin war, die gerne sagte, dass »es keinen Punkt im Leben gibt, an dem man aufhören sollte«. Sie glaubte fest daran, dass das Leben trotz seiner Herausforderungen wertvoll ist und dass man es mit einem Lächeln und positiver Einstellung angehen sollte. Kane Tanaka starb im Alter von 119 Jahren und 107 Tagen am 19. April 2022 als eine der ältesten Personen der Welt. Ihre Lebenseinstellung dient als Inspiration für Menschen auf der ganzen Welt, die nach Wegen suchen, um ein gesundes und langes Leben zu führen.

8

WEISE FRAUEN IN ANDEREN KULTUREN

Ein langes Leben als Frau zu führen, ist ein Geschenk; doch wie dieses Geschenk betrachtet wird, hängt stark davon ab, wo auf der Welt man sich befindet. Während in einigen Kulturen ältere Frauen als Quellen der Weisheit, als Hüterinnen von Traditionen und als soziale Stützen geschätzt werden, scheint in anderen Gesellschaften das Alter vor allem mit Passivität, Rückzug und Unsichtbarkeit einherzugehen. Kurzum, das lange Leben einer Frau wird je nach Kultur auf unterschiedliche Weise gewürdigt und verstanden.

Besonders spannend ist die Lebensphase der sogenannten jungen Alten – jene Jahre zwischen 60 und 75 –, in der Frauen nicht mehr als jung, aber auch nicht als alt gelten. Es ist ein Lebensabschnitt, der viel Spielraum bietet: für Neuanfänge, für das Weitergeben von Erfahrungen, für ein selbstbestimmtes, erfülltes Leben. Doch genau hier trennen sich die Wege der Kulturen. In manchen Gesellschaften sind es gerade diese alten Frauen, die die Gemeinschaften prägen. In anderen hingegen werden sie irgendwann von sozialer Isolation eingeholt.

In diesem Kapitel möchte ich mich mit Ihnen auf die Reise begeben, um mit Ihnen zusammen einen genaueren Blick auf die älter werdende Frau in verschiedenen Kulturen zu werfen. Sie werden erfahren, wie unterschiedlich das Älterwerden jeweils gelebt wird – und welche Inspirationen sich daraus für ein selbstbewusstes, vitales Altern ziehen lassen.

ÄLTERE FRAUEN RUND UM DEN GLOBUS

Starten wir mit einem kleinen Überblick, unter welchen Bedingungen ältere Frauen in unterschiedlichen Kulturen leben und welcher Stellenwert ihnen in der Gesellschaft zukommt. Dazu möchte ich Ihnen fünf ausgewählte Regionen und ihre Besonderheiten vorstellen.

Japan und das Geheimnis der Langlebigkeit

Japanische Frauen gehören zu den ältesten der Welt, insbesondere in Okinawa; hier werden viele Frauen über 100 Jahre alt. Sie führen oft ein aktives Leben, betreiben Gartenarbeit, nehmen an sozialen Aktivitäten teil und bleiben in die Gemeinschaft eingebunden. Ältere Frauen sehen sich oft als Hüterinnen von Traditionen, Wissen und Lebensweisheit. Ernährung und Bewegung wie tägliches Gehen oder Tanzen sind integrale Bestandteile ihres Lebensstils.

Tiefe Wertschätzung weiser Frauen

In Japan gibt es eine tiefe Wertschätzung für ältere Menschen, insbesondere für Frauen. Diese Wertschätzung zeigt sich im Konzept des »Ikigai«, das ich ausführlich in Kapitel 7 beschrieben habe. Für viele japanische Frauen bedeutet ein langes Leben, ihre Rolle in Familie und Gesellschaft zu erfüllen. In der traditionellen japanischen Gesellschaft ist die Frau oft das Bindeglied, das die Familie zusammenhält, indem sie sich um die Kinder kümmert, den Haushalt führt und Traditionen weitergibt. Frauen, die diese Rolle mit Hingabe und Liebe erfüllen, werden besonders hoch geschätzt, und ihre Langlebigkeit wird als Ausdruck ihrer Hingabe und ihres Beitrags zum familiären Wohlstand betrachtet. Zudem ist die starke soziale Vernetzung, sei es durch Familie, Nachbarschaft oder Gemeindegruppen, ein entscheidender Faktor für das psychische und emotionale Wohlbefinden, was sich wiederum positiv auf die Lebensdauer auswirkt.

Ältere Menschen, insbesondere Frauen, genießen in Japan hohen Respekt. Dieser Respekt manifestiert sich in sozialen Bräuchen und Festen, wie dem »Keirō no Hi«, dem Tag der Achtung vor dem Alter, der jedes Jahr im September begangen wird. An diesem Tag wird den älteren Menschen für ihre Beiträge zur Gesellschaft und ihre Weisheit gedankt, und ihre Langlebigkeit wird gefeiert. Und es gibt einiges zu feiern, denn Japan hat eine der ältesten Bevölkerungen der Welt, mit einem erheblichen Anteil von Menschen über 65 Jahren. Japanische Frauen haben eine der höchsten Lebenserwartungen weltweit, die durchschnittlich bei über 87 Jahren liegt. Dies bedeutet, dass viele Frauen sehr lange im Ruhestand leben und eine lange Phase des Alters erleben.

Ein oft zitiertes Beispiel für die Langlebigkeit in Japan ist die Insel Okinawa, die als eine der »Blue Zones« bekannt ist, Regionen der Welt, in denen Menschen besonders lange leben (siehe Kapitel 1). Die Frauen von Okinawa bleiben oft bis ins hohe Alter körperlich und geistig aktiv. Ihre Lebensweise ist geprägt von einer starken Gemeinschaft, einer gesunden Ernährung, regelmäßigem körperlichem Training und einer tiefen spirituellen Verbindung zum Leben.

Viele japanische Frauen sind tief in die spirituellen und philosophischen Traditionen des Landes, wie den Zen-Buddhismus, eingebunden. Diese Praktiken fördern Achtsamkeit, innere Ruhe und Akzeptanz des Lebens und tragen somit zu einem ausgeglichenen und erfüllten Leben bei. Zen betont das Leben im Hier und Jetzt. Dies reduziert Stress und fördert eine positive Lebenseinstellung. In der Folge begünstigt das wiederum die Gesundheit und Langlebigkeit.

Aktuelle Situation älterer Frauen in Japan

Die Langlebigkeit japanischer Frauen ist mit bestimmten Herausforderungen verknüpft. Der demografische Wandel ist in Japan sehr ausgeprägt; der rasche Anstieg der älteren Bevölkerung führt zu einem erhöhten Bedarf an Unterstützung und Pflege, was sowohl familiäre als auch staatliche Ressourcen bindet. Die japanische Politik ist sich dessen bewusst und setzt sich zunehmend mit den Konsequenzen einer alternden Gesellschaft auseinander. So hat Japan ein umfassendes Gesundheitssystem, das den Zugang zu medizinischer Versorgung für alle Menschen sicherstellt. Der Schwerpunkt wird auf Prävention und Langzeitpflege gelegt. Mit dem Anstieg der Lebenserwartung wächst allerdings auch der Bedarf an Pflege für chronische Krankheiten und altersbedingte Beschwerden. Viele ältere Frauen pflegen ihre Ehepartner oder andere ältere Verwandte. Die Mehrheit älterer Frauen in Japan lebt allein und kann daher von Einsamkeit betroffen sein, was ihre psychische und physische Gesundheit beeinträchtigen kann.

Die soziale Isolation älterer Frauen wird noch durch einen weiteren Umstand befeuert: In Japan gibt es immer noch erhebliche Herausforderungen in Bezug auf die Geschlechtergleichstellung. Diskriminierung, insbesondere am Arbeitsplatz in Form des »matahara« (Maternity Harassment), ist ein anhaltendes Problem. Auch das Familienleben kann davon betroffen sein: Die traditionelle Erwartung, dass Frauen nach der Heirat ihre Karriere aufgeben oder stark einschränken, ist in Japan nach wie vor weit verbreitet. Dies führt zu einer niedrigen Geburtenrate, da viele Frauen die Entscheidung treffen, keine Kinder zu bekommen, um ihre Karriere fortsetzen zu können.

China – wo weise Frauen Quellen des Glücks sind

Das chinesische Dorf Bama in der Provinz Guangxi gilt als eines *der* Langlebigkeits-Gebiete der Welt. Dort leben viele Menschen, insbesondere Frauen, die über 100 Jahre alt werden. Die Gründe für ihre Langlebigkeit werden in einer Kombination aus gesunder Ernährung, sauberer Luft, viel Bewegung und starkem sozialem Zusammenhalt gesehen. Auch Macau kann sich sehen lassen: Im Jahr 2022 hatte diese chinesische Region mit rund 85 Jahren die höchste durchschnittliche Lebenserwartung weltweit bei der Geburt. Am Ende dieses Kapitels lernen Sie die chinesische Supercentenarian Fu Suqing kennen, auch sie einer der Menschen, die drei Jahrhunderte erlebten.

In der traditionellen chinesischen Kultur wird ein langes Leben als großes Glück angesehen. Ältere Frauen, insbesondere Großmütter, spielen eine zentrale Rolle in der Familie. Sie sind oft die Hüterinnen der Familiengeschichte und -werte und nehmen eine beratende Rolle bei wichtigen Entscheidungen ein. Frauen, die ein langes Leben führen, werden oft als Quelle der Weisheit und des Wohlstands betrachtet. Die Langlebigkeit einer Frau wird als Zeichen ihrer Tugendhaftigkeit und ihres Beitrags zur Stabilität und Harmonie der Familie angesehen. In vielen Haushalten genießen ältere Frauen einen hohen sozialen Status, und ihre Ratschläge und Meinungen werden von allen Familienmitgliedern respektiert. Dieser Respekt ist tief in den Lehren des Konfuzianismus verwurzelt. Konfuzius betonte die Bedeutung von Filialpflicht *(xiào)*, also die Achtung und Ehrerbietung gegenüber den Eltern und Älteren. Diese Pflicht umfasst die Sorge um ältere Familienmitglieder und die Anerkennung ihrer Weisheit und Lebenserfahrung.

Spirituelle Symbolik der Langlebigkeit

Langlebigkeit hat in der chinesischen Kultur eine tiefgreifende symbolische Bedeutung. Ein langes Leben gilt als der größte Segen. Dies zeigt sich in der Verehrung von Shou Xing, dem Gott der Langlebigkeit, der oft mit einem langen weißen Bart und einem Pfirsich dargestellt wird, ebenfalls ein Symbol für ein langes Leben. Frauen, die ein hohes Alter erreichen, werden als von den Göttern besonders gesegnet angesehen und als Quelle des Glücks für die gesamte Familie betrachtet.

In China wird die Langlebigkeit älterer Menschen, insbesondere von Frauen, öffentlich gefeiert. Geburtstage von Frauen, die ein hohes Alter erreichen, sind große Anlässe, bei denen die ganze

Familie zusammenkommt, um ihre Ehrfurcht und Dankbarkeit zu zeigen und symbolische Geschenke wie Pfirsiche und lange Nudeln zu überreichen.

Die chinesische Philosophie, insbesondere der Daoismus, legt großen Wert auf Harmonie und Gleichgewicht, sowohl im individuellen Leben als auch im Universum. Frauen, die ein langes Leben führen, werden oft als diejenigen angesehen, die in ihrem Leben ein Gleichgewicht zwischen Arbeit, Familie und persönlicher Pflege erreicht haben. Diese Balance wird als Schlüssel zu einem langen und gesunden Leben betrachtet. Ältere Frauen, die dieses Gleichgewicht verkörpern, dienen als Vorbilder für die jüngeren Generationen. Traditionelle chinesische Lebensphilosophien wie das Streben nach Harmonie (Yin und Yang) fördern ein ausgeglichenes Leben, das Stress abbaut und die Gesundheit unterstützt.

Ein weiterer wichtiger Aspekt der Langlebigkeit in der chinesischen Kultur ist die Traditionelle Chinesische Medizin (TCM). TCM betont die Bedeutung der Lebensenergie Qi, die durch Akupunktur, Kräutermedizin, Tai Chi und Qigong gefördert und in Balance gehalten wird. Diese Praktiken tragen dazu bei, das Leben zu verlängern und das Wohlbefinden zu fördern.

Aktuelle Situation älterer Frauen in China

China steht vor einem erheblichen demografischen Wandel, da die Bevölkerung rapide altert. Die Ein-Kind-Politik, die von 1979 bis 2015 bestand, hat zu einer schrumpfenden jungen Bevölkerung und einer wachsenden Anzahl älterer Menschen geführt. Die Lebenserwartung in China hat sich in den letzten Jahrzehnten erheblich erhöht, viele Frauen leben weit über 70 Jahre hinaus. Ihre Lebensbedingungen sind stark durch den demografischen Wandel, wirtschaftliche Umwälzungen und den fortschreitenden Einfluss westlicher und traditioneller Werte geprägt.

Die wirtschaftliche Lage älterer Frauen in China hängt stark von ihrer familiären Situation, ihrer früheren Erwerbstätigkeit und dem

Zugang zu sozialen Sicherungssystemen ab. Viele ältere Frauen sind auf staatliche Renten angewiesen, die jedoch insbesondere in städtischen Gebieten oft nicht ausreichen, um die Lebenshaltungskosten zu decken. Frauen, die in ländlichen Regionen leben oder in informellen Sektoren gearbeitet haben, haben oft keinen oder nur sehr eingeschränkten Zugang zu Rentenleistungen. Besonders auf dem Land sind ältere Frauen eher von Armut betroffen und auf die Unterstützung durch ihre Familien angewiesen. Witwen und alleinstehende ältere Frauen sind dabei oft besonders verletzlich. Ihre Situation wird zusätzlich durch soziale Normen verschärft, die Witwen traditionell in eine untergeordnete gesellschaftliche Rolle drängen.

China verfügt über ein umfassendes Gesundheitssystem, jedoch kann der Zugang zu Gesundheitsdiensten je nach Region stark variieren. In städtischen Gebieten ist die Gesundheitsversorgung in der Regel besser entwickelt, wohingegen ältere Frauen in ländlichen Gebieten oft mit eingeschränktem Zugang zu medizinischer Versorgung konfrontiert sind. Der Bedarf an Langzeitpflege für ältere Frauen wächst. Traditionell wurde die Pflege älterer Familienmitglieder von jüngeren Angehörigen übernommen. Professionelle Pflegeeinrichtungen sind in China vorhanden, aber sie sind für viele Familien unerschwinglich.

Viele ältere Frauen erleben soziale Isolation mit der möglichen Folge psychischer und physischer Gesundheitsprobleme. Um soziale Isolation zu bekämpfen, gibt es in China zunehmend Bemühungen, Gemeinschaftsunterstützung für ältere Menschen zu fördern, etwa in Form von Gemeinschaftszentren für ältere Menschen.

Indien – Langlebigkeit als Ergebnis von Karma

Im Hinduismus, der dominierenden Religion in Indien, spielt das Konzept des Karma (das Gesetz von Ursache und Wirkung) eine zentrale Rolle. Ein langes Leben wird oft als Ergebnis von gutem

Karma aus vergangenen Leben oder aus den Handlungen im aktuellen Leben angesehen. Frauen, die in ihren Pflichten als Ehefrau, Mutter und Mitglied der Gesellschaft tugendhaft und hingebungsvoll waren, wird eine lange Lebensspanne zugeschrieben, die als Belohnung für ihre guten Taten gilt.

Ein Beispiel für die Wertschätzung der Langlebigkeit bei Frauen in Indien sind die Sadhvis – weibliche spirituelle Führerinnen, die ihr Leben der Meditation und spirituellen Praxis gewidmet haben. Diese Frauen werden in der Gesellschaft hoch geachtet und als Verkörperungen spiritueller Reinheit und Weisheit angesehen. Ihre Langlebigkeit wird als Ergebnis ihres tiefen spirituellen Lebens und ihrer Askese betrachtet.

Ein weiterer Aspekt, der zur Langlebigkeit beiträgt, ist die Anwendung traditioneller Heilmethoden wie Ayurveda. Diese alte indische Heilkunst betont die Balance von Körper, Geist und Seele und verwendet eine Kombination aus Kräutern, Ernährung, Yoga und Meditation zur Förderung der Gesundheit und Langlebigkeit. Frauen, die Ayurveda praktizieren und ein Leben im Einklang mit der Natur führen, haben oft eine höhere Lebenserwartung und ein besseres Wohlbefinden.

Exkurs: Ayurveda

Ayurveda ist eine jahrtausendealte, ganzheitliche Heilkunst. Der Name leitet sich aus den Sanskritwörtern »ayur« (Leben) und »veda« (Wissen) ab. Ayurveda versteht Gesundheit als ein harmonisches Zusammenspiel von Körper, Geist und Seele. Zentral sind dabei die Konzepte der drei Doshas (Vata, Pitta, Kapha), die die individuelle Konstitution eines Menschen bestimmen. Ein Ungleichgewicht dieser Doshas wird als Ursache für Krankheit und vorzeitiges Altern angesehen.

Ayurveda und Longevity

Im Hinblick auf Langlebigkeit verfolgt Ayurveda einen ganzheitlichen Ansatz, der darauf abzielt, die natürlichen Regenerations- und Anpassungsmechanismen des Körpers zu unterstützen. Dabei spielen folgende Aspekte eine wichtige Rolle:

- Lebensstil und Tagesroutinen (Dinacharya): Eine strukturierte Tagesroutine, die regelmäßige Essenszeiten, Schlafzyklen, körperliche Aktivität und Entspannungsübungen umfasst, soll den natürlichen Biorhythmus fördern und den Stoffwechsel optimieren.
- Saisonale Anpassungen (Ritucharya): Den jahreszeitlichen Gegebenheiten angepasste Rituale in Lebensstil und Ernährung sollen helfen, den Körper in verschiedenen Jahreszeiten im Gleichgewicht zu halten und so chronischen Belastungen entgegenzuwirken.
- Ernährung: Die Ernährung wird individuell auf die jeweilige Konstitution abgestimmt. Frische, saisonale und leicht verdauliche Nahrung soll dabei helfen, den Verdauungsprozess zu optimieren – ein zentraler Aspekt, da laut Ayurveda eine gute Verdauung als Grundlage für Gesundheit und Langlebigkeit gilt.
- Entgiftung und Reinigung (Panchakarma): Panchakarma umfasst verschiedene Reinigungs- und Entgiftungsmaßnahmen, die helfen sollen, angesammelte Toxine (Ama) zu entfernen und die Homöostase

zu fördern. Dies wird als unterstützend für einen gesunden Alterungsprozess angesehen.

- Stressmanagement: Praktiken wie Yoga, Meditation und Atemübungen sind integraler Bestandteil des Ayurveda. Sie fördern die mentale Ausgeglichenheit und reduzieren Stress, der nach modernen Erkenntnissen ein wesentlicher Faktor für vorzeitiges Altern und verschiedene Krankheiten ist.

Wissenschaftliche Evidenz und Grenzen

Es gibt Hinweise darauf, dass viele der ayurvedischen Lebensstilprinzipien – wie regelmäßige Bewegung, stressreduzierende Maßnahmen und eine angepasste Ernährung – positive Effekte auf die Gesundheit und möglicherweise auch auf die Langlebigkeit haben. Diese Ansätze finden sich auch in der westlichen Forschung, etwa im Bereich der Gerontologie und Präventionsmedizin. Allerdings sind viele spezifische ayurvedische Konzepte, etwa die exakte Rolle der Doshas oder die Wirkung bestimmter Reinigungsprotokolle (Panchakarma), bislang nicht umfassend und eindeutig durch moderne wissenschaftliche Studien belegt. Daher basieren manche Ansprüche mehr auf traditionellem Wissen und Erfahrungsberichten als auf strengen klinischen Untersuchungen.

Fazit

Im Kontext der Langlebigkeit betrachtet Ayurveda den Menschen als ein integriertes System, in dem durch individuelle Lebensstilinterventionen – etwa eine auf die eigene Konstitution abgestimmte Ernährung, strukturierte Tagesroutinen, gezielte Entgiftungsmaßnahmen und Stressmanagement – ein optimales inneres Gleichgewicht als Grundlage für ein langes, gesundes Leben erreicht werden kann.

Viele der ayurvedischen Methoden bedürfen weiterer wissenschaftlicher Validierung und sollten daher ergänzend zu evidenzbasierten Ansätzen in der modernen Medizin eingesetzt werden.

Europa – zwischen Aktivität und Unsichtbarkeit

In Ländern wie Deutschland, Frankreich oder Schweden gibt es unter den jungen Alten zunehmend aktive Frauen, die sich weiterbilden, reisen oder sich ehrenamtlich engagieren. Gleichzeitig kämpfen viele Frauen mit dem Phänomen der Unsichtbarkeit: Sie werden in Werbung, Medien und im Berufsleben oft nicht repräsentiert. Ihre gesellschaftliche Rolle ist zudem stark vom individuellen sozialen Status abhängig: Während akademisch gebildete Frauen häufig länger aktiv bleiben, erleben andere diese Phase eher als Rückzug.

Traditionelle weibliche Rollenbilder

Ältere Frauen hatten in den vergangenen Jahrhunderten oft eine zentrale Rolle in der Familie. Auf der einen Seite wurden sie als weise und erfahren angesehen, insbesondere als Hebamme oder Heilerin. Diese Frauen verfügten über Wissen, das durch jahrelange Erfahrung erworben wurde, und waren daher in ihren Gemeinschaften hoch angesehen. Auf der anderen Seite konnten ältere Frauen, die allein lebten oder keine Familie hatten, leicht unter Verdacht geraten. Solche Frauen wurden manchmal als Hexen bezeichnet.

Frauen, die im Mittelalter in Klöstern lebten, insbesondere Äbtissinnen, führten oft ein relativ langes und angesehenes Leben. Sie genossen hohe Bildung und waren in der Lage, geistige und weltliche Macht auszuüben. Die Kirche lehrte auch, dass ein langes Leben ein Zeichen von Gottes Gnade sei, insbesondere wenn es im Dienste des Glaubens verbracht wurde.

In Deutschland, Österreich und der Schweiz der Nachkriegszeit prägten ältere Frauen die Gesellschaft als Witwen und Mütter, die für den Wiederaufbau der Familie und des Landes verantwortlich waren. Ab den 1960er-Jahren wurde die Rolle älterer Frauen weniger auf Familie beschränkt. Bildung, Beruf und Selbstverwirklichung gewannen an Bedeutung. Die Frauenbewegung entstand.

Aktuelle Situation älterer Frauen in Mitteleuropa

In Mitteleuropa haben ältere Frauen in der Gesellschaft eine wichtige Rolle und werden im Allgemeinen gut unterstützt. Die meisten älteren Frauen in Mitteleuropa beziehen eine staatliche Rente, die ihnen eine gewisse finanzielle Sicherheit bietet. Die Rentensysteme der Länder sind in der Regel gut entwickelt, und in einigen Fällen gibt es auch betriebliche und private Altersvorsorgeoptionen, die zusätzlich zur Rente beitragen. Trotzdem ist die Altersversorgung je nach Erwerbsbiografie unterschiedlich hoch: Viele Frauen erhalten aufgrund von Teilzeit- und Care-Arbeit nur eine geringe Rente.

Frauen arbeiten heute länger als frühere Generationen, entweder aus wirtschaftlicher Notwendigkeit oder aus Freude an der Arbeit. Die Altersdiskriminierung am Arbeitsmarkt bleibt eine Herausforderung. Frauen leisten im Alter mehr unbezahlte Care-Arbeit als Männer, was oft als selbstverständlich angesehen wird. Viele Frauen engagieren sich nach dem Renteneintritt ehrenamtlich und sind häufig tragende Säulen in Vereinen, Kirchen, Sozialprojekten und Bürgerbewegungen.

Die technologische Teilhabe wird wichtiger und wichtiger: Ältere Frauen in Mitteleuropa sind heute oft digital aktiv und nutzen Social Media, engagieren sich in Online-Communitys und bleiben durch digitale Technologien mit Familie und Freunden vernetzt. Viele Frauen besuchen Universitäten oder Weiterbildungsangebote, um sich in der zweiten Lebenshälfte weiterzuentwickeln.

Ältere Frauen in Mitteleuropa profitieren von umfassenden Gesundheitssystemen, die eine gute medizinische Versorgung gewährleisten. Dies umfasst sowohl präventive Maßnahmen als auch die Behandlung chronischer Krankheiten, die im Alter häufiger auftreten. Der Zugang zu spezialisierten medizinischen Diensten ist in städtischen Gebieten in der Regel besser, während in ländlichen Gebieten gelegentlich Zugangsschwierigkeiten bestehen.

Mitteleuropa verfügt über gut entwickelte Infrastrukturen, die von ambulanter Pflege zu Hause bis hin zu stationären Pflegeeinrichtungen reichen. Viele ältere Frauen bevorzugen es, so lange wie möglich in ihren eigenen vier Wänden zu leben, was durch mobile Pflegedienste und Hausnotrufsysteme unterstützt wird. In vielen Städten und Gemeinden gibt es Seniorenzentren, in denen ältere Frauen an sozialen, kulturellen und Bildungsaktivitäten teilnehmen können. Diese Aktivitäten tragen dazu bei, soziale Isolation zu verhindern, und ermöglichen es älteren Frauen, aktiv und engagiert zu bleiben.

In Mitteleuropa sind die Beziehungen zwischen den Generationen oft eng. Viele ältere Frauen sind in die Betreuung ihrer Enkelkinder eingebunden oder unterstützen ihre Familien anderweitig. Immer mehr Frauen starten im Alter neue berufliche Projekte oder Unternehmen.

»Kloke koner« – weise Frauen im alten Nordeuropa

Lassen Sie uns nun ein wenig in Richtung Norden reisen. Wie sieht es in den skandinavischen Ländern mit dem Älterwerden der Frau aus?

In den skandinavischen Ländern, in denen Gemeinschaft und Gleichheit hoch geschätzt werden, werden das lange Leben und die Alternsphase einer Frau als eine Zeit gesehen, in der sie ihre Erfahrung und Weisheit weitergeben kann. In der Wikingerzeit galten ältere Frauen als Seherinnen und wurden oft als Hüterinnen der Weisheit angesehen, die in der Lage waren, die Zukunft vorherzusehen und wichtige Entscheidungen zu treffen. Sie genossen großen Respekt und Einfluss innerhalb ihrer Familien und Gemeinschaften. Ihre Langlebigkeit wurde als Zeichen von Weisheit und spiritueller Stärke angesehen.

In der nordischen Mythologie gab es weibliche Gottheiten und Figuren, die Weisheit und Prophezeiungen verkörperten, wie die Nornir (Schicksalsgöttinnen) oder die Völva (Seherin). Diese Figuren waren vorrangig alte Frauen, die die Zukunft vorhersagen und Ratschläge erteilen konnten. Diese mythologischen Rollen spiegeln den hohen Respekt wider, den ältere Frauen in der Gesellschaft genießen konnten, insbesondere wenn sie als weise und vorausschauend galten.

Später war der soziale Status einer älteren Frau stark mit ihrer Familie und ihrem Einfluss innerhalb der Gemeinschaft verknüpft; auf Zusammenhalt wurde und wird großer Wert gelegt. Das gefällt mir besonders gut an dieser Kultur. Ältere Frauen, die als »kloke koner« (weise Frauen) bekannt waren, wurden oft als Heilerinnen und Beraterinnen angesehen. Ihr Wissen über Kräuter, Heilmittel und alte Rituale machte sie zu wertvollen Mitgliedern der Gesellschaft. Diese Frauen genossen oft einen besonderen Schutz in der Gemeinschaft, da sie als Quelle von Wissen und Tradition galten. Ihr Einfluss war nicht nur auf familiäre Angelegenheiten beschränkt; sie konnten auch in größeren Gemeinschaftsentscheidungen eine Rolle spielen, insbesondere in ländlichen Gebieten, wo ihr Rat und ihre Erfahrung geschätzt wurden. Die dichte soziale Struktur in den Dörfern und Kleinstädten trug dazu bei, dass ältere Frauen im Alter nicht isoliert waren, sondern weiterhin aktiv am sozialen Leben teilnahmen.

In den skandinavischen Kulturen wurden ältere Menschen, einschließlich Frauen, besonders bei Festen und Feierlichkeiten geehrt. Bei Anlässen wie dem Julfest (Weihnachten) wurde (und wird noch heute) der älteren Generation gedacht und ihre Rolle in der Erhaltung der Traditionen gewürdigt.

Aktuelle Situation älterer Frauen in Nordeuropa

In Skandinavien haben ältere Frauen in der Gesellschaft nach wie vor einen hohen Status und genießen eine gute Lebensqualität. Die skandinavischen Länder sind bekannt für ihre fortschrittlichen Sozialsysteme, die umfassende Unterstützung und Dienstleistungen für ältere Menschen bieten. Die meisten älteren Frauen erhalten eine staatliche Rente, die ihnen finanzielle Sicherheit im Alter bietet.

Ältere Frauen haben Zugang zu umfassenden medizinischen

Dienstleistungen, einschließlich spezialisierter Geriatrie und Präventionsprogrammen, die darauf abzielen, die Gesundheit und Unabhängigkeit im Alter zu fördern. Zudem gibt es ein breites Netzwerk von Pflege- und Betreuungsdiensten für ältere Menschen. Diese Dienstleistungen sind darauf ausgelegt, die Autonomie und Würde älterer Menschen zu wahren.

Soziale Teilhabe ist ein wichtiger Aspekt des Lebens älterer Frauen in Skandinavien. Die Gesellschaften in diesen Ländern legen großen Wert darauf, dass ältere Menschen aktiv und integriert bleiben. Zudem sind die Beziehungen zwischen den Generationen oft eng und von gegenseitigem Respekt geprägt. Viele ältere Frauen sind aktiv in die Betreuung ihrer Enkelkinder eingebunden, während jüngere Generationen den Rat und die Unterstützung ihrer älteren Verwandten schätzen. Diese engen familiären Bindungen tragen zur Lebenszufriedenheit älterer Frauen bei.

Die kulturelle Wertschätzung spiegelt sich auch in der Art und Weise wider, wie Medien und öffentliche Diskussionen über das Alter und die Rolle älterer Menschen berichten. Damit unterscheidet sich unsere mitteleuropäische Kultur fundamental von der skandinavischen – leider!

Ältere Frauen bei den Native Americans

In vielen Kulturen der Ureinwohner Amerikas wird das lange Leben einer Frau als Zeichen von Respekt vor der Natur und spiritueller Verbundenheit betrachtet. Indigene Frauen sind oft die Bewahrerinnen von Sprache, Ritualen und kulturellem Wissen. In vielen Stämmen sind Frauen für die Durchführung wichtiger Zeremonien verantwortlich und spielen eine wichtige Rolle bei der Aufrechterhaltung kultureller Praktiken, die durch Kolonisation und staatliche Eingriffe bedroht wurden. Somit sind sie Hüterinnen der Kultur und engagieren sich für soziale Gerechtigkeit, Landrechte und Selbstbestimmung. Gleichzeitig stehen sie vor erheblichen Herausforderungen, darunter hohe Raten an geschlechtsspezifischer Gewalt, soziale und wirtschaftliche Ungleichheiten sowie der Kampf um den Erhalt ihrer Identität und Rechte in einer sich wandelnden Welt. Trotz dieser Herausforderungen gibt es viele Beispiele für die Widerstandsfähigkeit, Führungsstärke und das Engagement indigener Frauen, die entscheidend dazu beitragen, die Zukunft ihrer Gemeinschaften zu gestalten.

Ältere Frauen haben in diesen Gemeinschaften eine herausragende Rolle, da sie das Wissen und die Erfahrungen vieler Generationen bewahren und weitergeben. In einigen Stämmen der Ureinwohner Amerikas, wie den Irokesen und den Navajo, gibt es matriarchale Strukturen, bei denen insbesondere ältere Frauen eine zentrale Rolle in der Gemeinschaftsführung einnehmen. Diese Frauen werden respektiert und haben großen Einfluss auf Entscheidungen, die das Wohl der Gemeinschaft betreffen. Ihre Langlebigkeit wird als Zeichen ihrer Weisheit und ihrer Fähigkeit, das Wohlergehen der Gemeinschaft zu fördern, angesehen.

Darüber hinaus werden ältere Frauen als spirituelle Führerinnen angesehen, die eine besondere Verbindung zu den Ahnen und den spirituellen Kräften der Natur haben. Diese Frauen spielen eine Schlüsselrolle während religiöser Zeremonien und Rituale, die den Einklang mit der Natur und den Ahnen sicherstellen. Die Wissensweitergabe schließt ebenfalls die Heilkräfte der Natur ein. Diese sogenannten Heilerinnen oder Medizinfrauen nutzen ihr Wissen, um das Leben in ihrer Gemeinschaft zu verlängern und zu verbessern. Ihre Langlebigkeit wird oft mit ihrer Fähigkeit in Verbindung gebracht, im Einklang mit der Natur zu leben und ihre Heilkräfte zu nutzen. Ältere Frauen nehmen aber oft auch eine zentrale Rolle in der Betreuung und Erziehung ihrer Enkelkinder ein und sind in den Familien stark eingebunden. Diese intergenerationale Unterstützung hilft, soziale Isolation zu verhindern, und gibt den älteren Frauen eine sinnvolle Rolle in ihrem späteren Leben.

Die Geschichte der Kolonialisierung und die fortgesetzte Marginalisierung indigener Völker haben tiefe Spuren in den Gemeinschaften der Ureinwohnerinnen und Ureinwohner Amerikas hinterlassen. Die Lebenserwartung der Indigenen ist mit durchschnittlich knapp 65 Jahren so niedrig wie bei keiner anderen ethnischen Bevölkerungsgruppe. Ein schwerwiegendes Problem, dem indigene Frauen in Nordamerika ausgesetzt sind, ist – wie oben bereits erwähnt – die hohe Rate an geschlechtsspezifischer Gewalt. Aber auch hohe Arbeitslosigkeit, Armut und mangelnder Zugang zu grundlegenden Dienstleistungen wie Gesundheitsversorgung und Bildung machen insbesondere den Frauen zu schaffen, da sie oft die Hauptlast der familiären und sozialen Verantwortung tragen.

LEBENSFORMEN WEISER FRAUEN WELTWEIT

Die Lebensformen älterer Menschen variieren weltweit stark und sind von kulturellen, wirtschaftlichen und sozialen Faktoren geprägt. Im Folgenden finden Sie einen Überblick über die unterschiedlichen Lebensformen in verschiedenen Regionen der Welt, einige von ihnen traditionell, andere innovativ. Ich verspreche Ihnen: Ein Blick über den eigenen Tellerrand lohnt sich; andere Länder bieten durchaus spannende Impulse.

Traditionelle Mehrgenerationenhaushalte herrschen in Asien (China, Indien, Japan, Südkorea) vor. In vielen asiatischen Kulturen ist es üblich, dass ältere Menschen bei ihren Kindern oder Enkelkindern leben. Besonders in China gibt es die sogenannte Filialpflicht *(xiào)*, die Kinder dazu anhält, sich um ihre Eltern zu kümmern. In Japan existieren *Rōjin Home* (Altersheime), aber sie sind oft nur eine Option, wenn familiäre Betreuung nicht möglich ist. Darüber hinaus bestehen in Asien religiöse und spirituelle Altersheime. Viele ältere Menschen ziehen sich in spirituelle Städte zurück – beispielsweise in Indien nach Varanasi oder Haridwar, um ihre letzten Lebensjahre mit Meditation und Gebet zu verbringen.

Tempelgemeinschaften oder Ashrams bieten oft Unterkunft und Betreuung. In buddhistischen und christlichen Kulturen Europas oder Asiens gibt es darüber hinaus Klöster, in denen ältere Menschen leben und sich religiösen Tätigkeiten widmen. Besonders in Thailand oder Tibet leben viele ältere Menschen in Klostergemeinschaften.

In Lateinamerika (Mexiko, Brasilien, Peru) leben alte Menschen vor allem in der Großfamilie. Sie stellt oft den wichtigsten sozialen Rückhalt für ältere Menschen dar. Es gibt zunehmend Altersheime, aber sie sind oft für wohlhabendere Familien reserviert. Gemeinschaften wie Casa del Abuelo bieten Betreuung in Tageszentren.

In Nordeuropa sind betreute Wohnformen und Pflegeheime weit verbreitet, da viele ältere Menschen unabhängig bleiben möchten. In Südeuropa wird oft länger in der Familie gelebt, aber mit zunehmendem Alter gewinnen Altersheime an Bedeutung. Innovative Konzepte wie »Senioren-WGs« oder Mehrgenerationenhäuser entstehen als Alternative.

Retirement Communities sind beliebte Wohnformen in den USA und Kanada, in denen ältere Menschen in betreuten Wohnanlagen oder Pflegeeinrichtungen leben. Es gibt viele spezialisierte Pflegeangebote für Demenzkranke oder Personen mit besonderen Bedürfnissen. Mobile Pflegedienste sind weit verbreitet, um den Wunsch nach einem selbstständigen Leben zu unterstützen. Viele ältere Amerikaner verbringen diesen Lebensabschnitt auch als Nomaden, indem sie in Wohnmobilen durch das Land reisen. Sie überwintern dann oft in wärmeren Regionen wie Florida oder Arizona, was ihnen den liebevollen Spitznamen »Snowbirds« eingebracht hat.

Innovative Wohnkonzepte

Innovative Wohnkonzepte für ältere Menschen werden aus mehreren Gründen immer wichtiger. Sie bieten eine Alternative zu traditionellen Wohnformen und können dazu beitragen, die Lebensqualität im Alter zu verbessern, soziale Isolation zu vermeiden und ein selbstbestimmtes Leben zu fördern. So erlauben etwa Co-Housing-Projekte Seniorinnen und Senioren in Skandinavien ein gemeinschaftliches Leben in Eigenständigkeit. Co-Housing ist eine Wohnform, bei der Menschen in einer Gemeinschaft leben, die aus privaten Wohnungen oder Häusern und gemeinschaftlich genutzten Bereichen besteht. In Dänemark gibt es zum Beispiel Alten-Wohngemeinschaften, in denen mehrere Senioren zusammenleben und sich gegenseitig helfen – unterstützt von smarten Technologien für altersgerechtes Wohnen.

Konzepte wie das »Demenzdorf« Hogeweyk in den Niederlanden sind wegweisend für die Betreuung von Menschen mit Alzheimer. In den Niederlanden sind außerdem Mehrgenerationenprojekte verbreitet; sie ermöglichen ein Zusammenleben von älteren und jüngeren Generationen. Auch hier werden Robotik und KI zunehmend für die Altenpflege genutzt.

Co-Living ist ein weiteres spannendes Wohnkonzept, das besonders in den letzten Jahren immer beliebter geworden ist. Es geht dabei ebenfalls um gemeinschaftliches Wohnen, bei dem die Bewohner private Rückzugsbereiche wie Schlafzimmer nutzen und gleichzeitig Gemeinschaftsräume wie Küchen, Wohnzimmer, Coworking-Spaces oder Fitnessbereiche teilen. In der Regel sind die Einheiten angemietet, auch oft möbliert, und werden von einem Unternehmen verwaltet. Co-Living kombiniert die Vorteile von gemeinschaftlichem Leben mit dem Wunsch nach Privatsphäre. In den letzten Jahren hat Co-Living auch als Modell für die Altenpflege und das Wohnen im Alter an Bedeutung gewonnen. Es ermöglicht älteren Menschen, ihre Privatsphäre zu bewahren, während sie gleichzeitig Teil einer Gemeinschaft bleiben. Das ist insofern wichtig, als ältere Menschen dazu neigen, sich in traditionellen Wohnformen (z. B. in großen Wohnungen oder Häusern) zunehmend isoliert zu fühlen. Co-Living ermöglicht regelmäßige Interaktionen und ein Gefühl der Zugehörigkeit. Die Bewohner können sich gegenseitig bei alltäglichen Aufgaben helfen, sei es beim Kochen, Einkaufen oder bei der Betreuung von Haustieren. Diese gegenseitige Unterstützung kann nicht zuletzt die physische und geistige Gesundheit fördern. Außerdem bieten Co-Living-Projekte oft flexible Mietverhältnisse und Lösungen, die an die Bedürfnisse der Bewohner angepasst werden können, wie z. B. barrierefreie Einrichtungen oder pflegerische Unterstützung.

Allerdings kann die Vorstellung, ihre Privatsphäre mit anderen zu teilen, für manche ältere Leute auch eine Herausforderung darstellen. Insbesondere bei denjenigen, die es gewohnt sind, alleine zu leben. Während Co-Living für ältere Menschen sehr vorteilhaft sein kann, erfordert es bei steigendem Pflegebedarf möglicherweise zusätzliche Betreuung durch professionelle Pflegekräfte, was die Kosten erhöhen könnte.

In vielen Co-Living-Projekten gibt es zudem eine Mischung der Altersgruppen. Diese Vielfalt kann für ältere Menschen bereichernd sein, da sie mit jüngeren Menschen in Kontakt bleiben und ihre Erfahrungen weitergeben können. Gleichzeitig profitieren jüngere Generationen von der Weisheit und Lebenserfahrung älterer Bewohner. Co-Living bietet so auch Gelegenheit für den intergenerationalen Austausch. Es können Veranstaltungen oder Aktivitäten organisiert werden, die beide Generationen zusammenbringen, etwa Koch- oder Kulturabende.

In vielen Ländern gibt es bereits interessante Beispiele für Co-Living-Projekte speziell für ältere Menschen. Eine kleine Auswahl möchte ich Ihnen hier einmal vorstellen.

Intergenerationale Co-Living-Projekte in Japan

Besonders inspirierend finde ich die innovativen Wohnmodelle in Japan, die Co-Living und intergenerationelles Wohnen kombinieren. Sie entsprechen der japanischen Philosophie, denn hier steht das Miteinander der Generationen im Mittelpunkt, und das wird auf ganz wundervolle Weise umgesetzt.

Dahinter steht das Shōwa-Konzept für generationenübergreifende Betreuungseinrichtungen, insbesondere Programme wie »Ibasho« oder »Kodomoen«, in denen ältere Menschen und kleine Kinder gemeinsam betreut werden, um den sozialen Austausch zwischen den Generationen zu fördern. Die Senioren bleiben so aktiv und fühlen sich gebraucht, während die Kinder soziale Fähigkeiten entwickeln und von der Lebenserfahrung der Senioren profitieren. Studien zeigen, dass solche Programme die mentale Gesundheit der Senioren verbessern und die soziale Kompetenz der Kinder stärken.

Mir gefällt diese Lebensform besonders gut. Sie basiert auf der Idee, dass ältere Menschen eine wichtige soziale und emotionale Rolle im Leben der jüngeren Generation spielen können. »Ibasho« bedeutet so viel wie »ein Ort, an dem man sich zu Hause fühlt«.

Das Konzept der »Kodomoen« geht noch einen Schritt weiter. In einer Kombination aus Kindertagesstätten und Altenheimen singen, basteln oder spielen Senioren und Kinder zusammen. Ältere Menschen erleben weniger Einsamkeit, und Kinder entwickeln eine natürliche Beziehung zur älteren Generation.

»Showa no Ie« sind Häuser, die eine nostalgische Umgebung im Stil der Showa-Ära (1926–1989) schaffen, um Senioren mit Demenz zu helfen. Die Senioren sind oft in generationenübergreifende Programme eingebunden, um Kindern das Leben der früheren Generationen näherzubringen.

Ein großer Vorteil dieser intergenerationalen Konzepte besteht in der sozialen Interaktion: Senioren haben mehr Kontakt mit Menschen und fühlen sich weniger isoliert. Die mentale Gesundheit verbessert sich hierbei; Studien zeigen, dass regelmäßiger Kontakt mit Kindern das Demenzrisiko senken kann. Und während die Empathie der Kinder steigt, indem sie lernen, ältere Menschen wertzuschätzen, wird andererseits das Gemeinschaftsgefühl gefördert. Die Gesellschaft profitiert somit von stärkeren sozialen Bindungen.

Senioren-Co-Living in den USA

In den USA unterstützt beispielsweise die Online-Plattform »Silvernest« Senioren dabei, Mitbewohner zu finden. Sie können so in ihrem Haus wohnen bleiben, teilen sich aber mit einem Mitbewohner die Kosten. Es fördert nicht nur das Teilen von Ressourcen, sondern auch soziale Bindungen.

In einigen amerikanischen Städten gibt es Projekte wie »The Wellery«, die speziell für Senioren entwickelt wurden, um sowohl die Lebensqualität als auch die Pflegebedürfnisse zu berücksichtigen. Diese Projekte bieten nicht nur gemeinschaftliches Wohnen, sondern auch medizinische Betreuung vor Ort.

Co-Housing in Europa

Dänemark und Schweden sind Vorreiter in Sachen Co-Living-Modelle, in denen nicht nur junge Familien, sondern auch Senioren leben. Diese Projekte bieten gemeinschaftliche Räume und Unterstützung durch die Nachbarn. In Dänemark gibt es speziell Projekte, die Generationen zusammenbringen und so eine Art »generationenübergreifendes Wohnen« ermöglichen.

Auch in Deutschland entstehen immer mehr Co-Living-Projekte für Senioren wie die Senioren-Wohngemeinschaften (WGs). Hier leben ältere Menschen in Wohngemeinschaften und unterstützen sich gegenseitig. Es gibt auch Projekte, bei denen ein höherer Pflegebedarf berücksichtigt wird.

Porträt der Supercentenarian Fu Suqing (1897–2017)

Fu Suqing war eine der ältesten bekannten Personen Chinas und erreichte das bemerkenswerte Alter von 119 Jahren. Ihr langes Leben machte sie in ihren späteren Jahren national bekannt; sie wurde zu einer Symbolfigur für Langlebigkeit in China, insbesondere in ihrer Heimatprovinz Sichuan. Ihr Alltag war geprägt von Einfachheit, Beständigkeit und einer tiefen Verbundenheit zur Familie – Faktoren, die vermutlich wesentlich zu ihrem hohen Alter beitrugen.

Geboren am 19. August 1897 in einer Zeit großer Umbrüche, erlebte Fu Suqing mehr als ein Jahrhundert chinesischer Geschichte. Ihr Zuhause blieb jedoch stets die ländliche Region Sichuans, bekannt für ihre landschaftliche Schönheit, ihr mildes Klima, fruchtbare Böden und eine traditionsreiche Lebensweise.

Familie spielte eine zentrale Rolle in Fus Leben. Mit sechs Kindern, zwölf Enkeln und 26 Urenkeln war sie von einem starken sozialen Netz umgeben, das ihr bis ins hohe Alter Unterstützung und Geborgenheit bot. In der chinesischen Kultur, die älteren Menschen traditionell großen Respekt entgegenbringt, war Fu nicht nur Mutter und Groß- sowie Urgroßmutter, sondern auch eine geachtete Matriarchin in ihrer Gemeinschaft.

Fu Suqing aß überwiegend frische, unverarbeitete und lokale Lebensmittel, wie es in ländlichen Regionen Chinas üblich ist. Gemüse, Vollkornprodukte, Reis und Sojabohnen bildeten die Grundlage ihrer Mahlzeiten. Nur selten kamen Fleisch und Zucker auf den Tisch, stattdessen setzte Fu auf eine nicht zu kalorienreiche, ausgewogene Kost. Wie viele Menschen in Sichaun trank sie regelmäßig Tee, dessen antioxidative Eigenschaften die Gesundheit fördern.

Bis ins hohe Alter blieb sie körperlich aktiv, indem sie sich an der Hausarbeit beteiligte oder in den Gärten ihrer Familie arbeitete und somit viel Zeit im Freien verbrachte.

Während viele Menschen durchs Leben hetzen, machte Fu das

Gegenteil: Sie lebte in einem Tempo, das ihr guttat, und führte ein ruhiges, einfaches Leben mit wenig Stress, was als zentraler Faktor für ihre Langlebigkeit angesehen wird. Der ländliche Lebensstil Sichuans bot ihr nicht nur saubere Luft und frisches Wasser, sondern auch eine Umgebung, die wenig Raum für Hektik ließ. Fu legte außerdem Wert auf ausreichenden Schlaf und hatte eine feste Routine, die ihren natürlichen Körperrhythmus unterstützte.

Wie viele Menschen in ihrer Generation könnte Fu Suqing auch von den Prinzipien der Traditionellen Chinesischen Medizin profitiert haben. Heilpflanzen spielten für sie eine große Rolle und trugen möglicherweise dazu bei, altersbedingten Krankheiten vorzubeugen.

Fu Suqings Langlebigkeit war vermutlich das Ergebnis eines harmonischen Zusammenspiels aus gesunder, einfacher Ernährung, regelmäßiger körperlicher Aktivität, einem stressfreien, ruhigen Lebensstil in einer natürlichen Umgebung sowie starker familiärer Unterstützung und sozialen Bindungen. Dazu kamen vermutlich genetische Schutzfaktoren, die sie vor altersbedingten Krankheiten bewahrten.

Fu Suqings Leben zeigt eindrucksvoll, dass Langlebigkeit nicht allein auf medizinische Fortschritte zurückzuführen ist, sondern auch auf die bewusste Pflege von Körper, Geist und sozialen Verbindungen.

AUSBLICK

WARUM KI UNSERE GESUNDHEITS-VERSORGUNG BESSER MACHEN KANN

Gestatten Sie mir abschließend einen kurzen Blick in die Zukunft – genauer gesagt auf die Möglichkeiten der künstlichen Intelligenz (KI), die derzeit auch im Gesundheitswesen in aller Munde ist. Vielleicht würden auch Sie zunächst mit Skepsis reagieren, wenn medizinische Empfehlungen nicht von einer Ärztin oder einem Arzt, sondern von einem Chatbot kommen. Diese Bedenken – oder gar Ängste – möchte ich Ihnen gerne zu nehmen versuchen. Denn gerade mit Blick auf geschlechtsspezifische Unterschiede in der Medizin, insbesondere im Bereich der Frauengesundheit, eröffnet KI spannende und zukunftsweisende Perspektiven. Sie birgt das Potenzial, Forschung, Diagnose und Therapie deutlich präziser und individueller zu gestalten.

Chronische Erkrankungen wie Diabetes, Bluthochdruck oder Herzschwäche erfordern eine kontinuierliche Begleitung. Moderne, KI-gestützte Wearables – etwa Smartwatches – können hierbei eine wertvolle Unterstützung sein: Sie erfassen laufend Vitalzeichen wie Herzfrequenz, Schlafrhythmus oder Aktivitätsniveau und geben frühzeitig Hinweise, wenn Werte aus dem Gleichgewicht geraten. Auf dieser Basis lassen sich Therapien wie die Insulindosierung oder die Blutdruckmedikation individuell anpassen. Darüber hinaus können solche Systeme persönliche Empfehlungen zu Ernährung, Bewegung und Stressbewältigung anbieten – ein leiser, aber beständiger Impuls für mehr Gesundheit im Alltag.

Auch in der Versorgungsforschung eröffnet die KI neue Horizonte.

Sie kann helfen, Krankheitsrisiken zu identifizieren und wirksame Präventionsstrategien zu entwickeln – nicht nur für Einzelne, sondern auch auf gesellschaftlicher Ebene. Indem sie große epidemiologische Datenmengen auswertet, lassen sich etwa Volkskrankheiten früher erkennen oder ganze Städte gesundheitsfördernd gestalten. Stellen Sie sich das einmal vor!

Um es Ihnen noch einmal in Erinnerung zu rufen: Der Patient ist männlich, und so werden Patientinnen vielerorts bislang behandelt. Traditionell basieren viele medizinische Datensätze auf männlich dominierten Studien, was dazu führt, dass Frauen und andere marginalisierte Gruppen unterrepräsentiert sind und zum aktuellen Zeitpunkt Verzerrungen (Bias) in der medizinischen Forschung und Praxis bestehen.

Das könnte allerdings bald der Vergangenheit angehören: Denn genau hier liegt die große Chance für die Frauengesundheit. Durch eine bewusste Einbeziehung geschlechtsspezifischer Daten kann KI diese Ungleichheiten reduzieren und genauere Diagnosen und Behandlungsstrategien ermöglichen. KI ist in der Lage, aus diversen Gesundheitsdaten geschlechtsspezifische Risikoprofile zu erstellen, Risikofaktoren früher zu identifizieren, eine entsprechende Prävention einzuleiten und die Diagnose verschiedener Erkrankungen möglichst zeitnah zu stellen. Durch die Analyse individueller Gesundheitsdaten kann KI zudem maßgeschneiderte Therapieansätze entwickeln.

KI kann bei der Entwicklung von Algorithmen weibliche und männliche Unterschiede berücksichtigen: Beispielsweise zeigen Frauen bei einem Herzinfarkt oft atypische Symptome. KI-gestützte Diagnosemodelle könnten diese besser erkennen.

KI kann auch helfen, hormonelle Schwankungen bei Frauen, vor allem in den sensiblen Lebensphasen, gezielt zu überwachen, indem sie Veränderungen im Hormonspiegel analysiert, sodass sich individuelle Schlussfolgerungen ableiten lassen, um bestimmte geschlechtsspezifische Risiken abschätzen zu können. Es gibt vielfältige praktische Anwendungen.

KI vermag aber nicht nur die Gesundheit von Frauen gezielt zu stärken und damit den Gender Health Gap zu überwinden, sie hat auch das Potenzial, das Leben älterer Menschen zu erleichtern und deren Lebensqualität entscheidend zu verbessern. So könnten KI-gestützte Roboter ältere Menschen in Zukunft bei ihren täglichen Aktivitäten unterstützen. Zudem kann KI Muster in verschiedenen Daten erkennen, die Frühwarnsignale generieren. Digitale Begleiter (Social-Companion-Technologien) fördern soziale Interaktionen und können Einsamkeit im Alter entgegenwirken. Haben Sie jemals über eine solche Option nachgedacht?

Besonders spannend ist auch die Perspektive im Bereich der Langlebigkeit. KI wird zunehmend in der Lage sein, die biologischen Mechanismen des Alterns besser zu entschlüsseln, indem sie riesige Datenmengen auswertet. Dadurch können therapeutische Konsequenzen gezogen und möglicherweise ganz neuartige Medikamente entwickelt werden, die einzelne Aspekte des Alterungsprozesses verlangsamen oder vielleicht sogar umkehren können. Experten arbeiten derzeit an einer Art »ChatGPT für Langlebigkeit«.

EIN PAAR WORTE ZUM SCHLUSS

Wir leben in einer Zeit, in der Frauen so lange leben können wie nie zuvor. Das ist ein evolutionärer Meilenstein. Wir Frauen haben die einmalige Möglichkeit, die vielen geschenkten Jahre mit Sinn, Freude, Vitalität und Herzlichkeit zu füllen. Ein langes Leben mit ganzem Herzen zu führen – das wünsche ich Ihnen. Und ich lade Sie ein, in den Dialog mit Ihrem Körper zu treten.

In den meisten Familien sind Frauen die Gesundheitsmanagerinnen. Sie kümmern sich, pflegen, koordinieren – und vergessen dabei oft sich selbst. Dieses Buch hat Sie, liebe Leserin, hoffentlich daran erinnert: Ihre Gesundheit braucht Ihre Aufmerksamkeit. Ihre Zeit. Ihre Liebe. Sozusagen »Me-Time«. Nehmen Sie Ihre Beschwerden ernst. Vertrauen Sie Ihrem Bauchgefühl. Hören Sie auf Ihre inneren Signale – Sie *sind* weise.

In diesem Buch habe ich versucht, evidenzbasierte Medizin mit einem ganzheitlichen Blick auf Körper, Geist und Seele zu verbinden. Denn wahre Gesundheit beginnt dort, wo Wissen auf Selbstfürsorge trifft. Ob nun unsere doppelten X-Chromosomen uns immunologisch so stärken, dass wir länger leben, oder ob unsere Eierstockfunktion uns älter werden lässt: Wahrscheinlich ist es die Kombination beider großer biologischen Vorteile.

Manche Tiere, wie bestimmte Wale, haben eine verlängerte Hormonproduktion und ein aktives Alter. Könnte das für Frauen eine ähnliche Bedeutung haben? Könnte eine maßgeschneiderte Hormontherapie die Menopause »hinauszögern« oder gar verhindern? Was wäre, wenn Frauen der Menopause entfliehen könnten? Ist eine genetische oder epigenetische Modifikation denkbar? Eine verlängerte Hormonproduktion könnte viele alterungsbedingte Erkrankungen hinauszögern. Theoretisch könnten Frauen, die weiterhin Östrogen produzieren, weniger vaskuläre Erkrankungen, weniger Demenz und eine stabilere Zellregeneration haben. Im wissenschaftlichen Sinne nennt man diesen Vorgang den »Menopausal escape«. Ob er in Kombination mit künstlicher Intelligenz und der geschlechtsspezifischen medizinischen Forschung zukünftige Generationen von Frauen noch langlebiger lassen wird, wird sich zeigen.

Dieser Gedanke öffnet ein riesiges Feld, sowohl medizinisch als auch philosophisch. Sollten Frauen »ewig fruchtbar« bleiben, oder gibt es vielleicht auch einen biologischen Sinn hinter der Menopause? Wie stehen Sie dazu? Wäre ein längeres Leben ohne Menopause für Sie erstrebenswert? Oder denken Sie, dass die Natur hier eine sinnvolle Grenze gesetzt hat?

Das Beispiel der Menopause ist ja nicht nur ein biologisches, sondern auch ein kulturelles und philosophisches Thema. Manche sehen die Menopause als eine »biologische Begrenzung«, andere als eine bewusste evolutionäre Entscheidung der Natur, um Frauen eine Rolle jenseits der Fortpflanzung zu ermöglichen – als Großmütter, Mentorinnen und Wissensbewahrerinnen für die Gemeinschaft. Vielleicht ist das genau der Punkt, an dem Wissenschaft und Philosophie sich begegnen: Sollten wir biologisch optimieren, was möglich ist, oder hat jedes Stadium seinen eigenen Wert und Sinn? Ich persönlich möchte die Natur (für mich) respektieren; das tue ich im Kleinen und im Großen. Aber manchmal debattiere ich hier mit mir.

In seinem Buch *Lebensprinzipien* beschreibt Rüdiger Dahlke die zwölf archetypischen Kräfte, die unser Leben prägen, und zeigt, wie wir im Einklang mit ihnen wachsen können. Er verbindet psychologische, spirituelle und gesundheitliche Aspekte, um ein tieferes Verständnis für persönliche Herausforderungen und Potenziale zu vermitteln.

Gestatten Sie mir einen Kommentar zum Steinbock-Prinzip: Es lehrt, dass das Alter eine Zeit ist, in der wir Weisheit erlangen und uns auf das Wesentliche konzentrieren. Wir haben gelernt, Disziplin und Achtsamkeit für Körper und Geist zu pflegen sowie unsere gesellschaftliche Verantwortung bewusst wahrzunehmen. Dahlkes Sichtweise auf das Altern ist nicht negativ oder defizitorientiert, sondern bewusst und wertschätzend.

Im Vorwort zu diesem Buch habe ich Sie zu einem kleinen Gedankenexperiment eingeladen, bei dem Sie mit jedem Geburtstag ein Jahr jünger werden. Zum Steinbock-Prinzip gehört es, die Endlichkeit des Lebens anzunehmen – ohne Angst, vielmehr mit Würde. Und falls Sie sich jetzt fragen, wie ich überhaupt zu dem Thema gekommen bin, dann kann ich nur sagen: Das Thema liegt in meiner Natur.

Führen Sie ein herzliches und das bestmögliche Leben! Lassen Sie es sich gut gehen, leben Sie einfach IHR Leben und seien Sie Mensch!

QUELLENNACHWEIS

KAPITEL 1

https://academic.oup.com/genetics/article/210/3/1109/5931081

https://www.age.mpg.de/was-ist-altern

https://www.bmbf.de/bmbf/shareddocs/kurzmeldungen/de/sport-senkt-herz-kreislauf-risiko.html

Buettner D. *The Blue Zones: 9 Lessons for Living Longer From the People Who've Lived the Longest*, 2. Aufl., National Geographic Society, Washington, D.C., 2012.

Dattani S, Rodes-Guirao L, Ritchie H et al. *Life Expectancy.* In: *Our World in Data*, 2013, https://ourworldindata.org/life-expectancy

De Benedictis G, Franceschi C. *The unusual genetics of human longevity.* Sci Aging Knowledge Environ (2006); 10: 20.

www.deutsche-longevity-gesellschaft.de/blue-zones

Dong X, Milholland B, Vijg J. *Evidence for a limit to human lifespan.* Nature (2016); 538(7624): 257–259.

https://www.focus.de/gesundheit/news/wo-die-hundertjaehrigen-leben-altersforschung_id_1714832.html

Hawkes K, O'Connell JF, Blurton Jones NG et al. *Grandmothering, menopause, and the evolution of human life histories.* Proceedings of the National Academy of Sciences (1998); 95(3): 1336–1339.

Jasilionis D, van Raalte AA, Klüsener S et al. *The underwhelming German life expectancy.* Eur J Epidemiol (2023); 38: 839–850.

Johnson AA, Shokhirev MN, Shoshitaishvili B. *Revamping the evolutionary theories of aging.* Ageing Research Reviews (2019); 55: 100 947.

Kaeberlein M. *How healthy is the healthspan concept?* Geroscience (2018); 40(4): 361–364.

Kirkwood TBL. *Evolution of ageing.* Nature (1977); 270 (5635): 301–304.

Lopez-Otin C, Blasco MA, Partridge L et al. *The hallmarks of aging.* Cell (2013); 153(6): 1194–1217.

Melzer D, Pilling LC, Ferrucci L. *The genetics of human ageing.* Nat Rev Genet (2020); 21(2): 88–101.

https://www.nationalgeographic.de/geschichte-und-kultur/2020/10/zu-besuch-in-japans-dorf-der-hundertjaehrigen

Poulain M, Herm A, Pes G. *The Blue Zones: areas of exceptional longevity around the world.* Vienna Yearbook of Population Research 2013; 11: 87–108.

https://www.quarks.de/gesundheit/medizin/gender-health-gap/

Robert Koch-Institut (RKI): Gesundheitsberichterstattung und Altersstudien.

Ruge N. *Verjüngung ist möglich: Wissenschaftlich erforscht – was wirklich hilft (Gesund im Alter).* Gräfe und Unzer, München 2021.

https://de.statista.com/infografik/24461/zahl-der-menschen-weltweit-ueber-100/

https://de.statista.com/infografik/31661/anzahl-der-menschen-im-alter-von-100-oder-mehr-jahren-in-deutschland

https://de.statista.com/statistik/daten/studie/227318/umfrage/weltweite-lebenserwartung-bei-geburt-nach-geschlecht/

https://de.statista.com/statistik/daten/studie/273406/umfrage/entwicklung-der-lebenserwartung-bei-geburt-in-deutschland-nach-geschlecht/

https://de.statista.com/themen/47/lebenserwartung/#topicOverview

Williams GC. *Pleiotropy, natural selection, and the evolution of senescence.* Evolution (1957); 11(4): 398–411.

KAPITEL 2

www.age.mpg.de/de/kommunikation/neuigkeiten/detail/weniger-essen-laenger-leben-aber-warum

www.age.mpg.de/langer/forschung

Ammerpohl O, Bens S, Siebert R. *Der Über-Code der DNA: epigenetische Mechanismen und deren Bedeutung für die Entstehung von Krankheiten: The master-code of DNA: epigenetic mechanisms and their role for the development of diseases.* LaboratoriumsMedizin (2013); 37(6): 317–328.

Arsenis NC, You T, Ogawa EF. *Physical activity and telomere length: Impact of aging and potential mechanisms of action.* Oncotarget (2017); 8(27): 45008–45019.

Attia P. *Outlive: Wie wir länger und besser leben können, als wir denken. Das Standardwerk vom führenden Mediziner zur Langlebigkeit.* Ullstein, Berlin 2024.

Bachl N, Lercher P, Schober-Halper B. *Das »Phänomen« Altern.* In: dies. *Bewegt Altern*. Springer, Berlin/Heidelberg 2020.

Bailey RL, Gahche JJ, Lentino CV et al. *Dietary supplement use in the United States, 2003–2006.* J Nutrition (2011); 141(2): 261–266.

Blackburn, EH, Epel ES. *The Telomere Effect: A Revolutionary Approach to Living Younger, Healthier, Longer.* Grand Central Publishing, New York 2017.

Bucciardini R, Ferrelli RM, Giammarioli AM et al. *Health inequalities: a Research Positioning Exercise at the National Institute of Health, Italy.* Eur J Publ Health (2019); 29(5): 943–947.

Chedekel L. *Boston University Researchers Identify Genetic Signatures of Human Exceptional Longevity.* Boston University Medical Campus, Boston 2010.

Chen R, Zhan Y. *Association between telomere length and Parkinson's disease: a Mendelian randomization study.* Neurobiol Aging (2020); S 0197–4580(20): 30235–30239.

Deledda A, Giordano E, Velluzzi F et al. *Mitochondriale Alterung und senolytische Naturprodukte mit schützendem Potenzial.* Int J Mol Sci (2022); 23(24): 16219.

Della Torre S, Mitro N, Fontana R. *Sexual dimorphism in the control of energy balance and lipid metabolism: Mechanisms and implications.* Front Endocrinol (2018); 9: 52.

de Oliveira MR, Nabavi SM, Braidy N et al. *Quercetin und die Mitochondrien: Eine mechanistische Sicht.* Biotechnol Adv. (2016); 34(5): 532–549.

www.deutschlandfunk.de/epigenetik-wo-der-hunger-seine-spuren-im-fetalen-erbgut-100.html

Diener E, Chan MY. *Happy People Live Longer: Subjective Well-Being Contributes to Health and Longevity.* Applied Psychology: Health and Well-Being 2011; 3: 1–43.

Dihlmann S, Böckler D, Peters AS. *Altersbedingte Dysfunktion von Mitochondrien – Ursache und therapeutisches Ziel kardiovaskulärer Erkrankungen.* Gefäßchirurgie (2022); 27: 253–260.

Drummond MJ, Rasmussen BB. *Leucine-enriched nutrients and the regulation of mammalian target of rapamycin signaling and human skeletal muscle protein synthesis.* Current Opinion in Clinical Nutrition and Metabolic Care (2008); 11(3): 222–226.

Fadnes LT, Økland JM, Haaland ØA, Johansson KA. *Correction: Estimating impact of food choices on life expectancy: A modeling study.* PLoS Medicine (2022); 19(3): e1003962.

Fang X, Wu H, Wei J et al. *Forschungsfortschritt zu den pharmakologischen Wirkungen von Berberin auf Mitochondrien.* Front Endocrinol (2022); 13: 982 145.

Finkel, T. *The metabolic regulation of aging.* Nature Medicine (2015); 21(12): 1416–1423.

Fitzgerald KN, Hodges R, Hanes D et al. *Potential reversal of epigenetic age using a diet and lifestyle intervention: a pilot randomized clinical trial.* (2024); 16(5): 4943–4945.

https://www.focus.de/gesundheit/longevity/anti-aging-fuer-jede-zellegezielt-juenger-werden-telomere-hegen-und-pflegen-7-neue-regeln_id_11042604.html

https://www.focus.de/gesundheit/longevity/den-alterungsprozess-stoppen-welche-rolle-spielt-nad_id_190273886.html

www.foryouehealth.de/longevity

Franzek EJ, Sprangers N, Janssens AC et al. *Prenatal exposure to the 1944–45 Dutch ›hunger winter‹ and addiction later in life.* Addiction (2008); 103(3): 433–438.

www.geo.de/wissen/gesundheit/22213-rtkl-epigenetik-wie-wir-unsere-gene-beeinflussen-koennen

Golbidi S, Laher I. *Exercise and the aging endothelium.* J Amer Heart Assoc (2020); 9(15): e017212.

Hayflick L. *Biological aging is no longer an unsolved problem.* Annals of the New York Academy of Sciences (2007); 1100(1): 1–13.

Houston DK, Nicklas BJ, Ding J et al. *Dietary protein intake is associated with lean mass change in older, community-dwelling adults: The Health, Aging, and Body Composition (Health ABC) Study.* Amer J Clin Nutrition (2008); 87(1): 150–155.

https://intelligent-mind.de/telomere-und-alterung-einblicke-in-die-zellbio logie

Keeney RL. *Personal Decisions Are the Leading Cause of Death.* Operations Research (2008); 56(6): 1335–1347.

Kim IY, Schutzler S, Schrader A et al. *Protein intake distribution pattern does not affect anabolic response, lean body mass, muscle strength or function over 8 weeks in older adults: A randomized-controlled trial.* Clin Nutrition (2018);37(2): 488–493.

Klopstock T, Priglinger C, Yilmaz A et al. *Mitochondriale Erkrankungen.* Dtsch Ärztebl (2021); 118: 741–748.

Labbadia J, Morimoto RI. *The biology of proteostasis in aging and disease.* Annual Review of Biochemistry (2015); 84: 435–464.

https://www.leibniz-fli.de/de/warum-altern-wir

Levine B, Kroemer G. *Autophagy in the pathogenesis of disease.* Cell (2008); 132(1): 27–42.

Levine ME, Suarez JA, Brandhorst S. *Low protein intake is associated with a major reduction in IGF-1, cancer, and overall mortality in the 65 and younger but not older population.* Cell Metabolism (2014); 19(3): 407–417.

Longo VD, Mattson MP. *Fasting: Molecular mechanisms and clinical applications.* Cell Metabolism (2014); 19(2): 181–192.

Lopez-Otin C, Blasco MA, Partridge L et al. *The hallmarks of aging.* Cell (2013); 153(6): 1194–1217.

Lucas-Sánchez A, Almaida-Pagán PF, Tocher DR. *Age-Related Changes in*

Mitochondrial Membrane Composition of Nothobranchius rachovi. The Journals of Gerontology, Series A (2014); 69A(2): 142–151.

Lumey LH, Stein DA, Kahn HS et al. *Cohort profile: the Dutch Hunger Winter families study.* Int J Epidemiol (2007); 36(6): 1196–1204.

Luy M. *Leben Frauen länger oder sterben Männer früher?* Public Health Forum (2006); 14(50): 18–20.

Luy M. *The impact of biological factors on sex differences in life expectancy: insights gained from a natural experiment.* In: Dinges M, Weigl A (Hg.): *Gender-specific life expectancy in Europe 1850–2010*, Steiner, Stuttgart 2016, 17–46.

Luy M. *Understanding the cross-sectional association between life expectancy and healthy life years: the CroHaM hypothesis.* VID Working Papers (2020).

Luy M (Hg.). *The male-female health-mortality paradox: research report of the ERC project HEMOX*. VID Forschungsbericht 40. Österreichische Akademie der Wissenschaften. Wien 2021.

Madeo F, Carmona-Gutierrez D, Hofer SJ, Kroemer G. *Caloric restriction mimetics against age-associated disease: Targets, mechanisms, and therapeutic potential.* Cell Metabolism (2019); 29(3): 592–610.

Madeo F, Zimmermann A, Maiuri MC, Kroemer G. *Essential role for autophagy in life span extension.* J Clin Invest (2015); 125(1): 85–93.

Martin H. *Autophagie: Können sich durch Fasten Körperzellen selbst reinigen?* UGB Vereine für unabhängige Gesundheitsberatung (2017), https://www.ugb.de/exklusiv/fragen-service/autophagie-fasten/

Mehrabani S, Bagherniya M, Askari G et al. *Die Wirkung von Fasten oder Kalorienbeschränkung auf die Mitophagie-Induktion: eine Literaturübersicht.* J Cachexia Sarcopenia Muscle (2020); 11(6): 1447–1458.

Melhuish Beaupre LM, Brown GM, Braganza NA et al. *Die Rolle der Mitochondrien im Schlaf: Neue Erkenntnisse aus Studien zu Schlafentzug und -einschränkung.* World J Biol Psychiatry (2022); 23(1): 1–13.

www.mpg.de/11396064/epigenetik-vererbung

Porter C, Reidy PT, Bhattarai N et al. *Widerstandstraining verändert die mitochondriale Funktion im menschlichen Skelettmuskel.* Med Sci Sports Exerc (2015); 47(9): 1922–1931.

Puhlmann LMC, Valk SL, Engert V et al. *Association of Short-term Change in Leukocyte Telomere Length With Cortical Thickness Change and Outcomes of Mental Training Among Healthy Adults.* JAMA Network Open (2019); 2(9): e199687.

https://www.quarks.de/gesundheit/medizin/so-frueh-beginnen-wir-zu-altern/

Roesch DM. *Effects of selective estrogen receptor modulators on cellular function in health and disease.* Biochem Pharmacol (2006); 72(7): 879–888.

Rolland Y, Czerwinski S, van Kan GA, Morley JE. *Sarcopenia: Its assessment, etiology, pathogenesis, consequences and future perspectives.* J Nutrition, Health & Aging (2008); 12(7): 433–450.

Rubinsztein DC, Mariño G, Kroemer G. *Autophagy and aging.* Cell (2011); 146(5): 682–695.

Sack MN, Finkel T. *Mitochondrialer Stoffwechsel, Sirtuine und Alterung.* Cold Spring Harb Perspect Biol (2012); 4(12): a013102.

Schellnegger M, Lin AC, Hammer N, Kamolz LP. *Physical Activity on Telomere Length as a Biomarker for Aging. A Systematic Review.* Sports Med Open (2022); 8(1): 111.

Sebastiani P, Solovieff N, Dewan AT et al. *Genetic signatures of exceptional longevity in humans.* PLoS One (2012); 7(1): e29848.

Sommerlad A, Sabia S, Singh-Manoux A et al. *Association of social contact with dementia and cognition: 28-year follow-up of the Whitehall II cohort study.* PLoS Med (2019); 16(8): e1002862.

Sorriento D, Di Vaia E, Iaccarino G. *Körperliche Bewegung: Ein neuartiges Mittel zum Schutz der mitochondrialen Gesundheit.* Front Physiol (2021); 12: 660 068.

www.spektrum.de/news/epigenetik-wie-sport-unsere-zellen-veraendert/1735906

Tian G, Sawashita J, Kubo H et al. *Ubiquinol-10 supplementation activates mitochondria functions to decelerate senescence in senescence-accelerated mice.* Antioxid Redox Signal (2014); 20(16): 2606–2620.

Von Koh. *Was uns Lebensjahre raubt.* DKFZ Pressemitteilung Nr. 38 (2014).

Waddell J, Khatoon R, Kristian T. *Zelluläre und mitochondriale NAD-Homöostase bei Gesundheit und Krankheit.* Cells (2023); 12(9): 1329.

Wu N, Yang M, Gaur U et al. *Alpha-Ketoglutarat: Physiologische Funktionen und Anwendungen.* Biomol Ther (2016); 24(1): 1–8.

Zerres K, Eggermann T. *Genetik und Epigenetik.* Bundesgesundheitsbl. (2014); 57: 1047–1053.

Zhao L. *Epigenetik: Wenn wir Traumata vererben.* Deutsche Welle (2019).

KAPITEL 3

Baker JM, Al-Nakkash L, Herbst-Kralovetz MM. *Estrogen-gut microbiome axis: Physiological and clinical implications.* Maturitas (2017); 193: 45–53

Caldarelli M, Rio P, Marrone A et al. *Inflammaging: The Next Challenge – Exploring the Role of Gut Microbiota, Environmental Factors, and Sex Differences.* Biomed (2024); 12(8): 1716.

Candore G, Accardi A, Aiello A et al. *Sex and Gender in Ageing and Longevity:*

Highlights From an International Course. Transl Med UniSa (2024); 26(1): 15–29.

https://www.cell.com/trends/microbiology/fulltext/S0966-842X(24)00328-7

Condori-Catachura S, Ahannach S, Ticlla M et al. *Diversity in women and their vaginal microbiota.* Trends Microbiol (2025): S0966–842X(24)00328–7.

Davis EJ, Lobach I, Dubal DB. *Female XX sex chromosomes increase survival and extend lifespan in aging mice.* Aging Cell (2019); 18(1): e12871.

Ghosh TS, Shanahan F, O'Toole PW. *The gut microbiome as a modulator of healthy ageing.* Nat Rev Gastroenterol Hepatol (2022); 19: 565–584

Hutchinson AN, Bergh C, Kruger K et al. *The Effect of Probiotics on Health Outcomes in the Elderly: A Systematic Review of Randomized, Placebo-Controlled Studies.* Microorganisms (2021); 9(6): 1344.

https://isala.be/

Kim YS, Unno T, Kim BY, Park MS. *Sex Differences in Gut Microbiota.* World J Mens Health (2020); 38(1): 48–60.

Lazou-Ahrén I, Björklund M, Molin G et al. *Probiotic-Reduced Inflammaging in Older Adults: A Randomized, Double-Blind, Placebo-Controlled Trial.* Probiotics Antimicro Proteins (2024).

Minhoo Kim A, Bérénice A, Benayoun T. *The microbiome: An emerging key player in aging and longevity.* Translat Med Aging (2020); 4: 103–116

Narasimhan H, Ren CC, Deshpande S, Sylvia KE. *Young at Gut—Turning Back the Clock with the Gut Microbiome.* Microorganisms (2021); 9(3): 555.

https://www.nd-aktuell.de/artikel/1147754.ein-erotisches-schauspiel.html

https://www.omni-biotic.com/de-de/blog/antibiotika-koerper-nebenwirkungen/

Poser M, Sing KEA, Ebert T et al. *The rosetta stone of successful ageing: does oral health have a role?* Biogerontology (2023); 24(6): 867–888.

Rehman T. *The Role of the Gut Microbiome in Age-Related Chronic Inflammation and Immunosenescence.* Endocr Metab Immune Disord Drug Targets (2012); 12(4): 361–367.

Sharpton SR, Schnabl B, R Knight, R Loomba. *Current concepts, opportunities, and challenges of gut microbiome-based personalized medicine in nonalcoholic fatty liver disease.* Cell Metab (2021); 33(1): 21–32.

KAPITEL 4

https://www.aerztezeitung.de/Medizin/Betablocker-nach-Herzinfarkt-Was-die-neuen-kontroversen-Ergebnisse-bedeuten-460014.html

Bairey Merz C, Pepine CJ, Walsh MN, Fleg JL. *Ischemia and no obstructive coronary artery disease (INOCA) in women.* Circulation (2017); 135(11): 1075–1092.

Bellut-Staeck U. *Die Mikrozirkulation und ihre Bedeutung für alles Leben. Aktuelle Erkenntnisse zu lebenswichtigen Funktionen von Endothelzellen.* Springer, Berlin/Heidelberg 2022.

www.biologicum.info/mikrozirkulation

Chandramouli C, Ting TW, Tromp J et al. *Sex differences in proteomic correlates of coronary microvascular dysfunction among patients with heart failure and preserved ejection fraction.* Eur J Heart Fail (2022); 24(4): 681–684.

Eifert S, Kirschner-Brouns S. *Herzsprechstunde: Warum das weibliche Herz anders ist und wie es gesund bleibt – Hormone, seelische Einflüsse, Risikofaktoren: So schützen Sie Ihr Herz.* C. Bertelsmann, München 2023.

Erhardsson M, Ljung Faxén U, Venkateshvaran A et al. *Regional differences and coronary microvascular dysfunction in heart failure with preserved ejection fraction.* ESC Heart Fail (2023); 10(6): 3729–3734.

www.gastrozentrum.ch/patienten/erkrankungen/duenndarm/angiodysplasien/

www.gefaesschirurgie.tirol-kliniken.at/page.cfm?vpath=leistungen/mikrozirkulationsstoerung

www.gesunder-herz-kreislauf.de/mikrozirkulationsstoerungen-wenn-die-mikrogefaesse-streiken

www.healthokay.info/angiodysplasie-ursachen-symptome-behandlung-diagnose/

www.herzstiftung.de/infos-zu-herzerkrankungen/angina-pectoris/symptome/mikrovaskulaere-dysfunktion

Humphries KE, Izadnegahdar M, Sedlak M. *ESC Scientific Document Group. 2024 ESC Guidelines for the management of chronic coronary syndromes.* Eur Heart J (2024); 45(36): 3415–3537.

Ji H, Kim A, Ebinger JE et al. *Sex Differences in Blood Pressure Trajectories Over the Life Course.* JAMA Cardiol (2020); 5(3): 19–26. Erratum in: JAMA Cardiol (2020); 5(3): 364.

Kristenson M, Kucinskiene Z, Bergdahl B, Orth-Gomér K. *Risk factors for coronary heart disease in different socioeconomic groups of Lithuania and Sweden—the LiVicordia study.* Scand J Publ Health (2001); 29(2): 140–150.

Kristenson M, Olsson AG, Kucinskiene Z. *Attenuated cortisol response to a standardized stress test in Lithuanian versus Swedish men: The LiVicordia Study.* Intern J Behav Med (1998); 5(1): 17–30.

Kunutsor SK, Khan H, Nyyssönen K, Laukkanen JA. *Lipoprotein (a) and risk of sudden cardiac death in middle-aged Finnish men: A new prospective cohort study.* Int J Cardiol (2016); 220: 718–725.

Legato M. *The Principles of Gender-specific Medicine.* Academic Press by Elsevier, New York u. a. 2018.

Lutz M. *Koronare mikrovaskuläre Dysfunktion: Nicht auf dem diagnostischen Radar.* Dtsch Arztebl (2021); 118(15): [6].

www.medizin-kompakt.de/intestinale-angiodysplasie

www.medizin-wissen-online.de/index.php/chirurgie/gefaesschirurgie/angiodysplasie

Peters SAE, Colantonio LD, Chen L et al. *Sex Differences in Incident and Recurrent Coronary Events and All-Cause Mortality.* J Amer Coll Cardiol (2020); 76(15): 1751–1760.

Regitz-Zagrosek V, Gebhard C. *Gender medicine: effects of sex and gender on cardiovascular disease manifestation and outcomes.* Nat Rev Cardiol (2023); 20: 236–247.

Riley RF, Batchelor WB, Goldstein JA et al. *The 2021 AHA/ACC Guideline for the Evaluation and Diagnosis of Chest Pain: An Interventionalist's Viewpoint.* J Soc Cardiovasc Angiogr Interv (2022); 1(3): 100 305.

Vogel B, Acevedo M, Appelman Y et al. *The Lancet women and cardiovascular disease Commission: reducing the global burden by 2030.* The Lancet (2023); 397(10292): 2385–2438.

KAPITEL 5

Black R, Kniveton D, Skeldon R et al. *Demographics and Climate Change: Future Trends and Their Policy Implications for Migration.* Development Research Centre on Migration, Globalisation and Poverty, Brighton, UK 2008.

Cammu H, Martens G. *Postmenopausal women with urinary incontinence have a lower quality of life and are at risk for depressive symptoms.* Maturitas (2009); 64(4): 290–295.

Chiarelli PE, Mackenzie LA. *Urinary incontinence is associated with an increase in falls: a systematic review.* Aust J Physiother (2007); 53(2): 89–95.

Clougherty JE. *A growing role for gender analysis in air pollution epidemiology.* Environ Health Perspect (2010); 118(2): 167–176.

Cohen AJ, Brauer M, Burnett R et al. *Estimates and 25-year trends of the global burden of disease attributable to ambient air pollution: an analysis of data from the Global Burden of Disease Study 2015.* The Lancet (2017); 389(10082): 1907–1918.

Cosman F, Crittenden DB, Adachi JD et al. *Romosozumab Treatment in Postmenopausal Women with Osteoporosis.* N Engl J Med (2016); 375(16): 1532–1543.

Coyne KS, Sexton CC, Thompson CL et al. *The prevalence of lower urinary tract symptoms (LUTS) in the USA, the UK and Sweden: results from the Epidemiology of LUTS (EpiLUTS) study.* BJU Int (2009); 104(3): 352–360.

Dankelman I. *Gender and Climate Change: An Introduction.* Routledge, London 2010.

Dawson-Hughes B, Dallal GE, Krall EA et al. *A controlled trial of the effect of calcium supplementation on bone density in postmenopausal women.* N Engl J Med (1990); 323(13): 878–883.

Gabriel K, Endlicher W. *Urban and rural mortality rates during heat waves in Berlin and Brandenburg, Germany.* Environ Pollut (2011); 159(8–9): 2044–2050.

Gartlehner G, Patel SV, Feltner C et al. *Hormone Therapy for the Primary Prevention of Chronic Conditions in Postmenopausal Women.* JAMA (2017); 318(22): 2234.

Go AS, Chertow GM, Fan D et al. *Chronic kidney disease and the risks of death, cardiovascular events, and hospitalization.* N Engl J Med. (2004); 351(13): 1296–1305.

Hajat S, Armstrong BG, Gouveia N, Wilkinson P. *Mortality displacement of heat-related deaths: a comparison of Delhi, São Paulo, and London.* Epidemiology (2005); 16(5): 613–620.

Haran JP, McCormick BA. *Aging, Frailty, and the Microbiome: How Dysbiosis Influences Human Aging and Disease.* Gastroenterol (2021); 160(2): 507–523.

www.herzstiftung.de/service-und-aktuelles/presse/pressemitteilungen/herz patienten-hitze

Hunter PR, MacDonald AM, Carter RC. *Water supply and health.* PLoS Med (2010); 7(11): e1000361.

IPCC (Intergovernmental Panel on Climate Change). *Climate Change 2022: Impacts, Adaptation, and Vulnerability.* Working Group II Contribution to the Sixth Assessment Report, 2022.

iucn.org/resources/issues-brief/gender-and-climate-change

Jha V, Garcia-Garcia G, Iseki K et al. *Chronic kidney disease: global dimension and perspectives.* The Lancet (2013); 382(9888): 260–272.

www.krebsinformationsdienst.de/aktuelles/detail/welche-krebsarten-in-welchem-lebensalter-am-haeufigsten-sind

Leipe J, Holle JU, Weseloh C et al. im Auftrag der Kommission Pharmakotherapie der Deutschen Gesellschaft für Rheumatologie e. V. (DGRh). *Empfehlungen der Deutschen Gesellschaft für Rheumatologie zum Management der Glucocorticoid-induzierten Osteoporose.* Z Rheumatol (2021); 80(7): 670–687. Erratum in: Z Rheumatol (2022); 81(3): 263

leitlinien.dv-osteologie.org/kapitel/9-therapie

McMichael AJ, Woodruff RE, Hales S. *Climate change and human health: present and future risks.* The Lancet (2006); 367(9513): 859–869.

Milsom I, Altman D, Cartwright R et al. *Epidemiology of urinary (UI) and faecal (FI) incontinence and pelvic organ prolapse (POP).* ICS/IUGA 6th International Consultation on Incontinence 2017.

Mladenka P, Macakova K, Kujovska Krcmova L et al. *Vitamin K – sources, physiological role, kinetics, deficiency, detection, therapeutic use, and toxicity.* Nutr Rev. (2022); 80(4): 677–698.

Nitti VW. *The prevalence of urinary incontinence.* Rev Urol (2001); (Suppl 1): S2–S6.

Nygaard I, Barber MD, Burgio KL et al. *Pelvic floor disorders in women: epidemiology and risk factors.* Obstet Gynecol (2008); 111(3): 687–708.

Prüss-Ustün A, Bos R, Gore F, Bartram J. *Safer water, better health: Costs, benefits and sustainability of interventions to protect and promote health.* World Health Organization, Genf 2008.

S3 Leitlinie Peri- und Postmenopause-Diagnostik und Interventionen unter Federführung der Deutschen Gesellschaft für Gynäkologie und Geburtshilfe (AWMF Registernummer 016–062).

Shea KM, Barger K, Booth SL et al. *Vitamin K status, all-cause mortality, and cardiovascular disease in adults with chronic kidney disease: the Chronic Renal Insufficiency Cohort.* Am J Clin Nutr (2022); 115(3): 941–948.

Simes DC, Viegas CSB, Araujo N et al. *Vitamin K as a Diet Supplement with Impact in Human Health: Current Evidence in Age-Related Diseases.* Nutrients (2020); 12(1): 138.

Tinetti ME, Williams CS. *Falls, injuries due to falls, and the risk of admission to a nursing home.* N Engl J Med (1997); 337(18): 1279–1284.

UN Environment Programme (UNEP). *Global Gender and Environment Outlook.* UN Environment, Nairobi 2016.

https://www.unep.org/resources/report/global-gender-and-environment-outlook-ggeo

Zhang ZF, Yang JL, Jiang HC et al. *Updated association of tea consumption and bone mineral density: A meta-analysis.* Medicine (Baltimore) (2017); 96(12): e6437.

KAPITEL 6

Aviv A, Shay JW. *Reflections on telomere dynamics and ageing-related diseases in humans.* Philos Trans R Soc Lond B Biol Sci. (2018); 373(1741): 20 160 436.

Banaszewska B, Wrotyńska-Barczyńska J, Spaczynski RZ et al. *Effects of Resveratrol on Polycystic Ovary Syndrome: A Double-blind, Randomized, Placebo-controlled Trial.* J Clin Endocrinol Metab (2016); 101(11): 4322–4328.

Barrett-Connor E, Slone S, Greendale G et al. *The Postmenopausal Estrogen/Progestin Interventions Study: Primary Outcomes in Adherent Women.* Maturitas (1997); 27(3): 261–274.

Bellamy L, Casas JP, Hingorani AD, Williams DJ. *Pre-eclampsia and risk of cardiovascular disease and cancer in later life: Systematic review and meta-analysis.* BMJ (2007); 335(7627): 974.

Black DM, Cummings SR, Genant HK et al. *Axial and Appendicular Bone Density Predict Fractures in Older Women.* J Bone Miner Res (1992); 7(6): 633–638.

Candore G, Accardi G, Aiello A et al. *Sex and Gender in Ageing and Longevity: Highlights From an International Course.* Transl Med UniSa (2024); 26(1): 15–29.

Chrousos GP. *Stress and disorders of the stress system.* Nat Rev Endocrinol (2009); 5(7): 374–381.

Effects of Estrogen or Estrogen/Progestin Regimens on Heart Disease Risk Factors in Postmenopausal Women. The Postmenopausal Estrogen/Progestin Interventions (PEPI) Trial. JAMA (1995); 273(3): 199–208.

Hays J, Hunt JR, Hubbell FA et al. *The Women's Health Initiative Recruitment Methods and Results.* Ann Epidemiol (2003); 13(9 Suppl): 18–77.

Heiss G, Wallace R, Anderson GA et al. *Health risks and benefits 3 years after stopping randomized treatment with estrogen and progestin.* JAMA (2008); 299(9): 1036–1045.

Herrington DM, Reboussin DM, Brosnihan KB et al. *Effects of estrogen replacement on the progression of coronary-artery atherosclerosis.* N Engl J Med (2000); 343(8): 522–529.

Johnson S, Mebane-Sims I, Hogan PE et al. *Recruitment of Postmenopausal Women in the PEPI Trial. Postmenopausal Estrogen/Progestin Interventions.* Control Clin Trials (1995); 16(4 Suppl): 20S–35S.

Klein SL, Flanagan KL. *Sex differences in immune responses.* Nat Rev Immunol (2016); 16(10): 626–638.

Melmed S, Polonsky KS, Reed Larsen P, Kronenberg HM (Hg.). *Williams Textbook of Endocrinology.* 13. Aufl., Elsevier, Philadelphia 2015: Section VI: Endocrinology and the Life Span und Section VI C: Adult, 27. Endocrinology and Aging.

Mendelsohn ME, Karas RH. *The protective effects of estrogen on the cardiovascular system.* New Engl J Med (2005); 352(11): 1136–1149.

Prentice RL, Anderson GL. *The Women's Health Initiative: Lessons Learned.* Annu Rev Publ Health (2008); 29: 131–150.

Riggs BL, Hartmann LC. *Selective estrogen-receptor modulators: Mechanisms of action and application to clinical practice.* N Engl J Med (2003); 348(7): 618–629.

Rossouw JE, Anderson GL, Prentice RL et al. *Risks and benefits of estrogen plus progestin in healthy postmenopausal women: Principal results from the Women's Health Initiative randomized controlled trial.* JAMA (2002); 288(3): 321–333.

Simone G, de Mancuso P, Bachetti T. *Impact of menopause on insulin resistance.* J Endocrin Invest (2018); 41(7): 715–722.

Szoeke C. *Secrets of Women's Healthy Ageing: Living Better, Living Longer.* Melbourne University Press, Melbourne 2021.

Tobias DK, Stuart JJ, Li S et al. *Association of history of gestational diabetes with long-term cardiovascular disease risk in a large prospective cohort of US women.* JAMA Intern Med (2017); 177(12): 1735–1742.

Trias-Llimós S, Rentería E, Rutigliano R. *Deciphering the sex gap in global life expectancy: the impact of female-specific cancers 1990–2019.* JNCI (2024); 116(12): 1934–1941.

Vina J, Borrás C, Gambini J et al. (2007). *Why females live longer than males: Control of longevity by sex hormones.* Sci Aging Knowledge Environ (2005); 23: pe17.

Zeiher A, Braun T. *Mosaic loss of Y chromosome during aging. Spread of Y chromosome aneuploidy in myeloid cells with age promotes cardiac fibrosis.* Science (2022); 377 (6603): 266–267.

KAPITEL 7

Antonucci TC, Ajrouch KJ, Birditt KS. *The convoy model: Explaining social relations from a multidisciplinary perspective.* The Gerontologist (2014); 54(1): 82–92.

Baker FC, Lampio L, Saaresranta T, Polo-Kantola P. *Sleep and Sleep Disorders in the Menopausal Transition.* Sleep Med Clin (2018); 13(3): 443–456.

Baker TA, Buchanan NT, Mingo CA. *Reconceptualizing successful aging among Black women and the role of social support networks.* Gerontologist (2015); 55(1): 51–57.

Barzilai N, Crandall JP, Kritchevsky SP, Espeland MA. *Metformin as a Tool to Target Aging.* Cell Metab (2016); 23(6): 1060–1065.

Buettner D. *The Blue Zones: 9 Lessons for Living Longer From the People Who've Lived the Longest*, 2. Aufl., National Geographic Society, Washington, D.C., 2012.

https://www.businessinsider.de/wissenschaft/metformin-scheint-krebs-zu-verhindern-und-das-altern-zu-bremsen-b/

cordis.europa.eu/article/id/413293-trending-science-tea-helps-you-live-longer-study-finds/de

Courtenay WH. *Constructions of masculinity and their influence on men's well-being: A theory of gender and health.* Soc Sci Med (2000); 50(10): 1385–1401.

Despeghel M, Krüger K. *Jungbrunnen Muskulatur.* Gräfe und Unzer, München 2022.

www.deutschlandfunknova.de/beitrag/muskelarbeit-wie-myokine-uns-gesund-erhalten

https://doctaris.com/metformin-ein-spannendes-forschungsobjekt-in-der-regulationsmedizin/

www.drhuber.at

Engert V, Kok BE, Papassotiriou I et al. *Specific reduction in cortisol stress reactivity after social but not attention-based mental training.* Sci Adv (2017); 3(10): e1700495.

Fauteck JD. *Eine Frage der Zeit. Wie die Chronobiologie unser Leben beeinflusst.* Brandstätter, Wien 2018.

Ferrie JE, Shipley MJ, Cappuccio FP et al. *A prospective study of change in sleep duration: associations with mortality in the Whitehall II.* Sleep (2007); 30(12): 1659–1666.

https://www.focus.de/gesundheit/longevity/altersforschung-laenger-jung-mit-metformin_id_184825901.html

Frankl VE. *Man's Search for Meaning.* Beacon Press, Boston 2006.

Froboese I. *Vital ab 50. Ihr Ernährungs- und Bewegungsprogramm.* Hirzel, Stuttgart 2014.

Fu W, Wu F. *Targeting mTOR for Anti-Aging and Anti-Cancer Therapy.* Molec (2023); 28: 3157.

www.gesundheit.de/ernaehrung/diaet-abnehmen/sirtfood-diaet-id213092/

Gilchrest BA. *Photoaging.* J Invest Dermatol (2013); 133(E1): E2–E6.

Goggins A, Matten G. *Die Sirtuin-Diät. Jung und schlank mit Genuss.* Goldmann, München 2017.

Green AC, Williams GM, Logan V, Strutton GM. *Reduced melanoma after regular sunscreen use: randomized trial follow-up.* J Clin Onco (2011); 29(3): 257–263.

Grein-de Lima C. *Yoga auf dem Stuhl für Senioren.* Bd. 1. SingLiesel, Karlsruhe 2021.

Hardeland R, Madrid JA, Tan DX, Reiter RJ. *Melatonin, the circadian multi-oscillator system and health: the need for detailed analyses of peripheral melatonin signaling.* J Pineal Res (2012); 52(2): 139–166.

https://herzstiftung.de/herz-sprechstunde/aktuelle-stellungnahmen/antidiabetikum-metformin

Kempton B. *Wabi-Sabi: Die japanische Weisheit für ein perfekt unperfektes Leben.* Bastei Lübbe, Köln 2019.

Klein SL, Flanagan KL. *Sex differences in immune responses. Nat Rev Immunol* (2016); 16(10): 626–638.

Kleine-Gunk B. *Abnehmen mit Sirtfood: Gesünder essen und besser leben mit dem Schutzenzym Sirtuin.* Gräfe und Unzer, München 2017.

Kryger MH, Roth T, Dement WC. *Principles and Practice of Sleep Medicine.* Elsevier, Philadelphia 2017.

www.lebenskraftpur.de/blogs/ratgeber/gruentee-und-seine-gesundheitlichen-vorteile-ein-ueberblick

Lehmann E. *Entzündungshemmende Ernährung.* Freepen Publishing 2025.

Lieverse R, Voshaar RC, Van Weert HC et al. *Bright light treatment in elderly patients with nonseasonal major depressive disorder: a randomized placebo-controlled trial.* Arch Gen Psychiatry (2011); 68(1): 61–70.

Löhndorf A. *Kintsugi: Die Kunst, schwierige Zeiten in Gold zu verwandeln.* Scorpio, München 2020.

Löw A. *Antientzündliche Ernährung.* Eigenverlag 2020.

McEwen BS. *Physiology and neurobiology of stress and adaptation: Central role of the brain.* Physiological Reviews (2007); 87(3): 873–904.

Mogi K. *Ikigai: Die japanische Lebenskunst* (*Japanische Lebensweisheiten*, Bd. 1). DuMont, Köln 2020.

National Institute on Aging (NIA). *Aging and Sleep: How Light Affects Your Circadian Rhythm.* NIH Report 2021.

www.ndr.de/ratgeber/gesundheit/Muskeln-Training-produziert-heilsame-Myokine-%2Cmuskeln122

www.pharmazeutische-zeitung.de/potenzielle-antitumor-mechanismen-von-metformin-151092

Ravera F, Iniesta-Arandia I, Martín-López B et al. *Gender perspectives in resilience, vulnerability and adaptation to global environmental change.* Ambio (2016); 45 (Suppl 3): 235–247.

Riemersma-van der Lek RF, Swaab DF, Twisk JW et al. *Effect of bright light and melatonin on cognitive and noncognitive function in elderly residents of group care facilities: a randomized controlled trial.* JAMA (2008); 299(22): 2642–2655.

Ryff CD, Singer B. *Interpersonal flourishing: A positive health agenda for the new millennium.* Personal Soc Psychol Rev (2000); 4(1): 30–44.

Sapolsky RM. *Why zebras don't get ulcers: The acclaimed guide to stress, stress-related diseases, and coping.* Holt Paperbacks, New York 2004.

Seligman MEP. *Building resilience.* Harv Bus Rev (2011); 89(4): 100–106, 138.

sirtfooddiaet.de/sirtfood-lebensmittel/www.swr.de/wissen/1000-antworten/ist-gruener-tee-wirklich-so-gesund

www.tagesschau.de/wissen/gesundheit/muskulatur-organ-medikament-100

Taylor SE, Klein LC, Lewis BP et al. *Biobehavioral responses to stress in females: Tend-and-befriend, not fight-or-flight.* Psychol Rev (2000); 107(3): 411–429.

www.test.de/gruener-Tee-Wirkung-5864603-0

Thaung Zaw JJ, Howe PR, Wong RH. *Long-term effects of resveratrol on cognition, cerebrovascular function and cardio-metabolic markers in postmenopausal women: A 24-month randomised, double-blind, placebo-controlled, crossover study.* Clin Nutr (2021); 40(3): 820–829.

Tian J, Geiss C, Zarse K et al. *Green tea catechins EGCG and ECG enhance the fitness and lifespan of Caenorhabditis elegans by complex I inhibition.* Aging (2021); 13: 22629–22648.

Tschirner T. *Mit 50 fitter als mit 30.* Gräfe und Unzer, München 2021.

Ungar M. *The social ecology of resilience: Addressing contextual and cultural ambiguity of a nascent construct.* Amer J Orthopsych (2011); 81(1): 1–17.

Vgontzas AN, Chrousos G P. *Sleep, the hypothalamic-pituitary-adrenal axis, and cytokines: Multiple interactions and disturbances in sleep disorders.* Endocrinology and Metabolism Clinics of North America (2002); 31(1): 15–36.

Victor CR, Bowling A. *A longitudinal analysis of loneliness among older people in Great Britain.* J Psychol (2012); 146(3): 313–331.

Wang X, Pabon M, Kulac IJ et al. *Sex Differences in Characteristics, Outcomes, and Treatment Response With Dapagliflozin Across the Range of Ejection Fraction in Patients With Heart Failure: Insights From DAPA-HF and DELIVER.* Circ (2023); 147: 624–634.

Weichhart T. *mTOR as Regulator of Lifespan, Aging, and Cellular Senescence: A Mini-Review.* Gerontology (2018); 64(2): 127–134.

www.welt.de/podcasts/aha-zehn-minuten-alltags-wissen/article253428446/Stress-abbauen-wie-wir-Entspannung-in-den-Alltag-integrieren-Podcast.html

www.wissenschaft-shop.de/

World Health Organization (WHO). *Natural light and the circadian system: implications for health.* WHO Report 2019.

KAPITEL 8

Adams J. *Women and the Vote. A World History.* Oxford University Press, Oxford 2014: 438.

Bennett Peterson P (Hg.). *Notable Women of China.* Routledge, London 2016.

Bojs K. *Mütter Europas. Die letzten 43.000 Jahre*, C. H. Beck, München 2024.

Buckley Ebrey P. *The inner quarters: Marriage and the lives of Chinese women in the Sung period.* University of California Press, Berkeley 1993.

Croll E. *Die Befreiung der Frau in China.* Neuer Weg, Stuttgart 1977.

Dahlke R. *Die Lebensprinzipien: Wege zu Selbsterkenntnis, Vorbeugung und Heilung.* Arkana, München 2011.

https://www.destatis.de/DE/Presse/Pressemitteilungen/2024/02/PD24_073_63991.html

https://de.statista.com/statistik/daten/studie/1127967/umfrage/gender-pension-gap-in-den-mitgliedsstaaten-der-europaeischen-union-euwww.deutschlandfunkkultur.de/japanische-wirtschaft-wenig-chancen-fuer-frauen-100.html

https://de.statista.com/statistik/daten/studie/37214/umfrage/ranking-der-20-laender-mit-der-hoechsten-lebenserwartung

www.deutschlandfunk.de/gleichberechtigung-indiens-frauen-zwischen-tradition-und-100.html

www.deutschlandfunk.de/riesige-unterschiede-in-den-usa-bei-der-lebenserwartung-104.html#:~:text=W%C3%A4hrend%202021%20die%20indigenen%20Menschen,%2C0%20Jahren%2C%20hie%C3%9F%20es.

www.diversity-awareness.de/blog/details/das-rollenbild-der-frau-in-europa-durch-die-jahrhunderte

www.dw.com/de/ein-haus-in-indien-für-alte-frauen/a-42286021

www.dw.com/de/kaum-gleichberechtigung-frauen-in-japan/a-65475074

www.forschung-und-lehre.de/forschung/japans-alternde-gesellschaft-1406

Freudenberg M. *Die Frauenbewegung in China am Ende der Qing-Dynastie.* Brockmeyer, Bochum 1985.

Hemm D. *Wege und Irrwege der Frauenbefreiung in China.* Edition global, München 1996.

www.hss.de/news/detail/frauen-in-indien-zwischen-emanzipation-und-tradition-news4024

Iwao S. *The Japanese Woman: Traditional Image and Changing Reality.* Harvard University Press, New York 1993.

Lad V. *Ayurveda: The Science of Self Healing.* Lotus Press, Lohne 1984.

Lee H, Xiao L, Stefanowska A (Hg.). *Biographical Dictionary of Chinese Women.* Bd. 2: *Tang Through Ming.* M.E. Sharpe, New York 2007/2015: 618–1644.

Linck G. *Hätte anstelle des Herzogs von Zhou die Herzogin die Lieder verfaßt, so sähe die Tradition anders aus. Problem und Möglichkeiten einer historischen Frauenforschung am Beispiel Chinas.* In: Jones A. *Außereuropäische Frauengeschichte.* Centaurus, Pfaffenweiler 1990: 9–24.

www.nationalgeographic.de/geschichte-und-kultur/2017/08/wo-frauen-herrschen-intime-einblicke-eine-besondere-kultur

https://nccih.nih.gov/health/ayurveda

www.neuewege.com/blog/longevity-im-ayurveda-wie-kann-ayurveda-zu-einem-langen-gluecklichen-leben-beitragen-3346 www.nzz.ch/international/asien-und-pazifik/schwangerschaft-und-kinder-in-japan-von-halben-und-ganzen-frauen-ld.122738

Patwardhan B. *Conceptual framework for new research in Ayurveda.* Journal of Ayurveda and Integrative Medicine (2005).

Pharr SJ. *Women of Japan, Kodansha Encyclopedia of Japan.* Kodansha, Tokyo 1983: 257–261.

Raymo JM. *Changing Family Life Cycle and Partnership Transition – Gender Roles and Marriage Patterns.* In: Schad-Seifert A, Conrad H, Coulmas F (Hg.). *Demographic Challenge: A Handbook About Japan*. Brill Academic, Leiden 2008: 255–276.

https://www.stern.de/panorama/usa--lebenserwartung-drastisch-gesunken--bei-indigenen-um-sechs-jahre-32688486.html#:~:text=Ihre%20Lebenserwartung%20ist%20mit%2065,Indigenen%20besonders%20viele%20Todesopfer%20gefordert

www.sueddeutsche.de/karriere/berufstaetige-frauen-in-japan-im-land-des-hechelns-1.2795114

sumikai.com/japan-erleben/die-soziale-stellung-der-frau-in-japan-158789

www.tagesschau.de/multimedia/video/video-ts-132778.htmlT

Tokyocherie M: *A Single, Childless Woman in the 30s.* Review: *›Loser Dogs‹ and ›Demon Hags‹: Single Women in Japan and the Declining Birth Rate*. Social Science Japan Journal (2006): 9(1): 109–114.

Wandel E. *Frauenleben im Reich der Mitte: Chinesische Frauen in Geschichte & Gegenwart.* Rowohlt, Reinbek 1987.

www.welt.de/politik/ausland/article121248367/Japans-Top-Frauen-fluechten-an-den-Herd.html

www.work-and-travel-japan.de/das-frauenbild-in-japan.html

www.zeit.de/2013/31/japan-frauen-karriere

www.zeit.de/politik/ausland/2019-05/frauen-indien-wahlrecht-gleichberechtigung-wahlbeteiligung-mitbestimmung-feminismus

ABBILDUNGNACHWEIS

S. 27/28: Statistisches Bundesamt / Deutsches Zentrum für Altersfragen / Robert Koch-Institut: *Gesundheit und Krankheit im Alter*; https://www.destatis.de/DE/Themen/Gesellschaft-Umwelt/Gesundheit/Gesundheitszustand-Relevantes-Verhalten/Publikationen/Downloads-Gesundheitszustand/gesundheit-krankheit-im-alter-5230003099004.pdf?__blob=publicationFile

S. 37: Lopez-Otin C, Blasco MA, Partridge L et al. *The hallmarks of aging.* Cell(2013); 153(6): 1194 – 1217.

S. 115: Ji H, Kwan AC, Chen MT, et al. Sex Differences in Myocardial and Vascular Aging. *Circulation Research Volume* 130, Issue 4, 18 February 2022; 566-577; https://doi.org/10.1161/CIRCRESAHA.121.319902

S. 117: https://www.thelancet.com/journals/lancet/article/PIIS0140-6736(21)00684-X/abstract

S. 183: DZNE, Alzheimer Forschung Initiative; https://www.helmholtz.de/en/newsroom/article/the-battle-against-oblivion

S. 227: Plastikatlas. Heinrich-Böll-Stiftung, 2019

REGISTER

Z